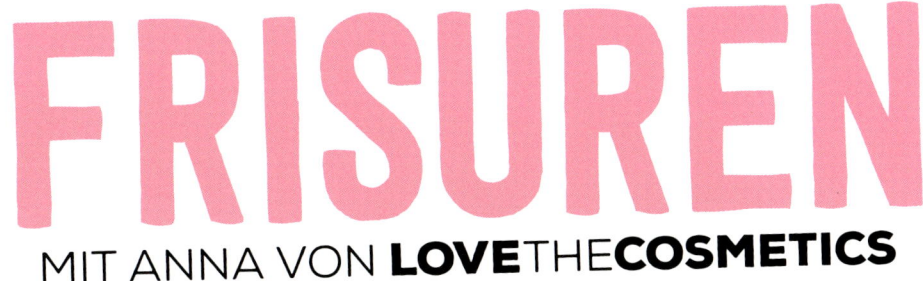

FRISUREN

MIT ANNA VON **LOVE**THE**COSMETICS**

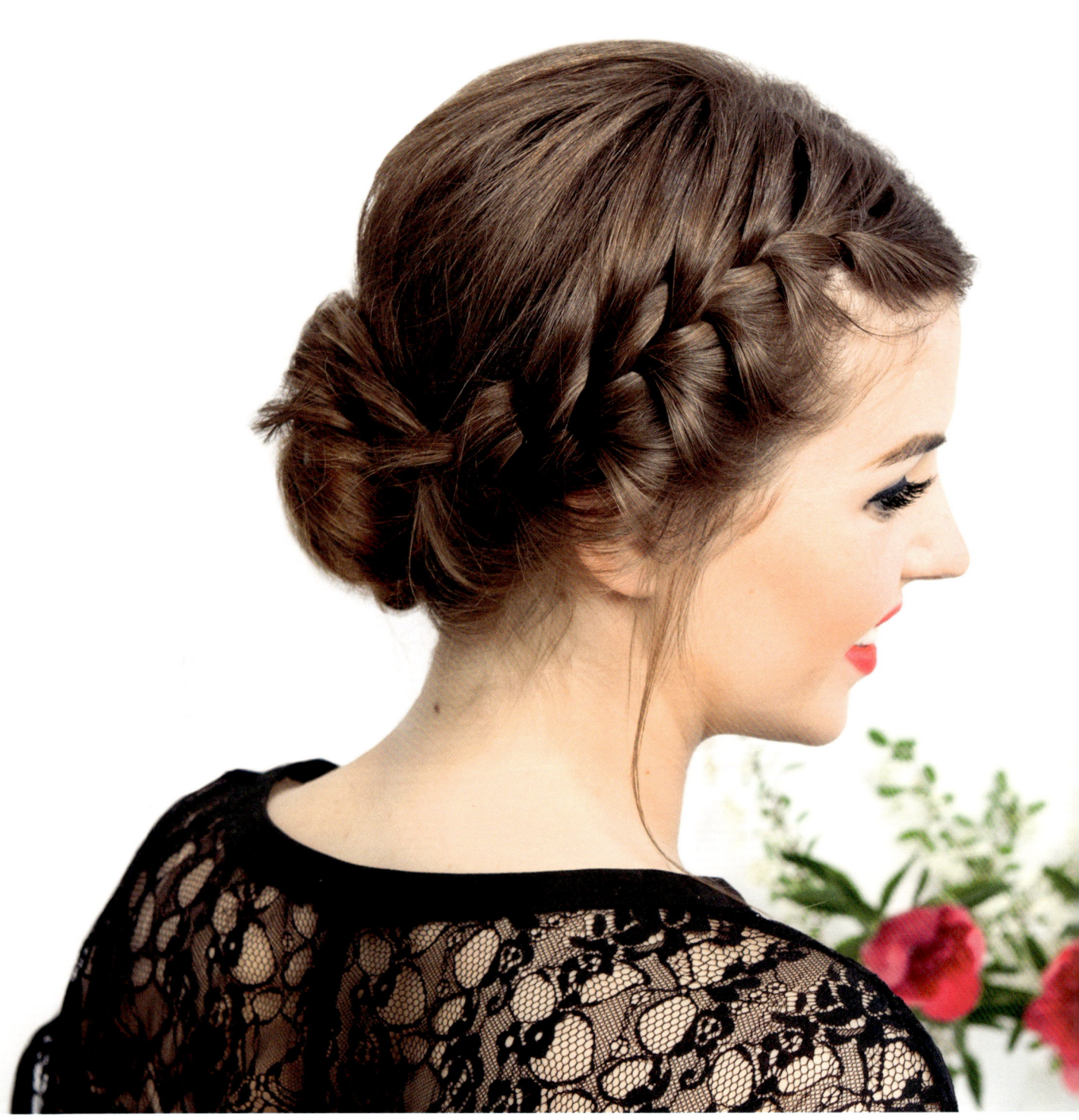

FRISUREN

MIT ANNA VON **LOVE**THE**COSMETICS**

ANNA PHILIPPSEN

40 EASY STYLES
FLECHTEN, LOCKEN,
HOCHSTECKEN

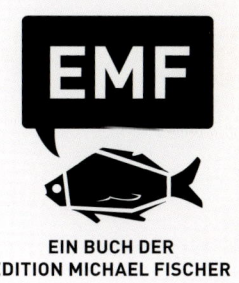

EIN BUCH DER
EDITION MICHAEL FISCHER

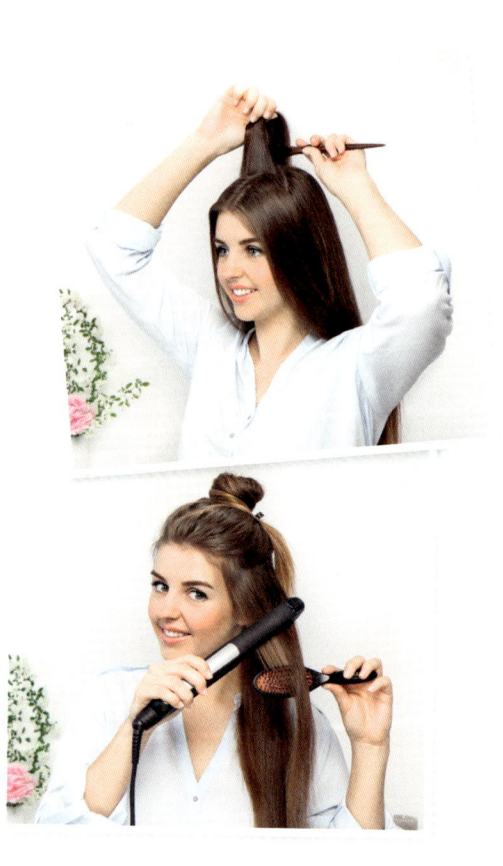

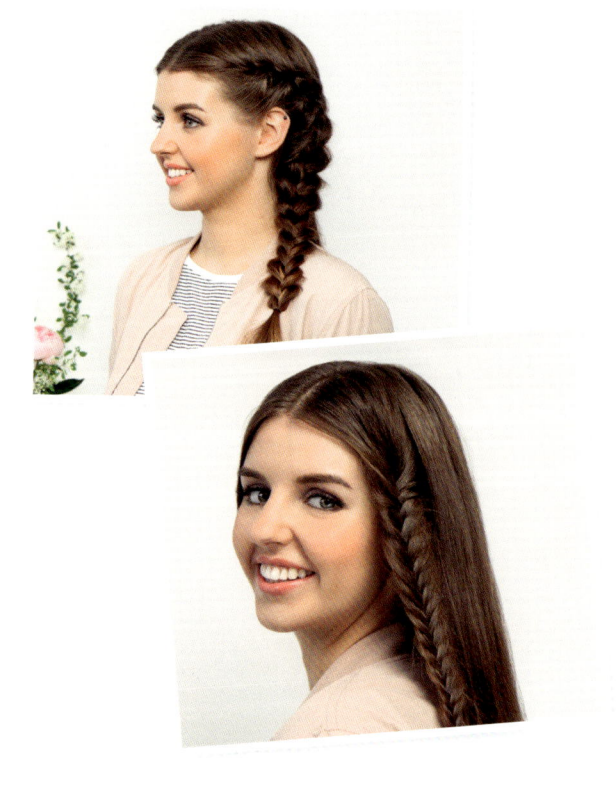

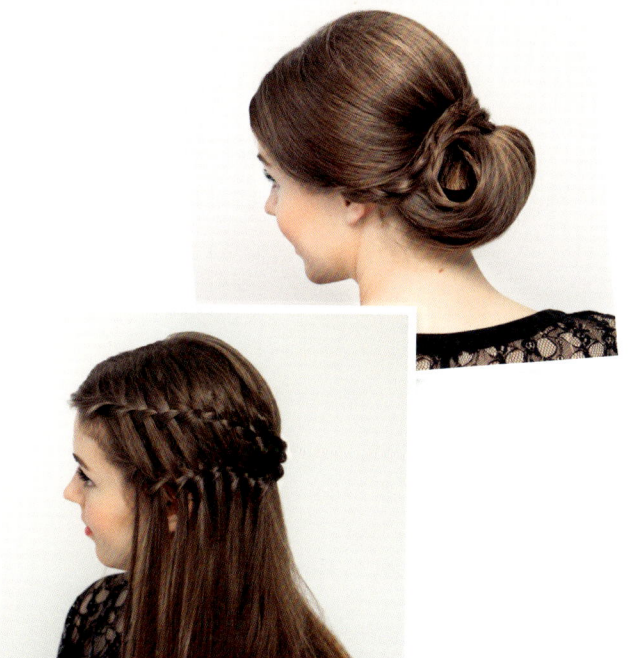

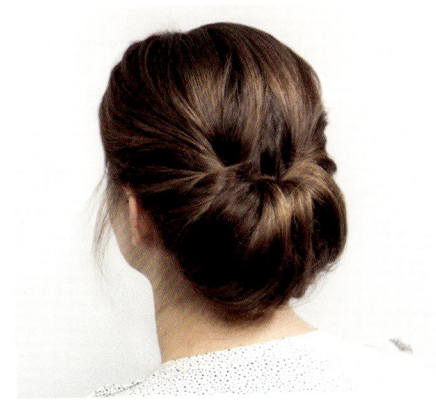

FLECHTFRISUREN

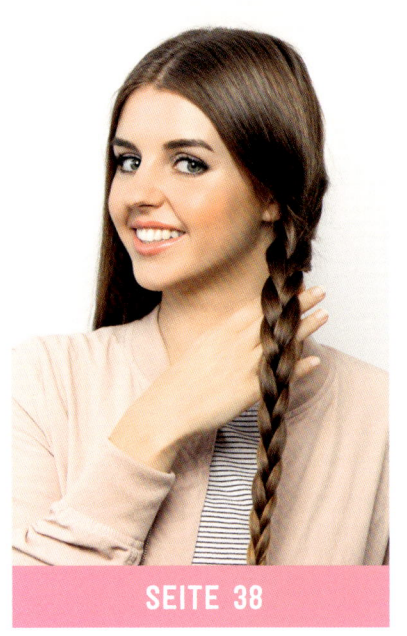

SEITE 38

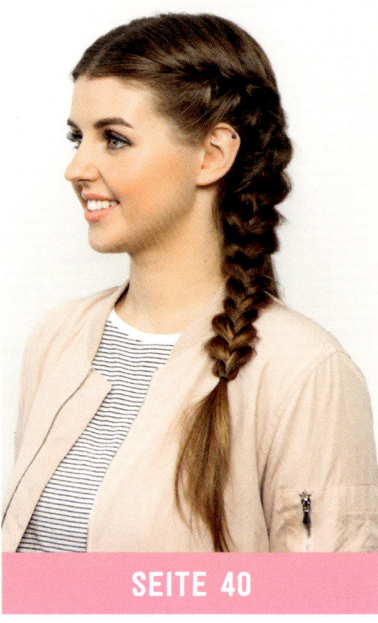

SEITE 40

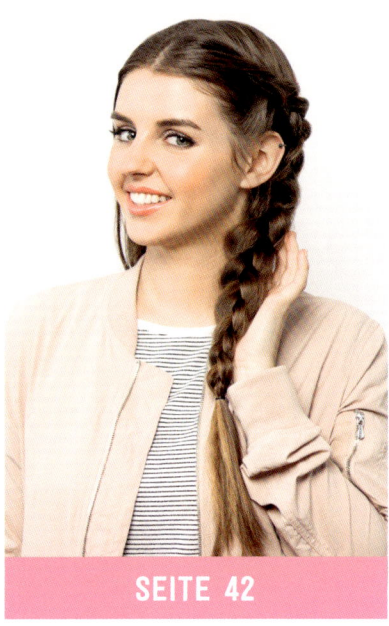

SEITE 42

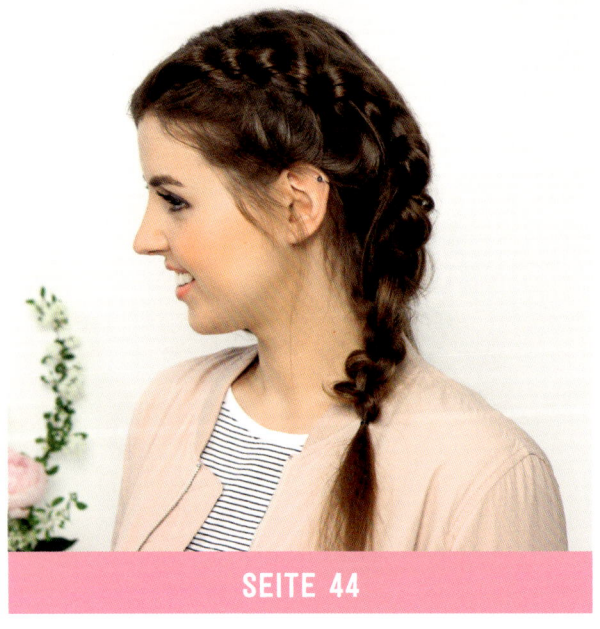

SEITE 44

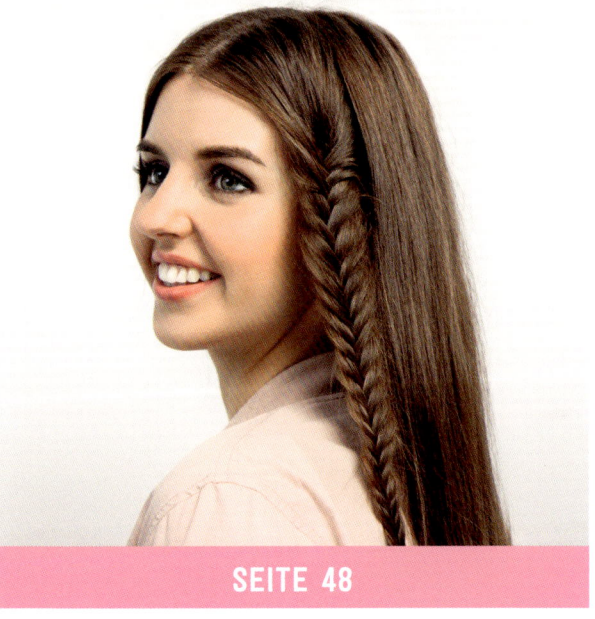

SEITE 48

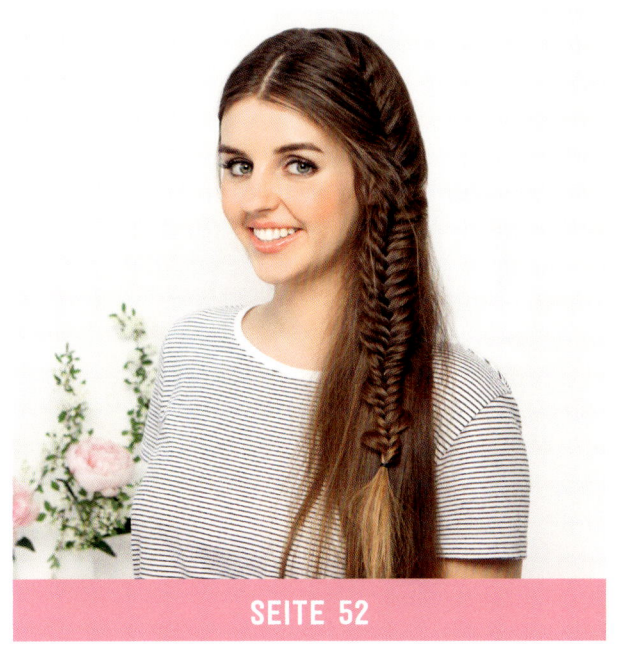

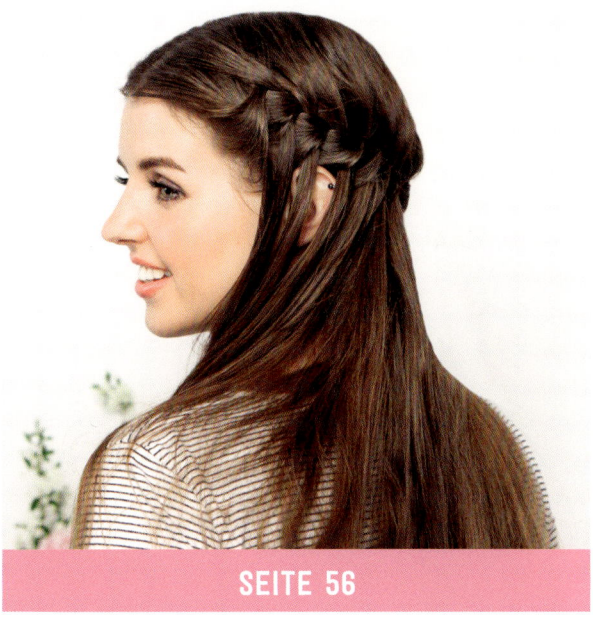

SEITE 52

SEITE 56

ALLTAGSFRISUREN

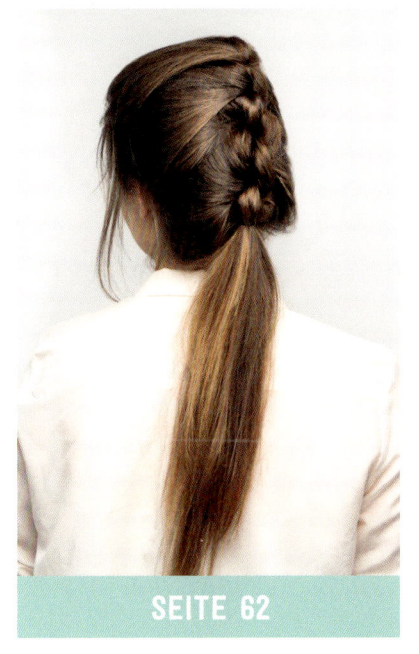

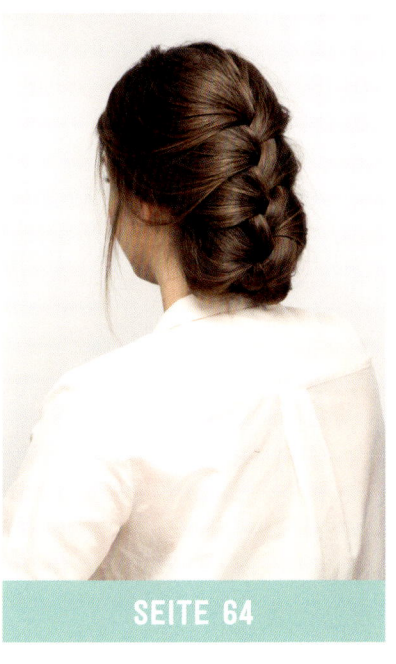

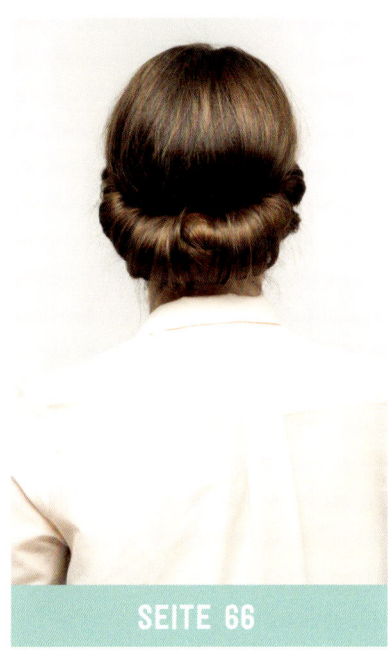

SEITE 62

SEITE 64

SEITE 66

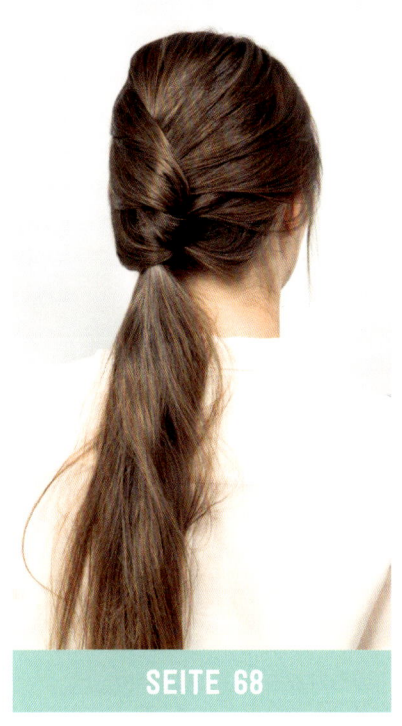

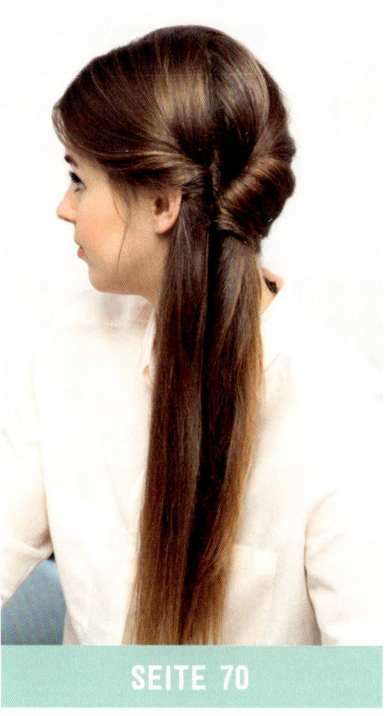

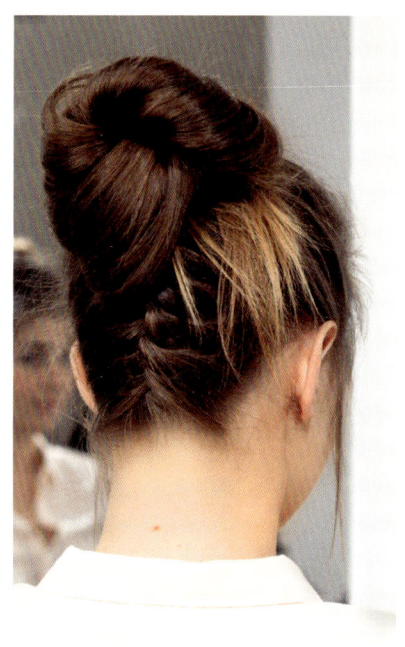

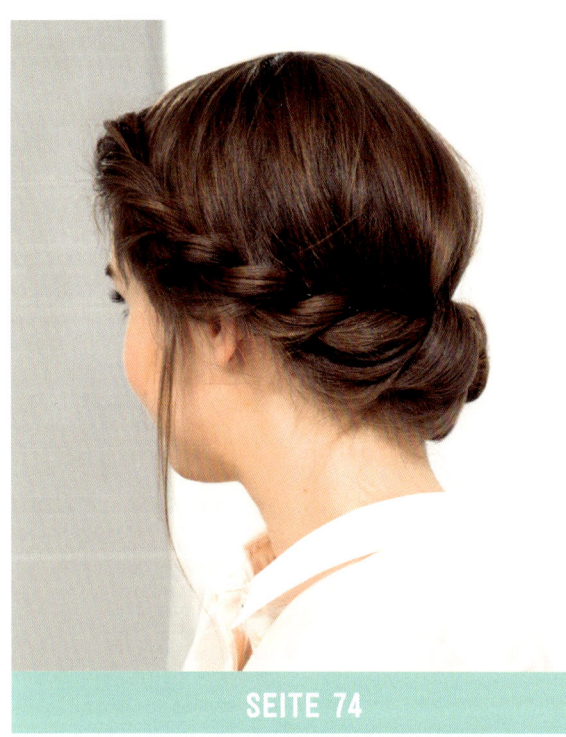

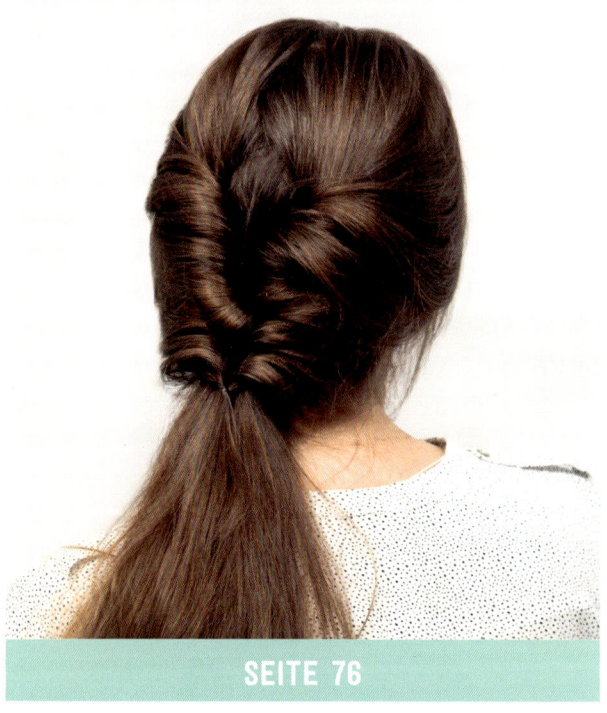

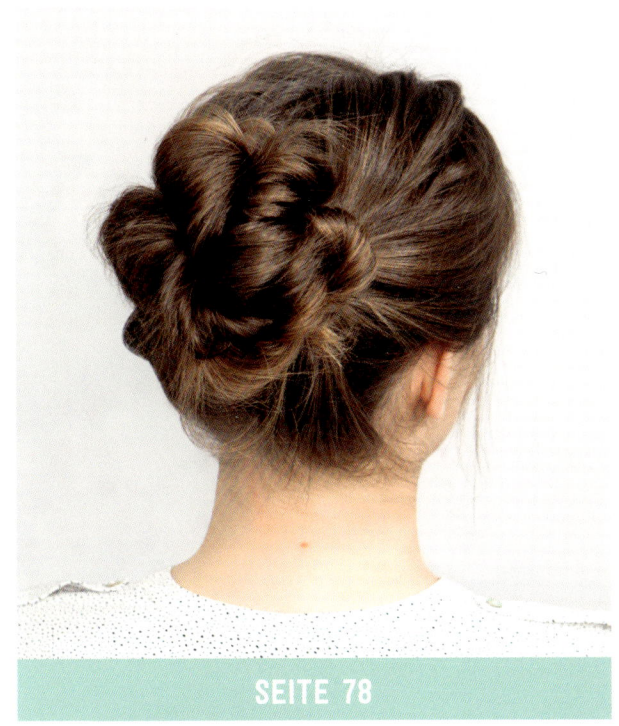

SEITE 78

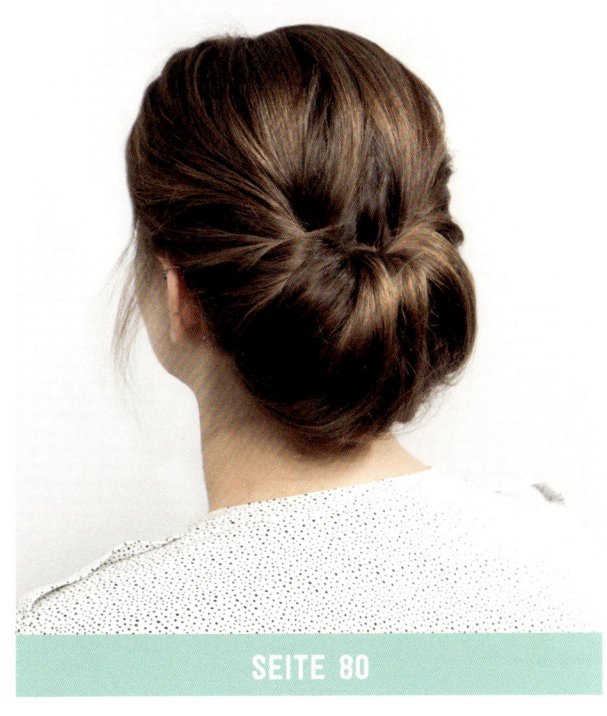

SEITE 80

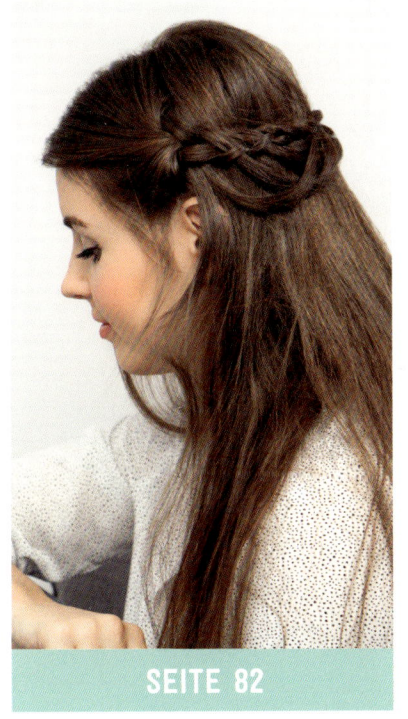

SEITE 82

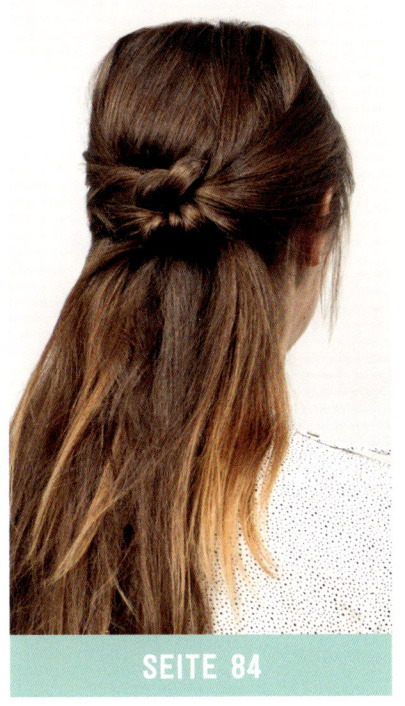

SEITE 84

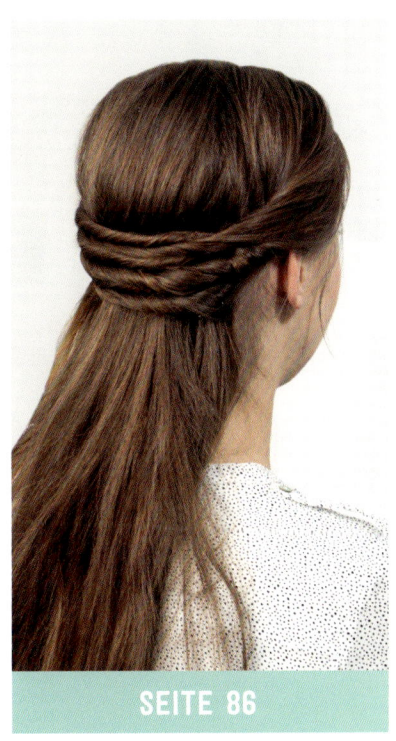

SEITE 86

9

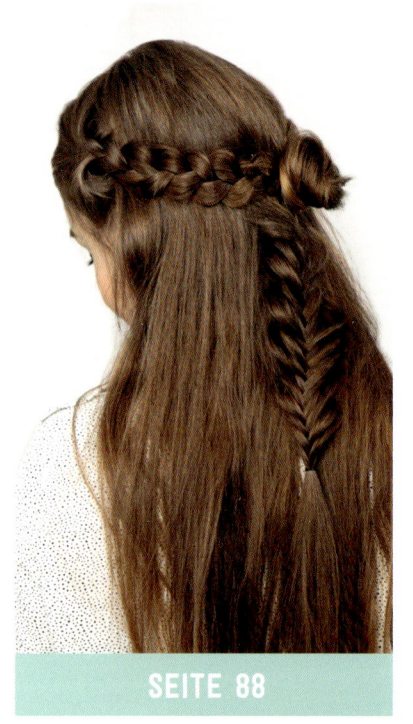

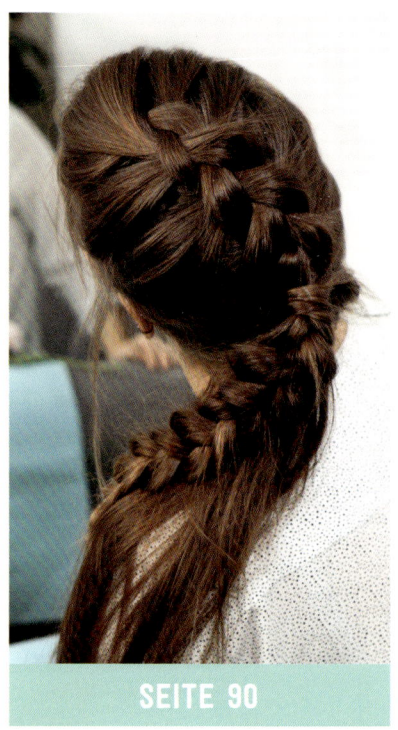

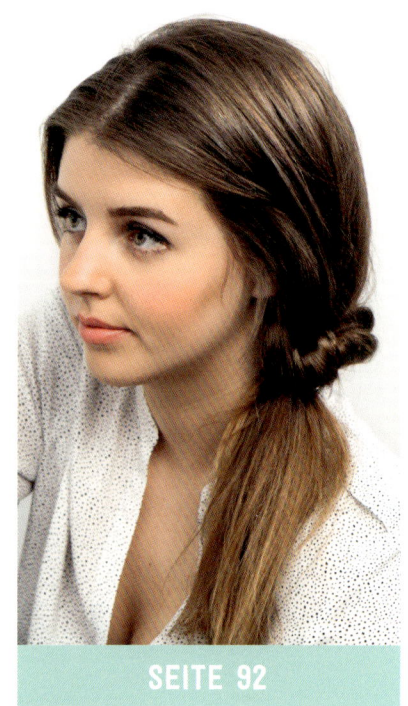

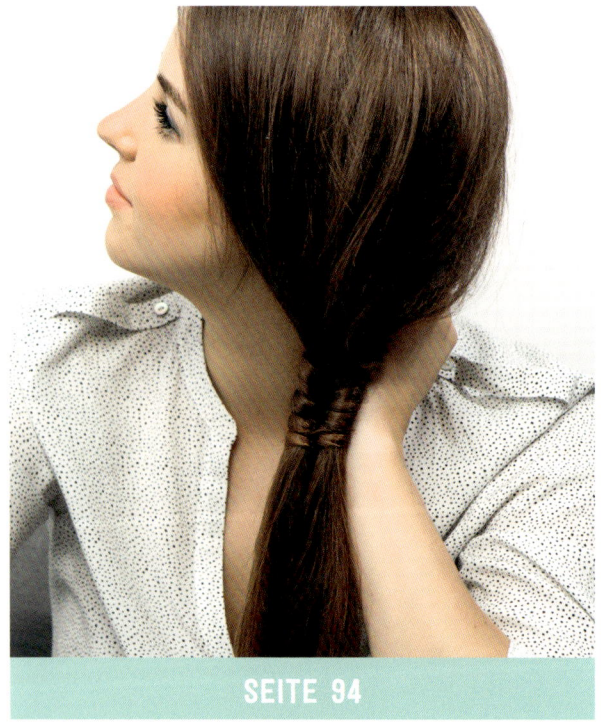

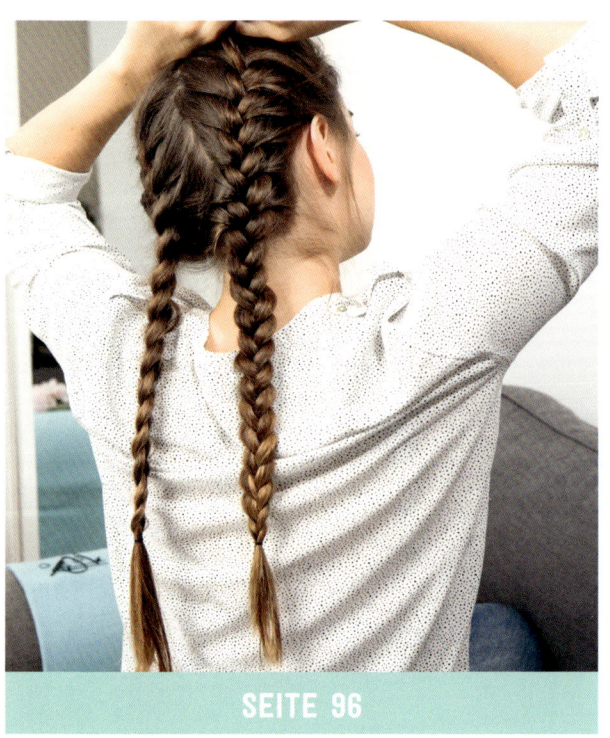

PARTYFRISUREN

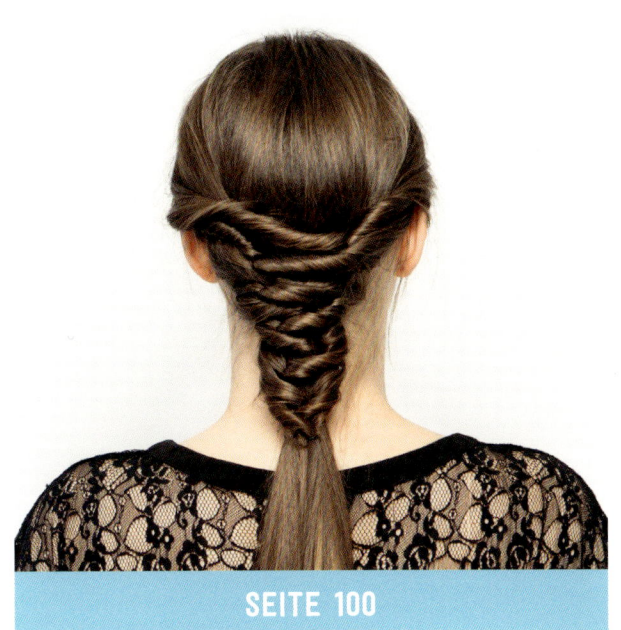

SEITE 100

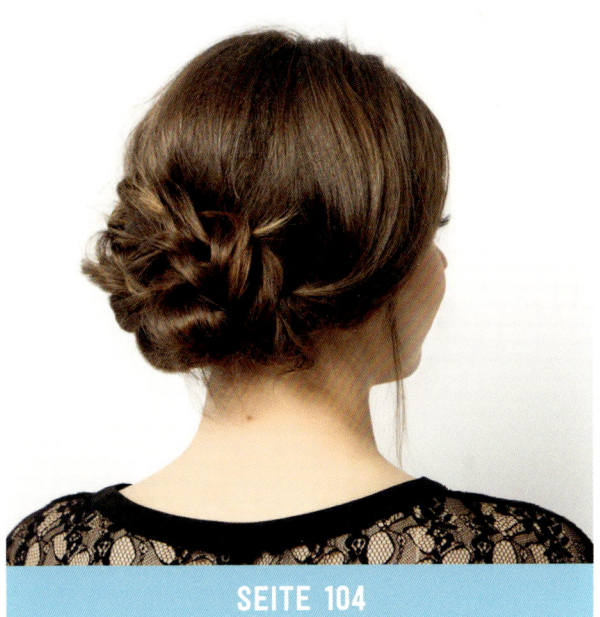

SEITE 104

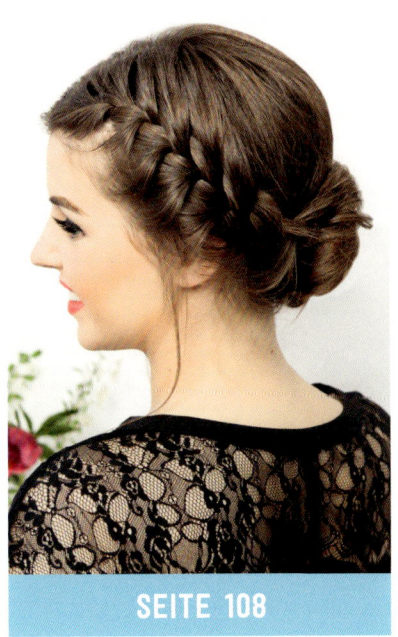

SEITE 108

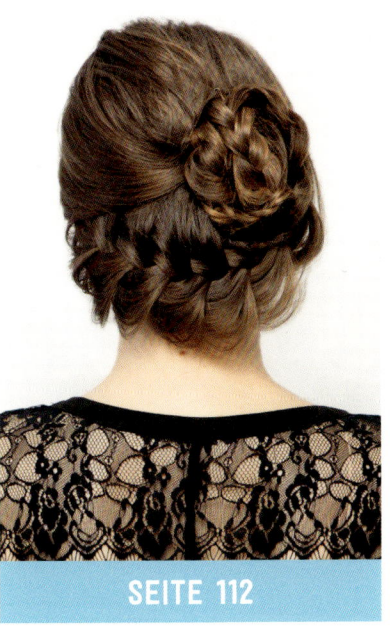

SEITE 112

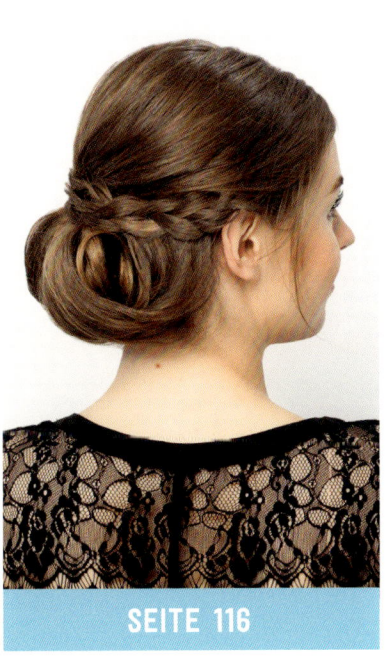

SEITE 116

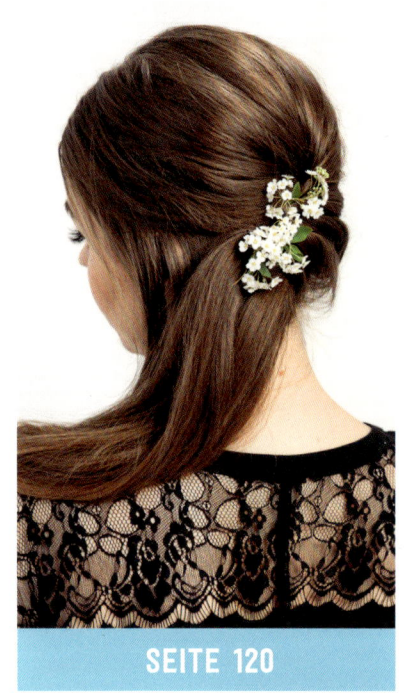

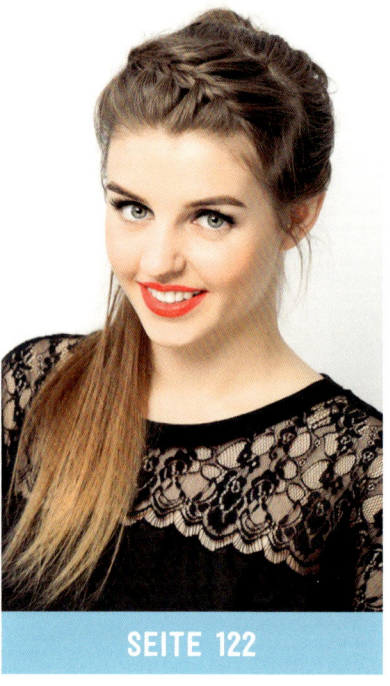

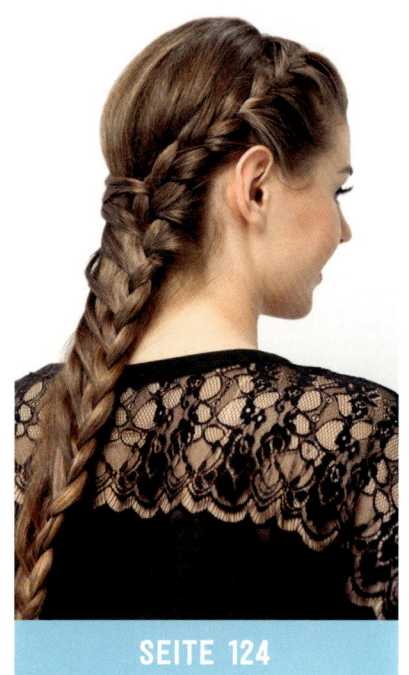

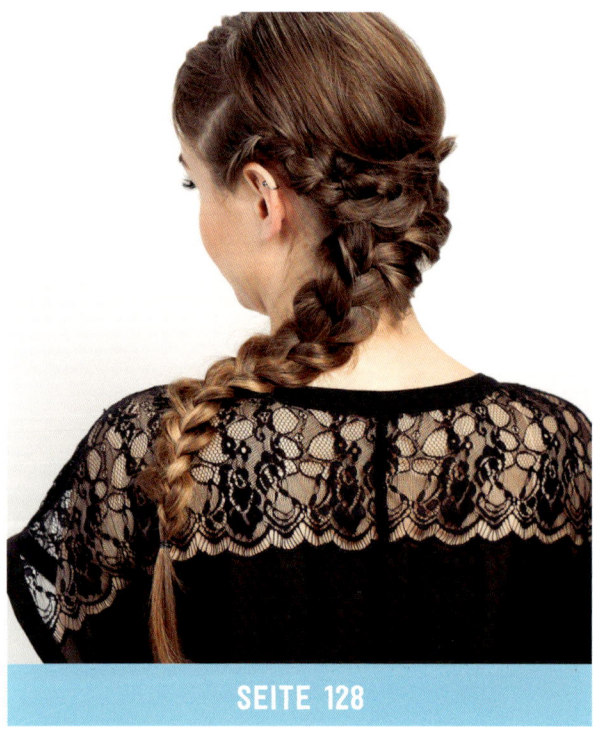

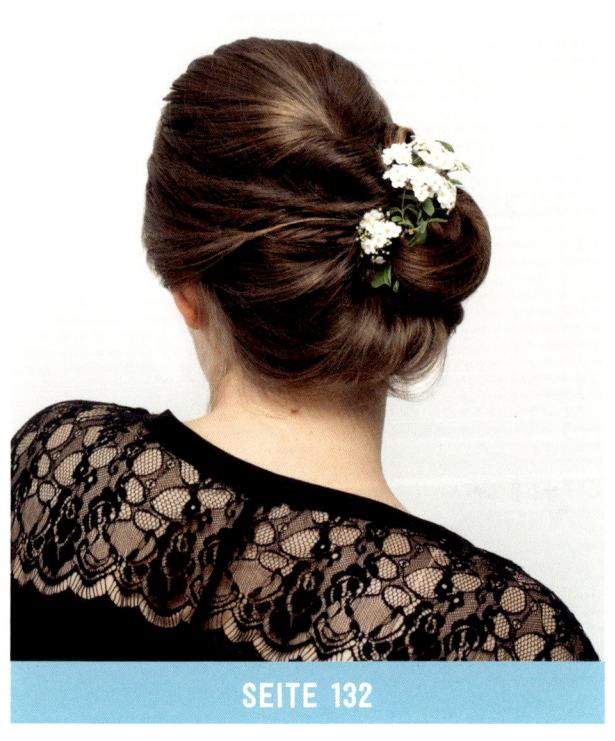

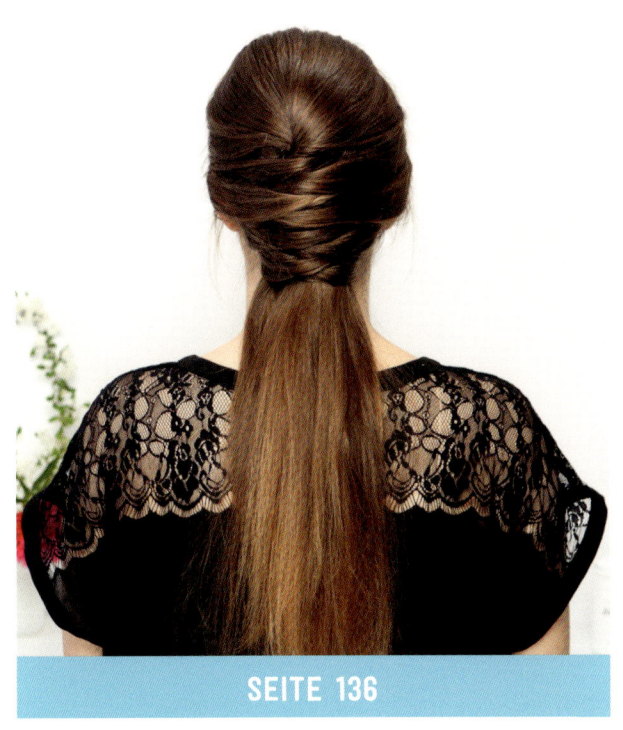

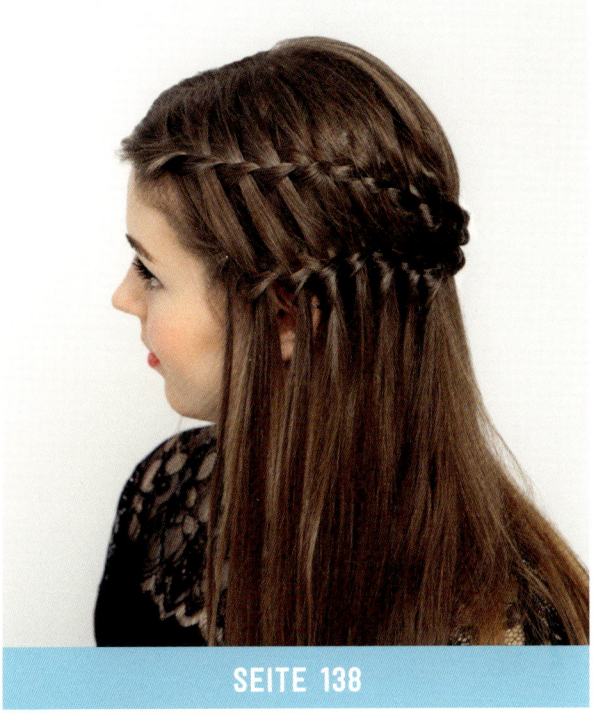

SEITE 136

SEITE 138

TOOL-SYMBOLE

Ich habe bei jeder Frisur angemerkt, welche Tools ihr braucht! Werkzeuge, die ihr immer benötigt, wie Bürste, Kamm oder Haarspray, stehen nicht extra dabei.

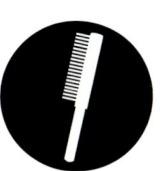 TOUPIERKAMM

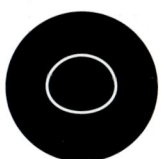 1 HAARGUMMI

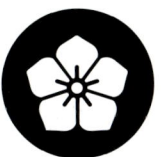 BLUMEN

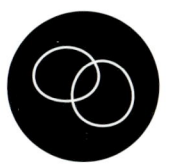 MEHRERE HAARGUMMIS

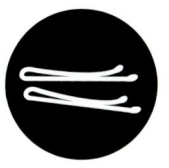 HAARKLAMMERN

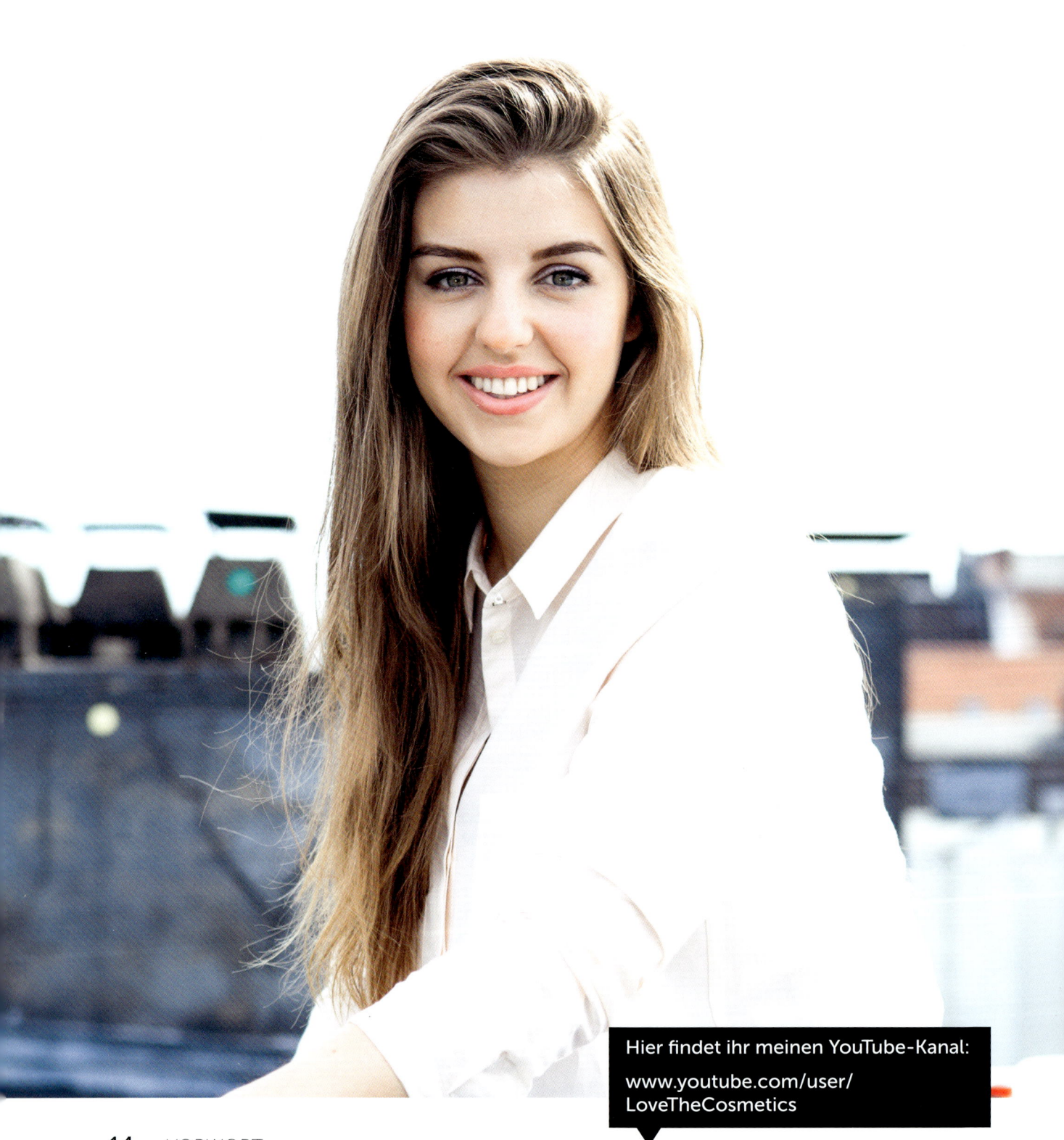

Hier findet ihr meinen YouTube-Kanal:

www.youtube.com/user/
LoveTheCosmetics

HALLO,
MEIN NAME IST ANNA

und auf YouTube kennt man mich unter dem Namen **LoveTheCosmetics!**

Meine große Leidenschaft ist es, euch auf meinem Kanal zu zeigen, wie man sich schnell und einfach selbst die tollsten Frisuren zaubern kann, und verschiedene Tipps zur Pflege und zum Styling zu geben. Früher habe ich mich gar nicht für Frisuren interessiert und meine Schwester musste mir mein Haar flechten. Aber als ich gesehen habe, was für Effekte man mit einer besonderen Frisur erzielen kann, wie sehr man einen Look beeinflussen kann, und ich an mir immer mehr Sachen ausprobiert habe, habe ich gemerkt, dass es keine Sache von Talent ist, sondern Übung.

Übung macht den Meister, sagt man doch immer, oder? Und genauso ist es auch bei verschiedenen Frisuren. Wenn man erst einmal die einzelnen Flechttechniken beherrscht, kann man diese am gesamten Kopf anwenden und immer kleine Style-Elemente verändern. Je häufiger man Frisuren an sich oder anderen übt, desto schneller und experimentierfreudiger wird man auch. Und was

könnte euch noch mehr ansporn en als Komplimente von euren Freunden, Familie oder sogar Fremden zu eurem Style? Es gibt Frisuren für die verschiedensten Anlässe: Ob ihr lässig unterwegs seid oder euch für ein Event hübsch machen möchtet, ob ihr zum Sport gehen wollt, aber nicht den üblichen Pferdeschwanz tragen möchtet, in diesem Buch findet ihr die passende Frisur! Wenn ihr erst einmal wissen möchtet, wie ihr eure Haare richtig und schonend stylen könnt, dann schaut im Grundlagenteil nach, hier findet ihr einfache Erklärungen dazu, was für einen Haartyp ihr eigentlich habt und wie ihr eure Haare passend pflegt. Sagen euch Begriffe wie Toupierkamm, Tangle Teezer® und Keramikplatten nichts? Dann schaut einfach mal in den Stylingtools-Teil. Das Wichtigste, das ich euch nach all den Jahren mitgeben kann, ist am Ball zu bleiben und zu üben, üben, üben! Und natürlich Spaß haben, los geht's!

Eure Anna

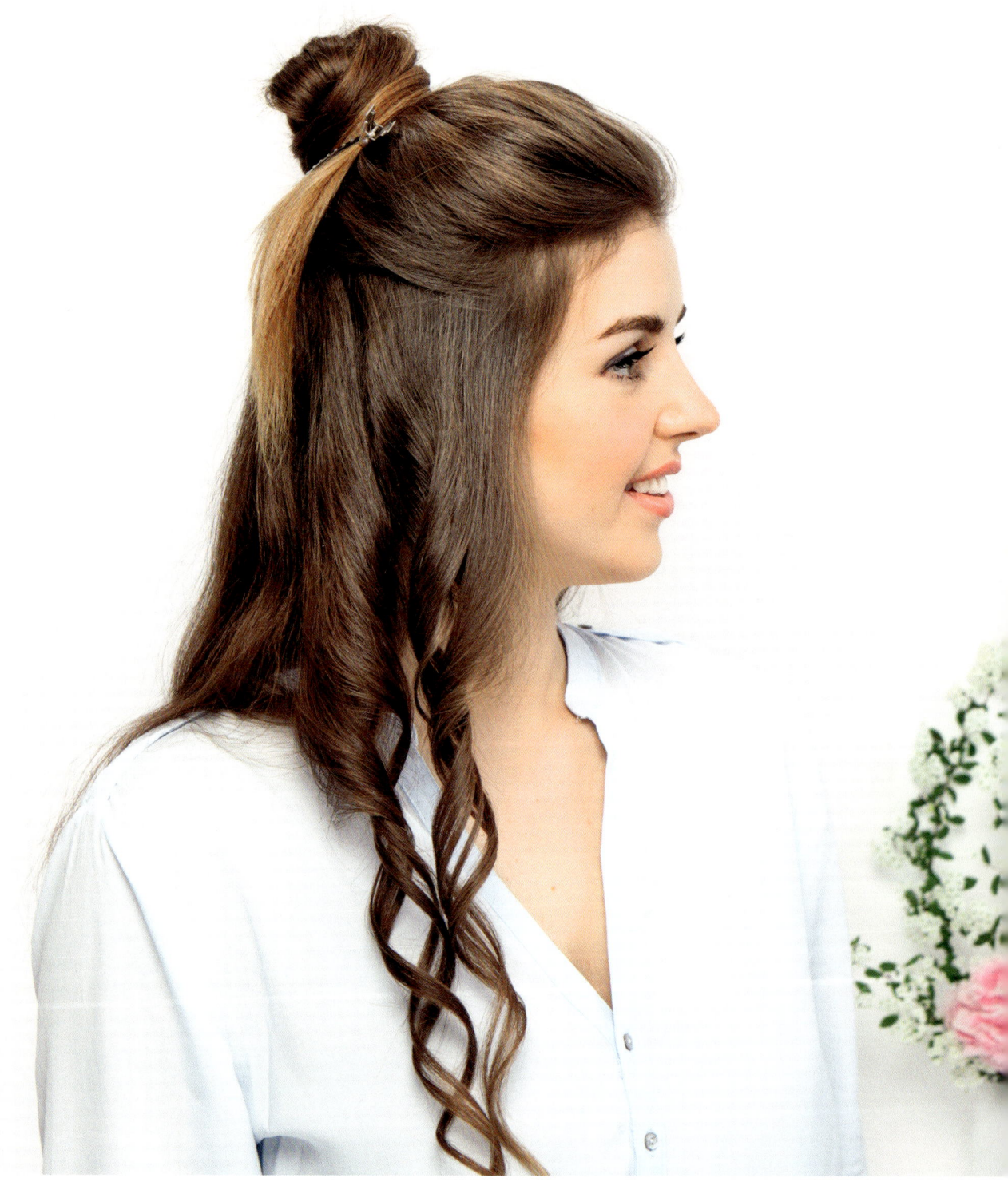

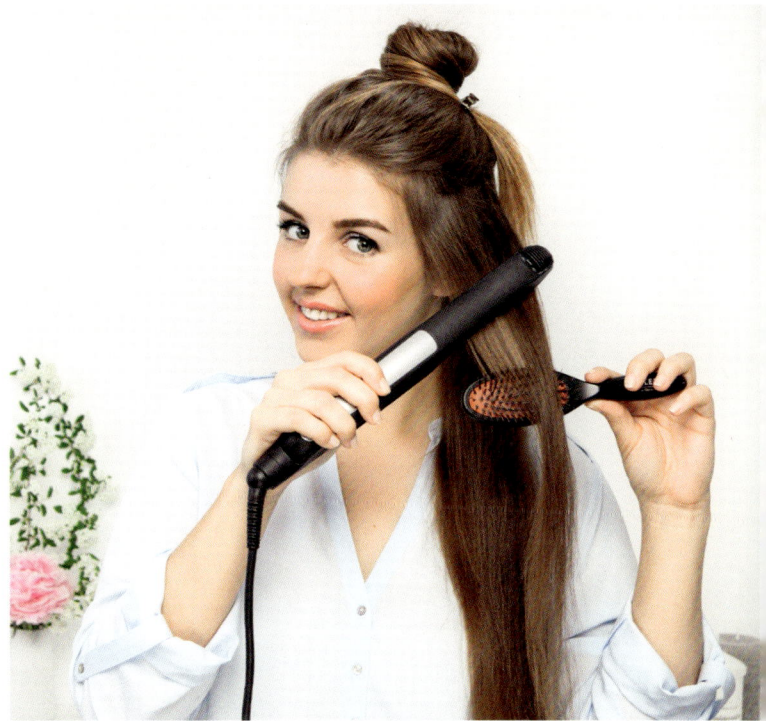

1

GRUNDLAGEN

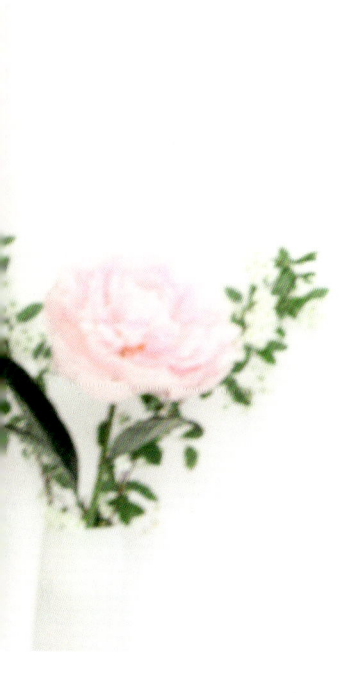

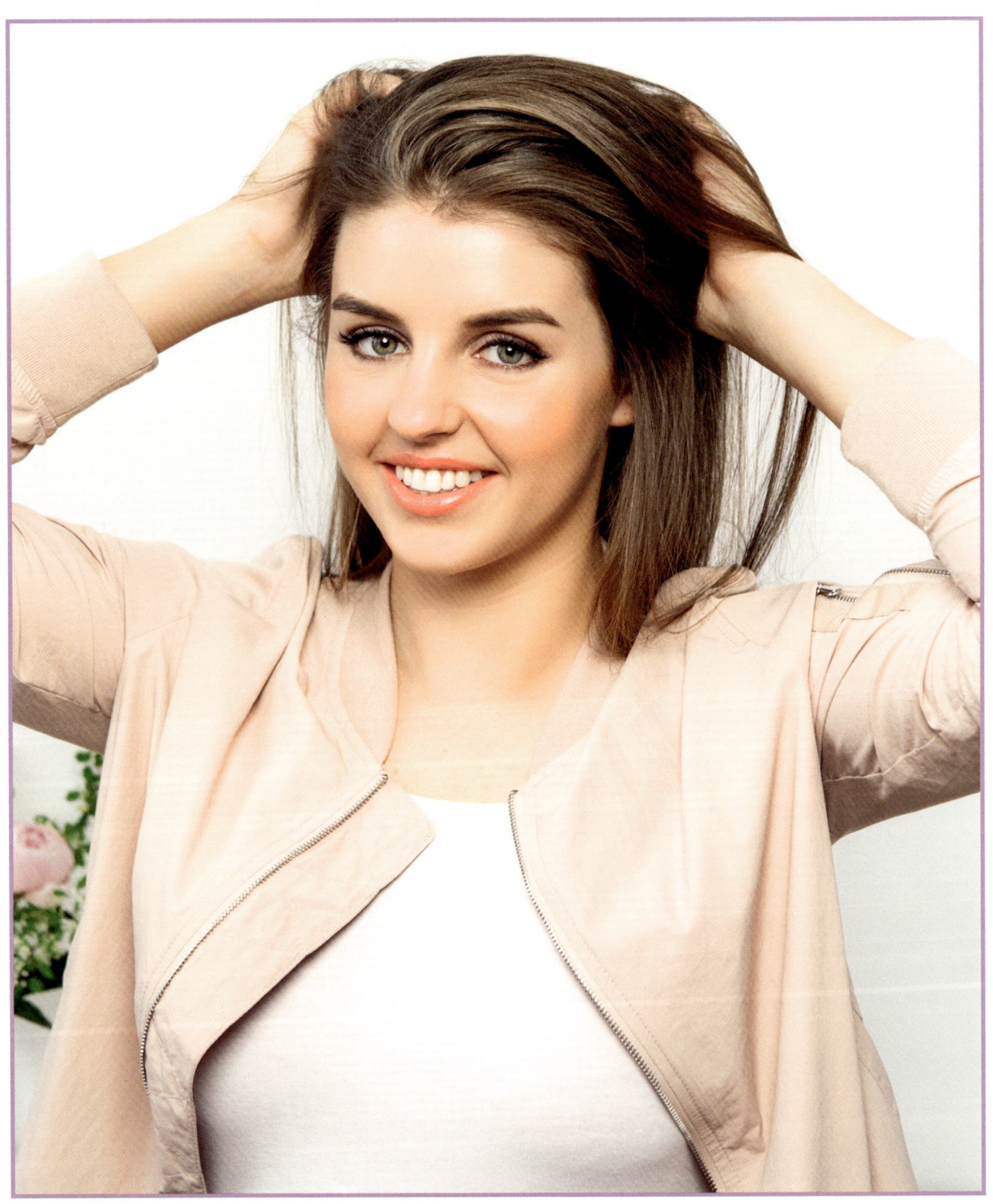

HAARTYPEN

Ihr kennt es sicherlich auch, eure Haare unterscheiden sich von denen eurer Freundinnen und meistens denkt man, dass die eigenen Haare nicht so schön wie die der anderen sind. Das ist ganz normal, denn es gibt verschiedene Haartypen, die sich nicht nur in Farbe, Länge und Fülle unterscheiden, sondern natürlich auch in der Struktur. Generell kann man sagen, dass es vier verschiedene Haartypen gibt: glattes Haar, welliges Haar, Locken und krauses Haar. Aber warum ist es wichtig, Haarstrukturen zu unterscheiden und seine eigene Struktur gut zu kennen? Wie auch mit verschiedenen Hauttypen müssen die unterschiedlichen Haartypen richtig gepflegt werden. Wenn ihr eure Haare falsch pflegt, kann es sogar dazu kommen, dass ihr viel mehr Zeit und Mühe in euer Styling investieren müsst, um das auszugleichen. Aber schauen wir uns erst einmal die verschiedenen Haartypen genauer an.

Glattes Haar: Dieser Haartyp ist relativ unkompliziert, wenn man ihn in dem Zustand lassen will, wie er ist. Ob man nach dem Duschen seine Haare föhnt oder nicht, glatte Haare sehen immer toll aus. Wenn es aber darum geht, die Struktur zu verändern, sprich, man Locken oder Wellen ins Haar zaubern möchte, tut sich der glatte Haartyp etwas schwer, diese neue Form anzunehmen. Der größte Nachteil bei glatten Haaren ist die gute Verteilung von Talg auf dem gesamten Haar. Talg wird auf der Kopfhaut produziert und sorgt für den öligen Glanz am Haaransatz. Bei glattem Haar wird dieser schneller in die Längen und Spitzen verteilt und lässt die Haare leider schnell platt und fettig aussehen.

Welliges Haar: Welliges Haar ist eine etwas kompliziertere Geschichte. Dieser Haartyp hat einen geringeren Glanz und neigt bei feuchtem Wetter deutlich mehr zu Frizz als der glatte Haartyp. Nach dem Haarewaschen greift der wellige Haartyp meist zum Föhn, da die Haare sonst sehr platt am Kopf anliegen und, besonders nahe des Gesichts, sehr kraus sind. Die gute Nachricht ist aber, dass welliges Haar am besten auf Hitzestyling reagiert. Ob man die Haare glätten oder locken will, welliges Haar nimmt das Styling gut auf und bleibt lange so, wie es soll.

Lockiges Haar: Die Vielfalt bei lockigem Haar ist die größte. Es gibt sehr dichte Kringellocken, aber auch etwas größere Korkenzieherlocken. Lockiges Haar hat besonders viel Volumen und Sprungkraft, ist aber wie das wellige Haar vom Klima beeinflussbar. Problematischer wird es erst, wenn man lockiges Haar glätten möchte. Auch wenn die einzelnen Lockenstränge oftmals fein sind, muss man sehr ordentlich arbeiten, um einen glatten Effekt zu erhalten.

Krauses Haar: Krauses Haar ist, anders als vermutet, sehr empfindlich. Von außen betrachtet sehen die Haare zwar voluminös und stark aus, aber die Schuppenschicht dieses Haartyps ist instabiler als die der anderen und somit viel empfindlicher gegen Hitze und Styling. Generell kann man sagen, dass krauses Haar stärker zu Haarbruch neigt und trockener ist. Viele empfinden diesen Haartyp als Problemkind. Aber keine Sorge, mit der richtigen Pflege kann man auch hier sehr schöne Ergebnisse erzielen.

HAARPFLEGE

Damit ihr einen Überblick über die wichtigsten Pflege- und Stylingprodukte bekommt und wisst, wovon ich in diesem Kapitel spreche, habe ich euch hier eine kleine Liste zusammengestellt:

Shampoo: Reinigt das Haar bei der Wäsche. Es gibt gefühlt für jeden Haartyp und jedes Haarproblem ein spezielles Shampoo, probiert euch einfach durch und bleibt bei dem, das eurem Haar am besten tut.

Trockenshampoo: Saugt überschüssigen Talg auf der Kopfhaut auf. Wenn mal keine Zeit zum Waschen ist oder ihr eure Haare nicht mehr so oft waschen wollt, damit sie nicht so trocken sind, dann ist Trockenshampoo super. Einfache, schnelle Anwendung und ein tolles Ergebnis, fast wie frisch gewaschen. Wenn ihr es einmassiert, bekommt ihr mehr Volumen, wenn ihr das Haar nach dem Einsprühen bürstet, erhaltet ihr mehr Glanz.

Conditioner/Spülung: Pflegt das Haar nach der Reinigung. Es verbessert Glanz, Struktur und Kämmbarkeit. Lasst das Produkt ein bisschen einwirken, bevor ihr es gründlich ausspült.

Haarkur/Treatment: Pflegt das Haar intensiv, kräftigt, verleiht Glanz, Geschmeidigkeit und Feuchtigkeit. Auch hier gibt es spezielle Pflegeeffekte für die verschiedensten Haarprobleme. Haarkuren werden nach dem Waschen in das handtuchtrockene Haar einmassiert und länger im Haar behalten als eine Spülung. Auch hier ist ein gründliches Auswaschen wichtig. Solche intensiven Haarkuren solltet ihr lieber nicht öfter als einmal in der Woche benutzen, sonst ist das Haar schnell übersättigt.

Haarspitzenfluid: Pflegt die Spitzen und beugt Spliss vor. Es wird in die Spitzen des handtuchtrockenen, gekämmten Haars einmassiert und nicht ausgespült.

Haaröl: Pflegt trockenes Haar mit reichhaltigen Ölen, macht das Haar weich und glänzend und bildet ein Schutzschild. Je nachdem, wie ihr das Öl anwendet, hat es verschiedene Wirkungen: Wenn ihr es vor dem Waschen einmassiert, reinigt und nährt es das Haar, im feuchten, frisch gewaschenen Haar wirkt es wie eine Kur und im trockenen Haar beugt es Spliss vor, dann aber nur in die Spitzen einmassieren und nicht zu viel Öl nehmen. Ein echtes Multitalent!

Haarfestiger: Macht eine Frisur haltbarer. Er wird auf das noch feuchte Haar aufgetragen und macht das Haar leichter kämmbar, formbeständiger und elastischer.

Haargel: Bringt die Frisur in Form und macht sie haltbar. Es ist, wie der Name schon sagt, in Gelform und wird erst hart, wenn es in die Haare eingearbeitet wurde. Dann könnt ihr an eurer Frisur nichts mehr ändern. Haargel erzeugt einen Wet-Look.

Haarwachs: Bringt die Frisur in Form. Es ist dickflüssiger als Haargel und wird nicht so hart wie Haargel. Das heißt, man kann seine Frisur den ganzen Tag umstylen. Außerdem wirkt es matter und fällt nicht so auf.

Haarspray: Konserviert die Frisur. Es macht die Frisur haltbar und wird nach dem Styling aufgetragen. Haarspray erzeugt einen schönen Glanz, ihr solltet es allerdings nicht übertreiben, sonst verklebt das Haar und sieht fettig aus.

Hitzeschutz: Schützt vor der Austrocknung durch Hitze. Beim Arbeiten mit dem Föhn, Lockenstab oder Glätteisen setzt ihr euer Haar einer großen Hitze und dadurch Belastung aus. Der Hitzeschutz, als Creme oder Spray aufgetragen, umhüllt das Haar und schützt es so. Außerdem enthält es pflegende Inhaltsstoffe und sorgt dafür, dass das Haar trotz strapazierendem Styling schön glänzt.

Mit der richtigen Pflege kann jeder Haartyp gebändigt werden und super aussehen. Je besser sie zum eigenen Haartyp passt, desto weniger Zeit muss man investieren, um seine Haare durch Styling toll aussehen zu lassen. Jeder Haartyp benötigt also seine ganz spezielle Pflege:

Glattes Haar: Glattes Haar kann oft sehr fein sein oder platt am Kopf anliegen. Dafür gibt es volumenförderndes Shampoo! Es ist wichtig, dass die Produkte, die ihr verwendet, nicht beschwerend für die Haare sind. Wenn man Öle benutzen sollte, immer darauf achten, sie nicht zu hoch an den Haaransatz zu führen, damit die Haare länger frisch aussehen. Glattes Haar ist eher fettig, fasst euch deshalb nicht so oft in die Haare, sonst sieht es noch schneller fettig aus!

Welliges Haar: Welliges Haar sieht leider häufig splissig und strapaziert aus, daher sollte man bei der Pflege auf Produkte verzichten, die Alkohol enthalten, da diese das Haar zusätzlich austrocknen. Bei welligem Haar wirkt die Behandlung mit Hitze am besten, darum könnt ihr mithilfe einer Rundbürste und einem Föhn beim Trocknen der Haare schon ein gutes Aussehen erzielen, ohne sie im Nachhinein glätten zu müssen. Wenn ihr komplett auf Hitze verzichtet, massiert ein bisschen Öl in die Spitzen und kämmt eure Haare mit einem Kamm, bevor sie lufttrocknen.

Lockiges Haar: Locken brauchen eine reichhaltige Pflege und spezielle Lockenmittel. Am besten kämmt ihr eure Haare nach dem Waschen mit einem grobzinkigen Kamm und trocknet sie dann an der Luft. Auch wenn die Versuchung groß ist, glättet eure schönen Locken möglichst selten und wenn doch, dann unbedingt mit einem Schutzprodukt. Kleiner Tipp: Lasst euch beim Friseur weiche Stufen schneiden, das verleiht euren Locken mehr Schwung.

Krauses Haar: Krauses Haar benötigt sehr viel Feuchtigkeit. Es gibt extra Feuchtigkeitsshampoos, die die Kopfhaut nähren und gegen ein Austrocknen helfen. Es sollte nicht zu oft gewaschen werden und mit Spülungen, Kuren und anderer reichhaltiger Pflege behandelt werden. Auch hier ist es wichtig, das Haar mit einem grobzinkigen Kamm vorsichtig zu kämmen und nicht mit einer Bürste.

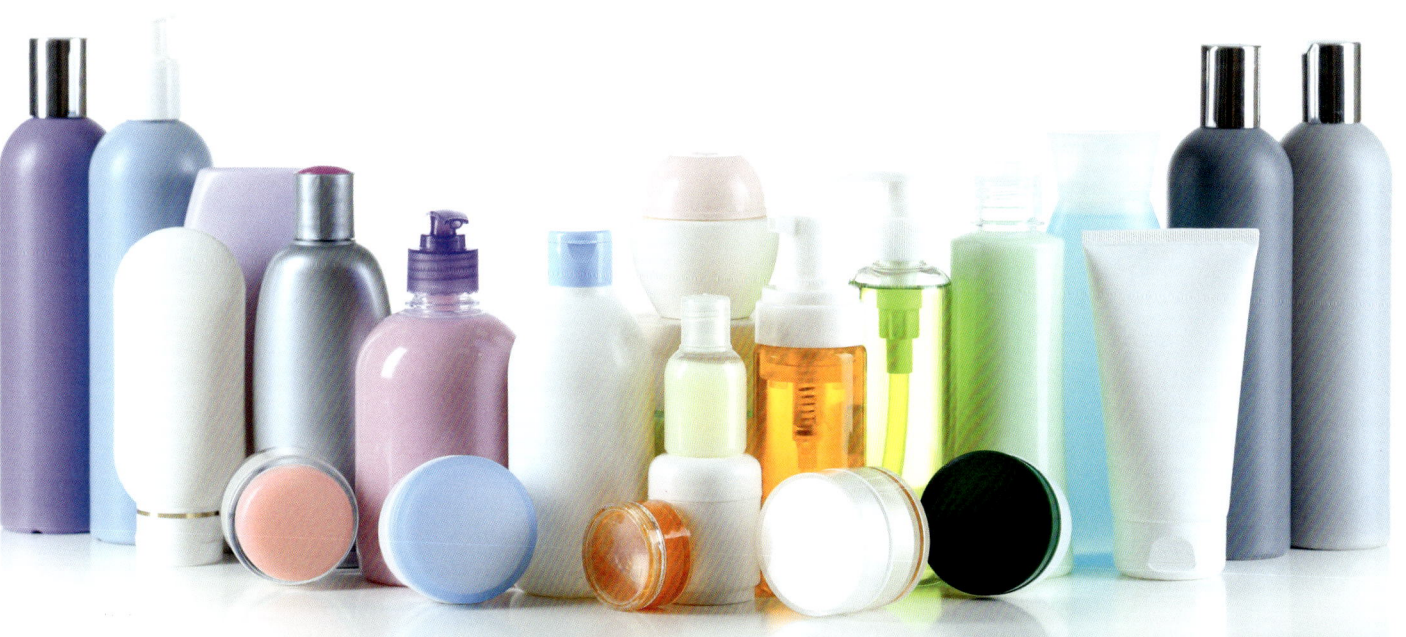

PFLEGE-ROUTINE

Hier kommen noch ein paar allgemeine Hinweise für alle Haartypen, die ich im Laufe der Zeit gesammelt habe und so aus eigener Erfahrung weitergeben kann!

Bevor ihr eure Haare wascht, ist es wichtig, sie im trockenen Zustand zu kämmen. Dadurch kämmt ihr eure losen Haare aus und verhindert unnötige Knoten. Beim Waschen ist es besser, Shampoo nur an der Kopfhaut einzumassieren, wo sich der Talg befindet. Haarlängen und Spitzen sollen nicht zusätzlich gewaschen werden, da sie dadurch schneller austrocknen. Wenn ihr das Shampoo ausgewaschen habt, sind die Haarschuppen eurer Haare geöffnet und anfälliger für Schäden. Benutzt hinterher immer einen Conditioner, um diese Schutzschicht zu nähren und danach zu schließen.

Tipp: Geht mit kaltem Wasser durch die Enden und Spitzen eurer Haare, um den abschließenden Effekt zu verstärken. Das kalte Wasser verleiht dem Haar zusätzlichen Glanz.

Nach dem Waschen der Haare ist es wichtig, beim Abtrocknen mit dem Handtuch nicht zu rubbeln, sondern die Haare vorsichtig abzutupfen. Im nassen Zustand sind die Haare am empfindlichsten, da die Schuppenschicht noch nicht vollkommen geschlossen und der Haaransatz noch feucht ist. Folgen vom Rubbeln wären strapazierte Haare, die leichter ausfallen können. Wenn man seine Haare nach dem Waschen föhnen möchte, würde ich immer empfehlen, etwas zu warten, damit die Haare ein wenig von allein antrocknen und die Kopfhaut sich erholt.

Egal welches Hitzegerät man benutzt, es ist immer wichtig, einen Hitzeschutz zu verwenden. Hierbei gibt es ganz unterschiedliche Produkte. Manche von ihnen haben strukturorientierte Funktion, wie zum Beispiel für lockiges oder glattes Haar. Sucht euch das aus, das am besten zu eurem Haar passt!

Nachdem die Haare getrocknet sind, ist es wichtig, die Pflege auch die Zeit bis zur nächsten Haarwäsche aufrechtzuerhalten. Versucht eure Haare vor dem Schlafengehen in einen Zopf zu flechten. So ist die Reibung am Kissen geringer und euch fallen weniger Haare aus. Ein ganz wichtiger Tipp ist es, die Haare nicht zu häufig zu waschen. So kann man seine Kopfhaut daran gewöhnen, weniger Talg zu produzieren. Je häufiger man die Haare wäscht, desto schneller produziert die Kopfhaut Talg, um gegen Austrocknung anzugehen. Man kann seine Haare also daran gewöhnen, den Abstand zwischen den Haarwäschen zu vergrößern.

Wer sich unwohl fühlt und nicht gerne rausgeht, wenn die Haare nicht frisch gewaschen sind, sollte Trockenshampoo oder Babypuder auf der Kopfhaut benutzen. Die Haare absorbieren den überschüssigen Talg und die Haare sehen wieder frischer und voluminöser aus.

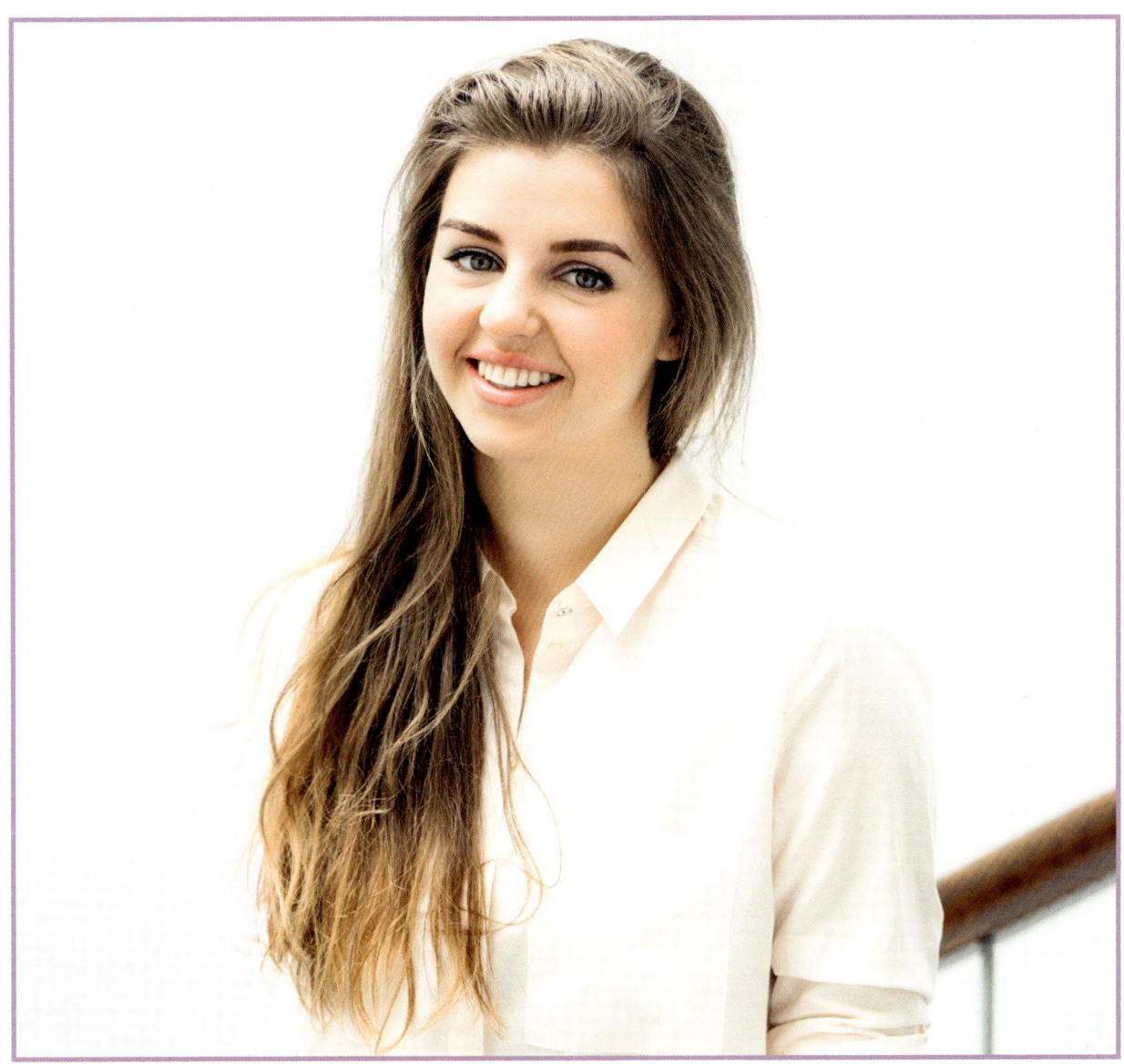

Verwendet einmal die Woche eine Haarkur oder eine Haarmaske. Hierbei gilt das Gleiche wie beim Shampoo: Dünne und feine Haare dürfen nicht zusätzlich beschwert werden.

Langes Haar und gefärbtes Haar benötigt gesonderte Pflege. Wenn ihr wollt, dass eure langen Haare immer gesund und gepflegt aussehen, oder wenn ihr sie lang „züchten" wollt, dann benutzt Spitzenfluids gegen Spliss, Conditioner nach jeder Wäsche und einmal pro Woche eine Kur. Gut ist auch, die Haare möglichst oft an der Luft trocknen zu lassen oder sie kalt zu föhnen. Bei gefärbten Haaren solltet ihr spezielle Produkte für coloriertes Haar verwenden und vor allem Shampoos ohne Sulfate. Auch der UV-Schutz des Haars ist hier entscheidend.

STYLING-TOOLS

Glätteisen: Bei Glätteisen ist es wichtig, etwas mehr zu investieren. Wenn ihr euer Haar schon solch einer Hitze aussetzt, dann sollte das schonend passieren. Das Wichtigste bei einem Glätteisen ist die Beschichtung. Auf vollwertige Keramikplatten, die die Hitze gleichmäßig verteilen, kann kein Glätteisen mehr verzichten. Das Gehäuse sollte robust sein und die Platten sollten federn. Ein weiterer wichtiger Punkt wären die verstellbaren Hitzestufen. Dünneres Haar braucht eine geringere Temperatur als dickeres, krauses Haar. So empfiehlt es sich, bei dünnem Haar eine Temperatur von etwa 170 Grad zu wählen, wobei dickes Haar auch 190 Grad vertragen kann. Eine superpraktische Funktion ist die automatische Abstellfunktion nach 1–2 Stunden. Solltet ihr mal vergessen haben, euer Glätteisen auszuschalten, stellt dieses sich nach einer bestimmten Zeit automatisch ab.

Lockenstab: Bei Lockenstäben gibt es eine riesige Auswahl: ob konisch geformt, mit gleichmäßigem Durchmesser, mit Klemme oder ohne. Alle haben ihre Vor- und Nachteile. Bei Modellen mit Klemme muss man zwar die Haarsträhne nicht festhalten (was vor allem am Hinterkopf etwas schwieriger ist), dafür kann es schnell passieren, dass man sich einen Knick in die Strähne bügelt. Die gute Beschichtung ist auch hier die Hauptsache! Viele Lockenstäbe haben ebenfalls eine vollwertige Keramikbeschichtung. Die Stabform wählt ihr danach aus, welche Locken ihr erzielen wollt. Kringellocken macht man zum Beispiel mit einem kegelförmigen Lockenstab, wohingegen Korkenzieherlocken mit einem gleichmäßig dicken Stab gemacht werden. Die beliebten Beachwaves dagegen klappen am besten mit einer Flechtfrisur oder einem Glätteisen.

Haarbürste: Warum ist es wichtig, eine gute Haarbürste zu finden? Die offensichtliche Funktion einer Bürste ist natürlich, seine Haare von Knoten zu befreien und zu entwirren. Eine für manche eher unbekannte, aber sehr wichtige Funktion ist die Verteilung des an der Kopfhaut produzierten Hautfetts in die Längen und Spitzen. Nichts schützt die Haare so gut vor Einflüssen wie das körpereigene Hautfett. Welche Bürste aber zu euch passt, ist abhängig von eurem Haartyp. Viele bevorzugen Naturborsten gegenüber Kunststoffborsten, weil Plastik die Haare elektrisch auflädt. Bei Kunststoffborsten sollte man deshalb auf eine hochwertige Verarbeitung und glatte Naht an den Borsten achten. Mein Favorit ist hierbei der Tangle Teezer®, den man auch unter der Dusche verwenden kann. Naturborsten, besonders Wildschweinborsten, die dem menschlichen Haar am ähnlichsten sind, schonen das Haar und bringen es zum Glänzen. Wichtig ist, dass die Borsten unterschiedlich lang sind, so durchdringen sie das Haar beim Kämmen besser. Über die Frage Natur oder Kunststoff hinaus gibt es viele weitere Möglichkeiten und Bürstenformen: Paddle-Bürsten, die breit und nur leicht gebogen sind, eignen sich besonders gut für lange, glatte Haare.

Mit Volumen- oder Kugelbürsten könnt ihr euch mehr Volumen ins Haar zaubern. Sie haben Löcher und können deshalb gut beim Föhnen und Stylen eingesetzt werden. Große Flachbürsten mit Gumminoppen zaubern Glanz und regen die Kopfhaut an. Wenn sich eure Haare oft aufladen, solltet ihr euch eine Ionen-Bürste kaufen! Wie schon im Kapitel Haarpflege erwähnt, sollten sich Lockenköpfe einen grobzinkigen Kamm zulegen, um ohne Ziepen und ausgerissene Haare kämmen zu können. Auch für frisch gewaschene Haare ist ein Kamm das Beste. Wenn ihr euch eine hochwertige Bürste gekauft habt, solltet ihr diese regelmäßig sauber machen, das geht ganz einfach mit verdünntem Shampoo!

Toupierkamm: Der Toupierkamm sorgt für Volumen in der Front- oder Hinterkopfpartie. Ob man hierbei einen Stielkamm nimmt oder einen Borstenkamm, hängt davon ab, wie stark eure Toupage sein soll. Borsten sorgen für ein stärkeres Ergebnis, wohingegen ein Stielkamm ein weicheres Ergebnis zaubert. Ich persönlich liebe es, einen Stielkamm zu benutzen, da ich diesen nach jeder Anwendung ohne Probleme unter dem Wasserhahn sauber machen kann. Besonders wenn man zum Toupieren Haarspray benutzt, kann das nützlich sein.

Haargummis: Bei Haargummis solltet ihr darauf achten, dass sie keinen Metallverschluss haben. Dieser schädigt das Haar, knickt es und oft genug reißt man sich damit beim Lösen der Frisur Haare aus. Neu sind die Spiral-Haargummis aus Kunststoff. Sie halten gut, hinterlassen keine nervige Druckstelle im Haar, wenn man die Haare nach einem Pferdeschwanz wieder offen tragen will, und sie leiern nicht aus. Außerdem sind sie viel sanfter zum Haar, denn wenn man häufig Zopf oder Dutt trägt, kann es bei herkömmlichen Haargummis passieren, dass die Haare genau an der Stelle abbrechen, an der der Haargummi normalerweise sitzt.

Ich werde oft gefragt, wo ich meine kleinen Haargummis kaufe. Im Friseurbedarf oder in der Drogerie findet ihr verschiedene Farben und Formen. Kleine Haargummis sind mein stetiger Begleiter für verschiedene Hochsteck- und Flechtfrisuren. Es ist immer einfacher, einen kleinen Haargummi in der Frisur zu verstecken als einen großen. Auch Frisuren wie die französische Flechtung oder der Fischgrätenzopf sehen mit einem kleinen Haargummi immer eleganter aus.

Haarklammern: Es gibt so unglaublich viele Haarklammern, aus denen man wählen kann. Wichtig ist es hierbei, immer eurer eigenen Haarfarbe nahezukommen. Bei blondem Haar empfiehlt es sich, goldene oder beige Haarklammern zu wählen. Bei dunklem Haar eher die braunen oder schwarzen. Mir persönlich fällt es immer schwer, die perfekten Haarklammern zu finden. Ich versuche immer, die mit den Rillen auf der oberen Seite zu nehmen (sog. Bobby Pins), da diese griffiger sind als glatte Oberflächen. Im Endeffekt kommt es immer auf die Technik an. Wenn ihr eure Haarklammern über Kreuz setzt, halten sie generell besser als einzeln.

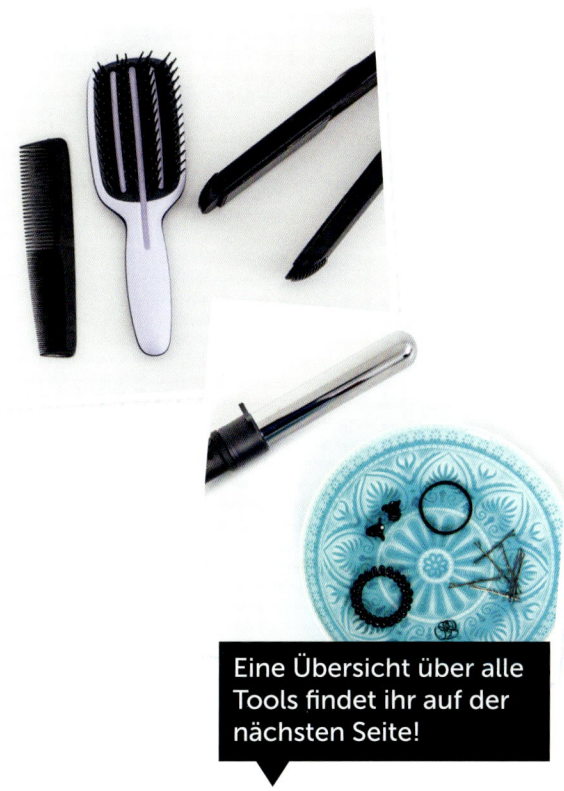

Eine Übersicht über alle Tools findet ihr auf der nächsten Seite!

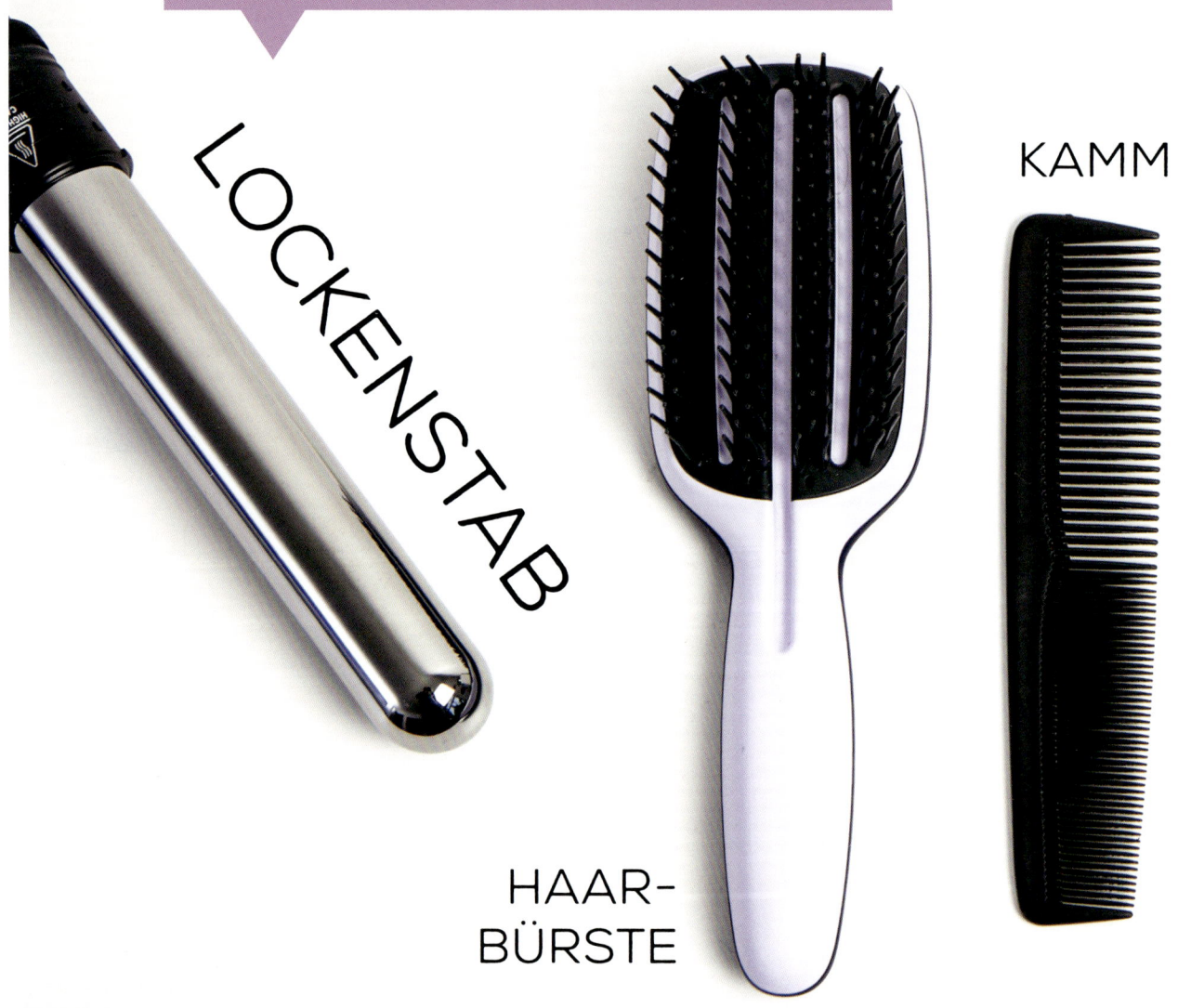

STYLINGTOOLS: HIER FINDET IHR DIE WERKZEUGE, DIE ICH AM HÄUFIGSTEN VERWENDE UND DIE AUCH IM BUCH ZUM EINSATZ KOMMEN. VOR ALLEM DIE KLEINEN HAARGUMMIS UND DIE HAARKLAMMERN (BEIDES AM BESTEN IN EURER HAARFARBE) BRAUCHT IHR BEI FAST JEDER FRISUR!

LOCKENSTAB

KAMM

HAAR-
BÜRSTE

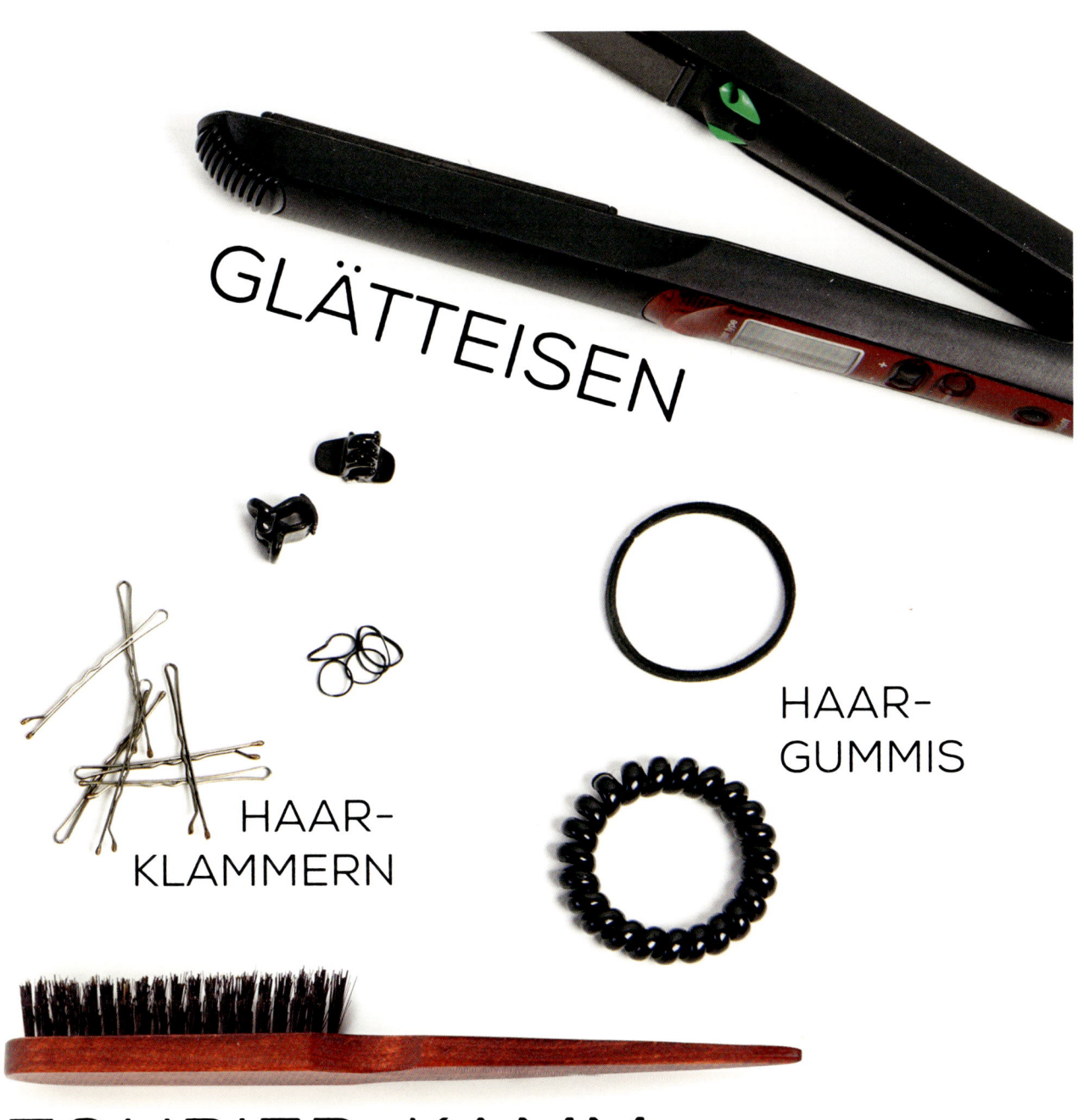

GLÄTTEISEN

HAAR-
GUMMIS

HAAR-
KLAMMERN

TOUPIER-KAMM

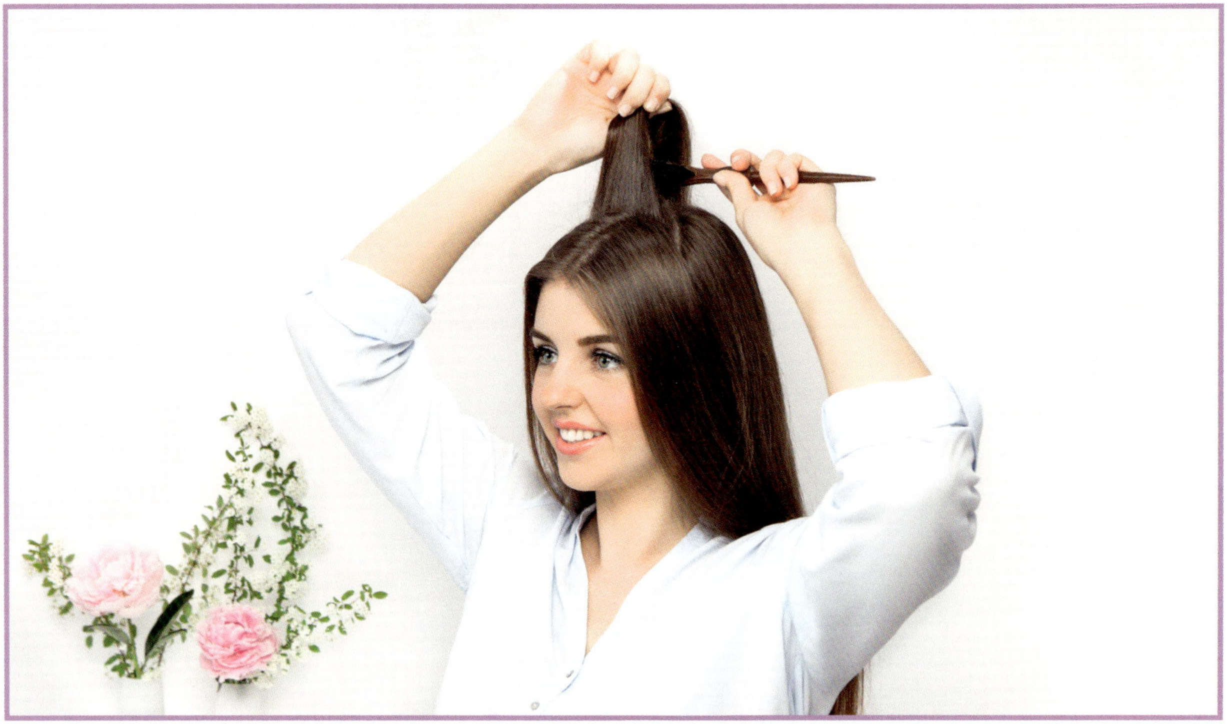

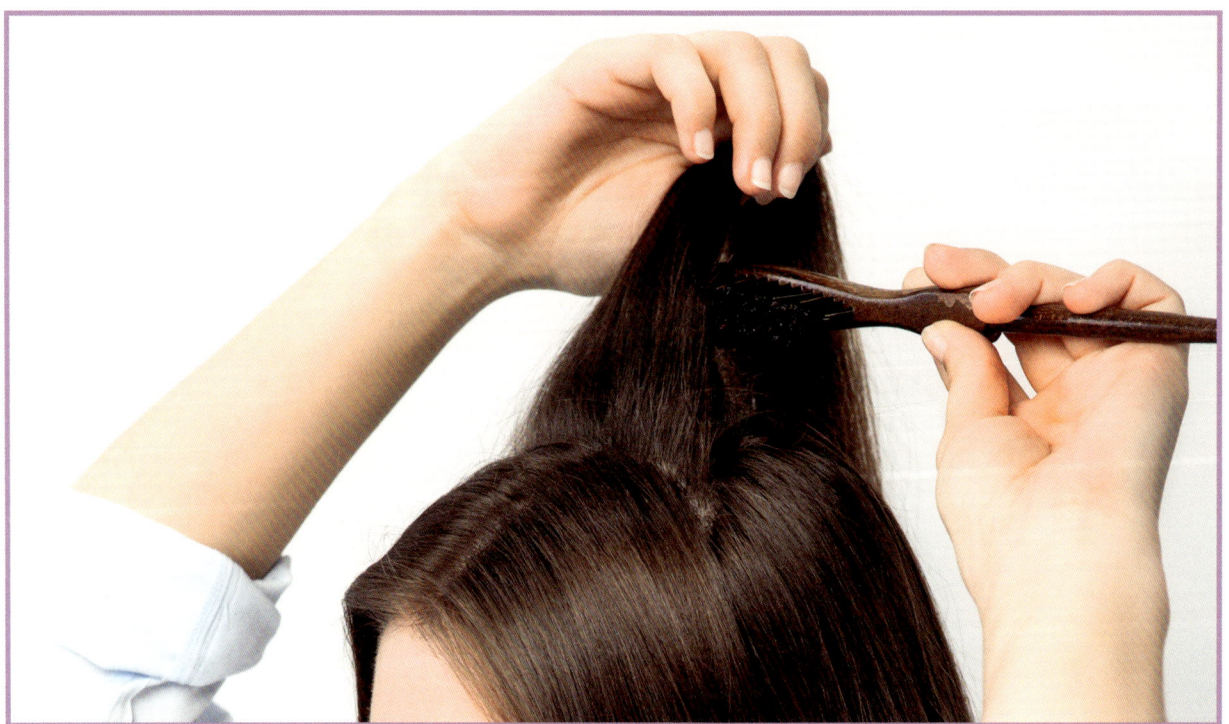

TOUPIEREN
GANZ LEICHT

Toupieren ist einfach super und vielfältig einsetzbar: Leichtes Antoupieren verleiht dem Haar Fülle und Volumen, perfekt für offene Haare oder eine halboffene Frisur. Starkes Toupieren lässt Hochsteckfrisuren besonders voll aussehen und sorgt für einen besseren Halt.

Bei langem Haar solltet ihr nur einzelne Partien toupieren und zwar so:

Trennt dünne Strähnen ab und bewegt den Toupierkamm an den Haaren Richtung Haaransatz gegen den Strich. Das macht ihr so lange, bis ihr genug Volumen in euren Haaren aufgebaut habt. Wenn ihr eure Haare in Position gelegt habt,

kämmt ganz leicht über die oberste Schicht der Toupage, um einen glatten Effekt zu erzielen.

Kurzhaarfrisuren können auch manchmal mehr Volumen vertragen, dafür solltet ihr allerdings keinen Toupierkamm nehmen, sondern lieber eine Bürste. Toupiert das Deckhaar nicht mit.

Geht auf keinen Fall mit toupierten Haaren ins Bett, sondern kämmt sie vor dem Schlafengehen vorsichtig von den Spitzen her aus – und falls ihr Haarspray benutzt habt, wascht dieses am besten noch mit Shampoo aus.

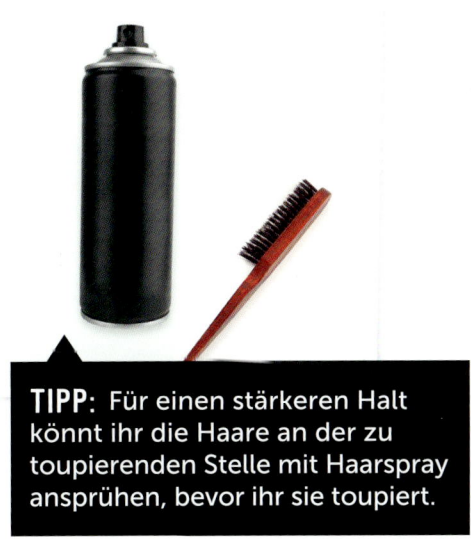

TIPP: Für einen stärkeren Halt könnt ihr die Haare an der zu toupierenden Stelle mit Haarspray ansprühen, bevor ihr sie toupiert.

LOCKEN
GANZ LEICHT

Eure Haare sollten vor dem Locken immer mit einem Hitzespray geschützt sein, um zusätzliche Schäden zu vermeiden. Die Wahl des Geräts hängt immer davon ab, was für eine Art Locken oder Wellen ihr haben möchtet.

Das erkläre ich euch gleich nach einer kurzen allgemeinen Anleitung zum Lockenmachen: Unterteilt eure Haare in mehrere Partien, um genauer arbeiten zu können. Hierbei ist eine große Haarklemme sehr hilfreich. Lockt eure Strähnen in abwechselnder Richtung, um einen natürlichen Look zu erhalten. Um zu verhindern, dass die vorderen Haare ins Gesicht fallen, sollten sie immer vom Gesicht weg eingedreht werden. Wenn ihr die erste Strähne vom Gesicht weg eindreht, dreht ihr die nächste Strähne zum Gesicht hin. Dadurch erhaltet ihr ein sehr natürliches und schönes Ergebnis.

Wie erzielt ihr also welchen Lockentyp? Hier zähle ich euch die gängigsten Lockentypen auf und erkläre kurz, mit welchem Gerät oder Technik sie gemacht werden:

Korkenzieherlocken: Korkenzieherlocken sind sehr beliebt. Sie zaubern das größte Volumen in die Haare und sehen sehr glamourös aus. Am besten verwendet man hierfür einen Lockenstab mit großem, konstant dicken Durchmesser. Wenn man die Strähne fertig gelockt hat, am besten nicht direkt fallen lassen, sondern in gelockter Form entweder in der Handfläche abkühlen lassen oder sogar als Kringel mit einer Haarklammer befestigen.

Kringellocken: Kringellocken sehen besonders frech aus und kommen am besten mit einem Stufenschnitt zur Geltung. Man erzielt sie entweder mit einem Lockenstab, welcher einen konstant dünnen Durchmesser hat, oder mit einem kegelförmigen Lockenstab. Kringellocken mit dem kegelförmigen Stab zu machen würde ich denen unter euch mit kürzerem Haar empfehlen. Dadurch, dass die Locken am Kopf etwas größer sind als an den Spitzen, stehen die Haare nicht direkt am Haaransatz ab. Wenn die Haare aber länger sind, zieht das Gewicht die Haare am Ansatz etwas straffer, sodass der Look nicht zu übertrieben und künstlich wirkt.

Dauerwelle/Minipli: Die Dauerwelle (wenn sie nicht permanent ist, auch Minipli genannt) kennen viele noch von früher, aber sie liegt wieder im Trend! Diese Art von Locken könnt ihr am besten erzielen, wenn ihr euer leicht feuchtes Haar mit der 3-Strähnen-Technik flechtet. Teilt euch hierfür viele kleine Strähnen auf eurem Kopf ab und verflechtet diese. Danach föhnt man die fertig geflochtenen Strähnen an und kann die Zöpfe wieder lösen. Einen stärkeren Effekt habt ihr, wenn ihr die geflochtenen Zöpfe über Nacht im Haar lasst und sie erst am nächsten Tag löst.

Beachwaves: Beachwaves sind im Moment die beliebteste Form der Locken. Sie erinnern mehr an ungezwungene und nicht perfekte Wellen, die man bekommt, wenn man im Meer schwimmen war. Doch auch ungezwungene Wellen, die nach wenig Arbeit aussehen, muss man erst mal hinkriegen. Eine Möglichkeit wäre, einen Lockenstab zu verwenden und die Haare nur wenige Sekunden einzudrehen. Sollten eure Haare aber

Locken nicht so gut annehmen, würde ich ein Glätteisen empfehlen. Hierbei legt man die Strähne am Ansatz in das Glätteisen, als würde man sie glätten wollen. Danach dreht man das Glätteisen um 360 Grad und führt das Glätteisen zu den Spitzen hinunter. Je schmaler die Platten des Glätteisens, desto stärker der Effekt. Eine sehr natürliche Möglichkeit, Beachwaves zu erhalten ist mit der Haarbandfrisur auf Seite 66. Dadurch, dass man mal dickere und mal dünnere Strähnen um das Haarband dreht, erhält man ein natürliches Ergebnis. Zum Abschluss noch ein Seasalt-Spray auf die Wellen geben und der „Frisch-vom-Strand-Look" ist perfekt.

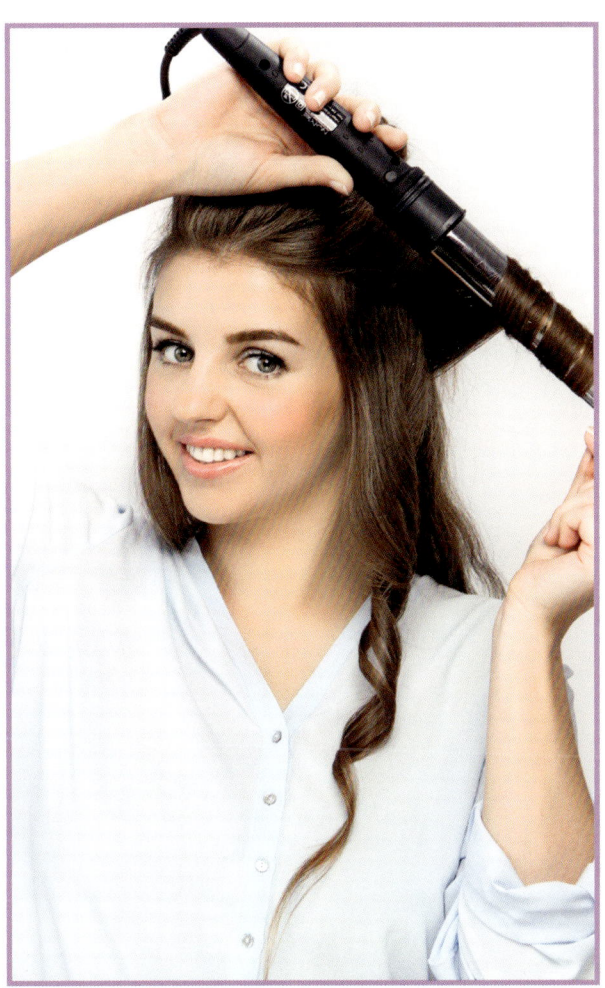
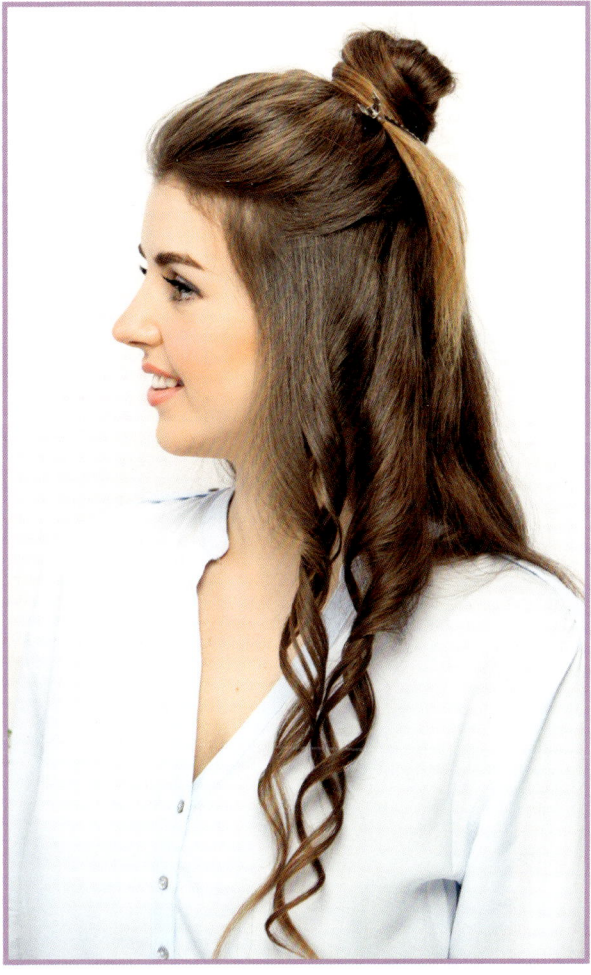

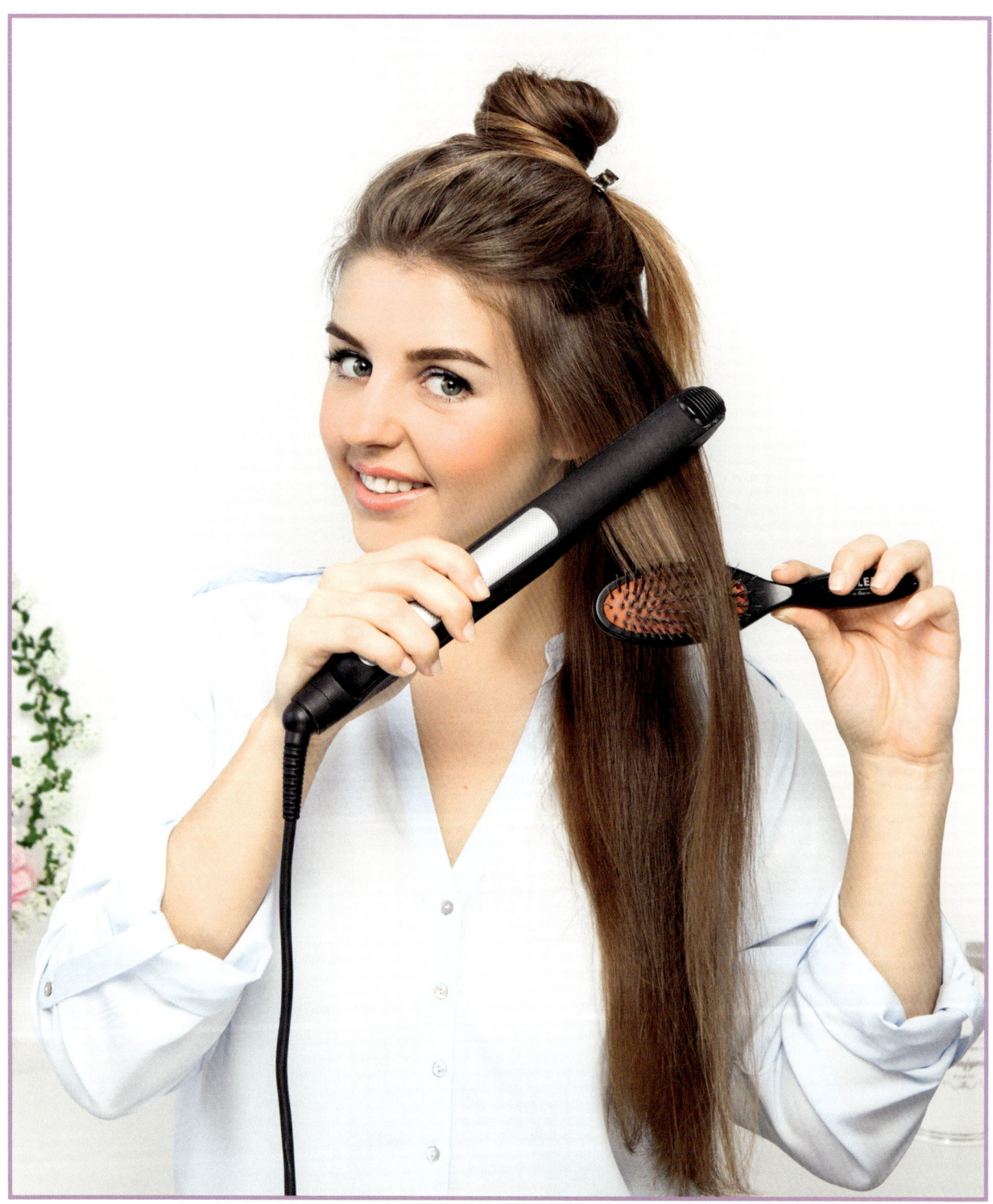

GLÄTTEN
GANZ LEICHT

Glatte, glänzende Haare sind wunderschön. Wer nicht von Natur aus damit verwöhnt ist, greift zum Glätteisen. Auf was ihr beim Kauf achten müsst, habt ihr schon gelesen. Jetzt geht es darum, es zu verwenden, ohne eure Haare zu sehr zu schädigen. Egal mit welchem Gerät ihr arbeitet, ihr solltet immer einen Hitzeschutz nutzen. Viele Hitzeschutzsprays haben den Vorteil, dass sie integrierte Zusätze für Locken oder Glätte haben, sodass euer Style noch länger hält. Außerdem sollte euer Haar nach dem Waschen und Föhnen völlig trocken sein.

Und so gehts: Unterteilt eure Haare in mehrere Partien und fangt mit dem Unterhaar an. Das

Deckhaar ist als Letztes dran. Beim Unterteilen ist eine große Haarklemme, mit der ihr die Strähnen, die gerade nicht geglättet werden, wegklemmen könnt, sehr hilfreich. Ich drehe mir immer einen Dutt aus meinem Deckhaar und klemme ihn oben am Kopf fest. Glättet möglichst dünne Strähnen und zwar so: Zieht das Glätteisen von oben Richtung Spitzen und setzt das Glätteisen nicht ganz oben am Ansatz an, damit ihr euch nicht verbrennt. Eure Bewegung muss gleichmäßig sein und darf nicht stocken. Zieht den Kamm vor dem Glätteisen her, um Knoten zu lösen, bevor Hitze darauf trifft. So verhindert ihr zusätzlichen Schaden an den Spitzen eurer Haare, die besonders empfindlich sind.

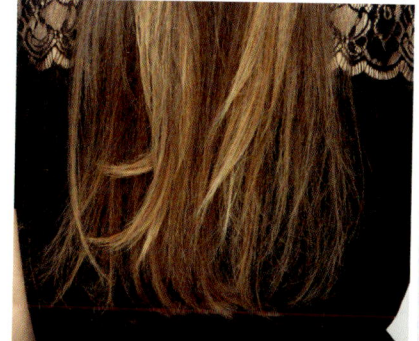

TIPP: Dreht euer Glätteisen am Ende eurer Strähne nach außen oder nach innen, um einen leichten Schwung zu erhalten. Dadurch bekommt ihr mehr Volumen ins Haar.

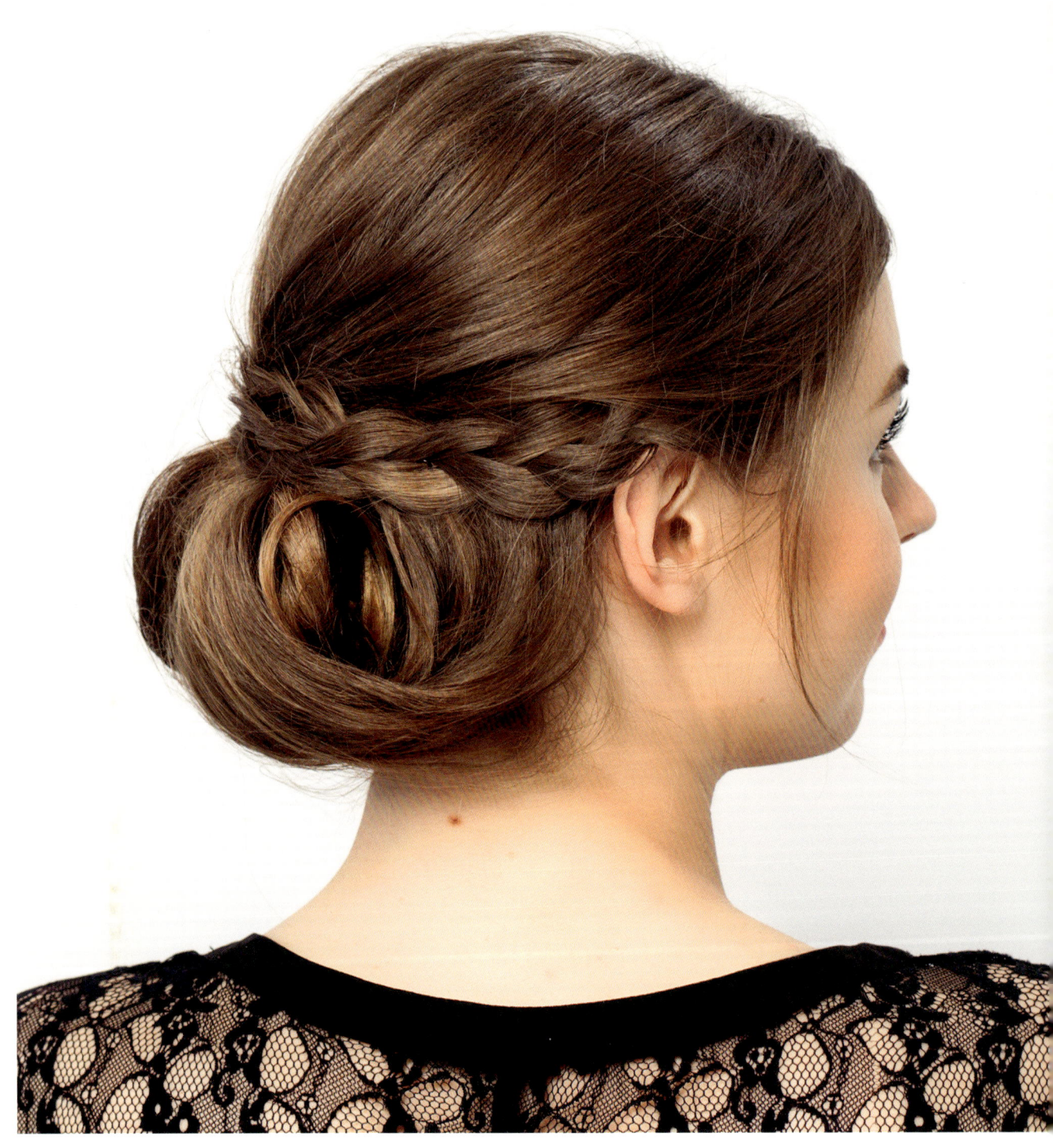

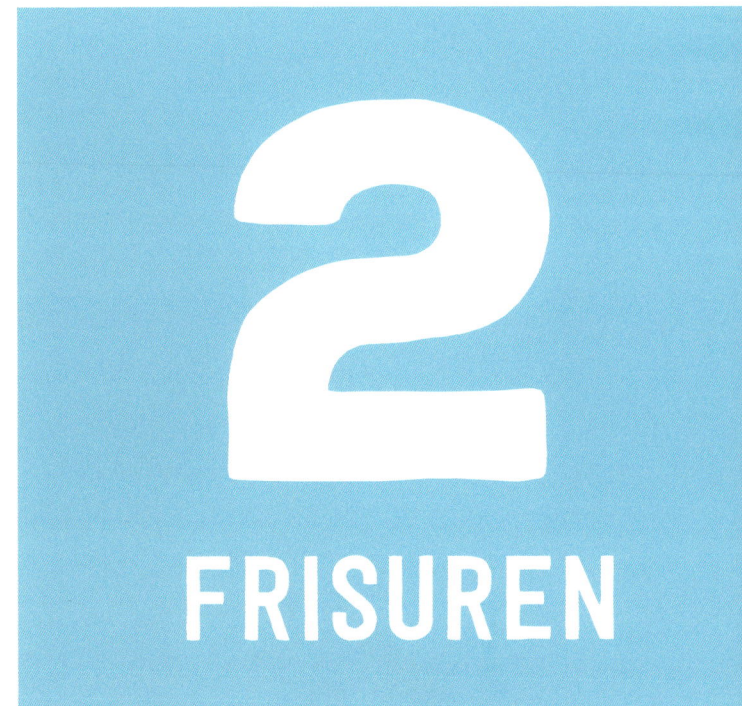

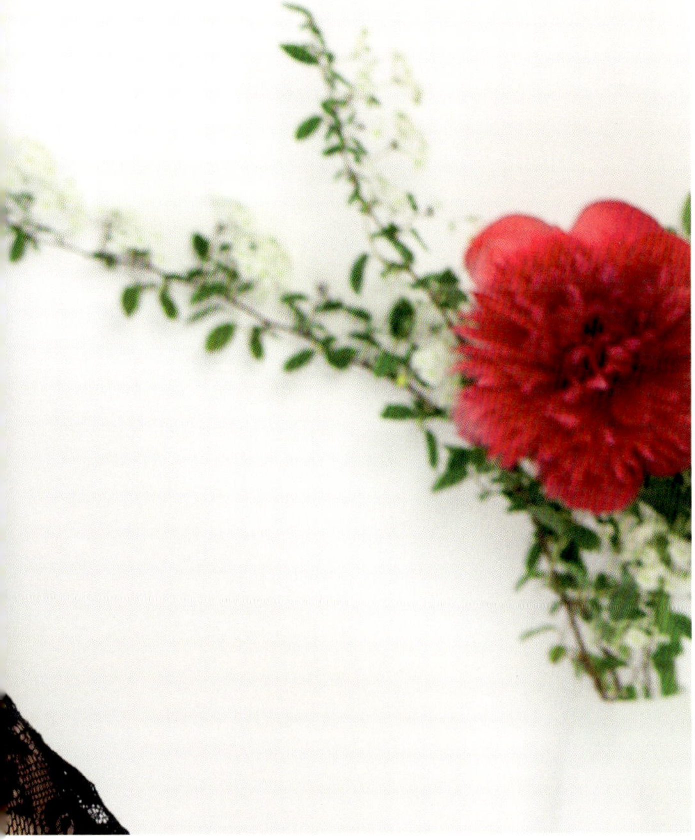

2

FRISUREN

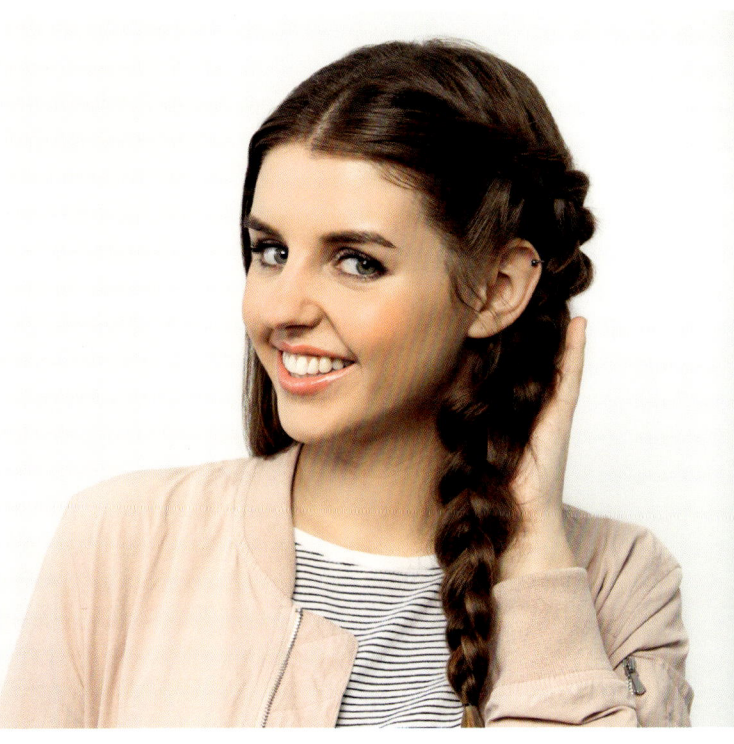

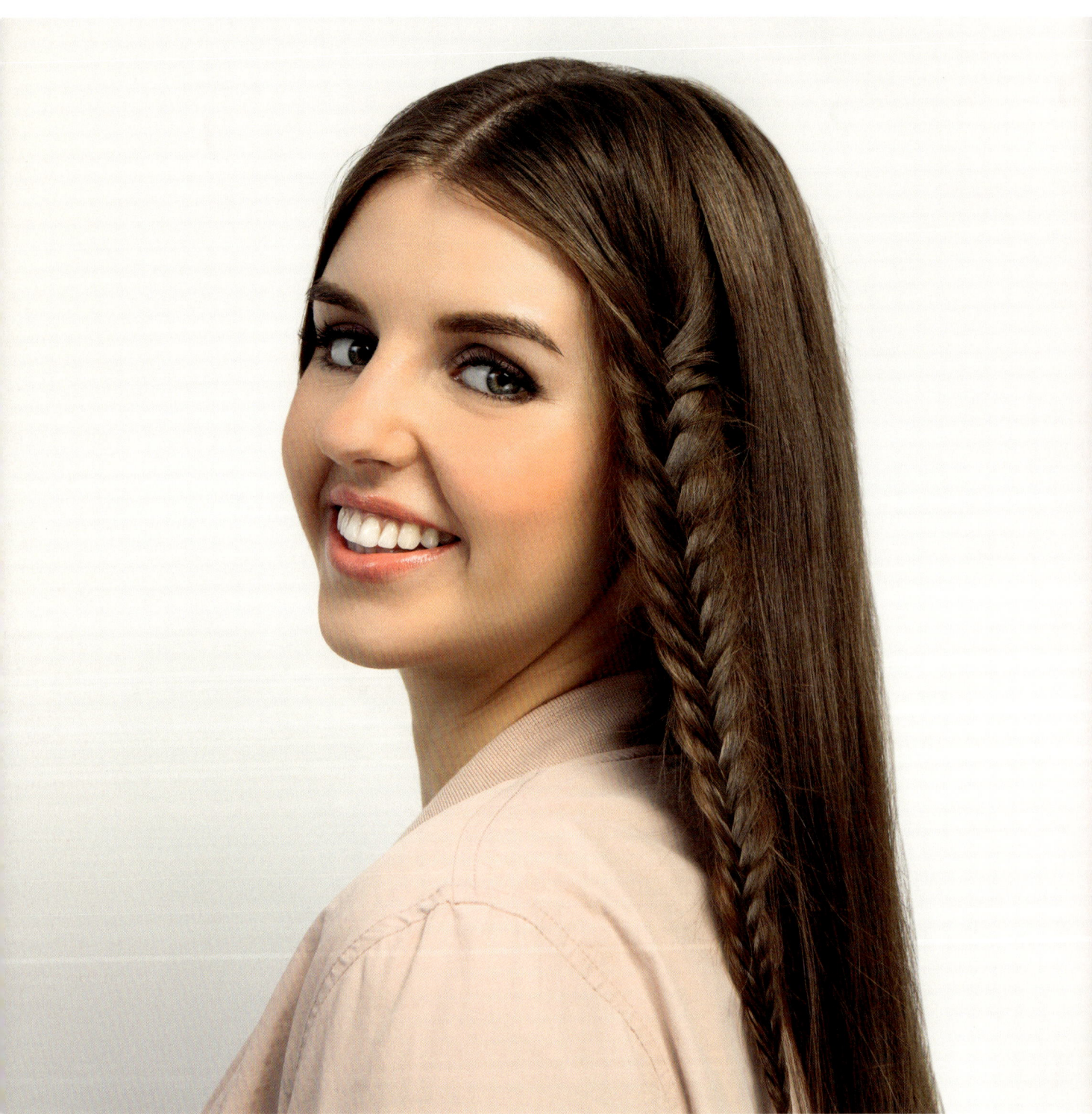

FLECHTFRISUREN
DIE BASICS

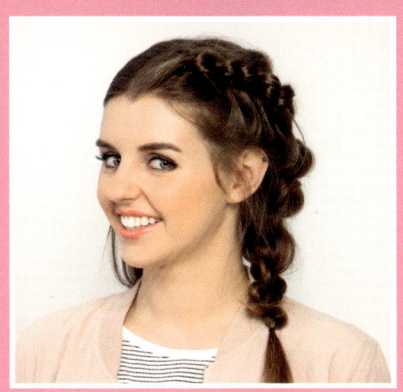

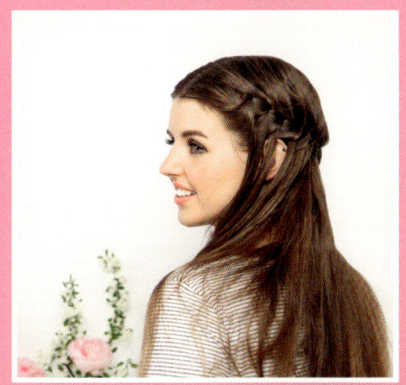

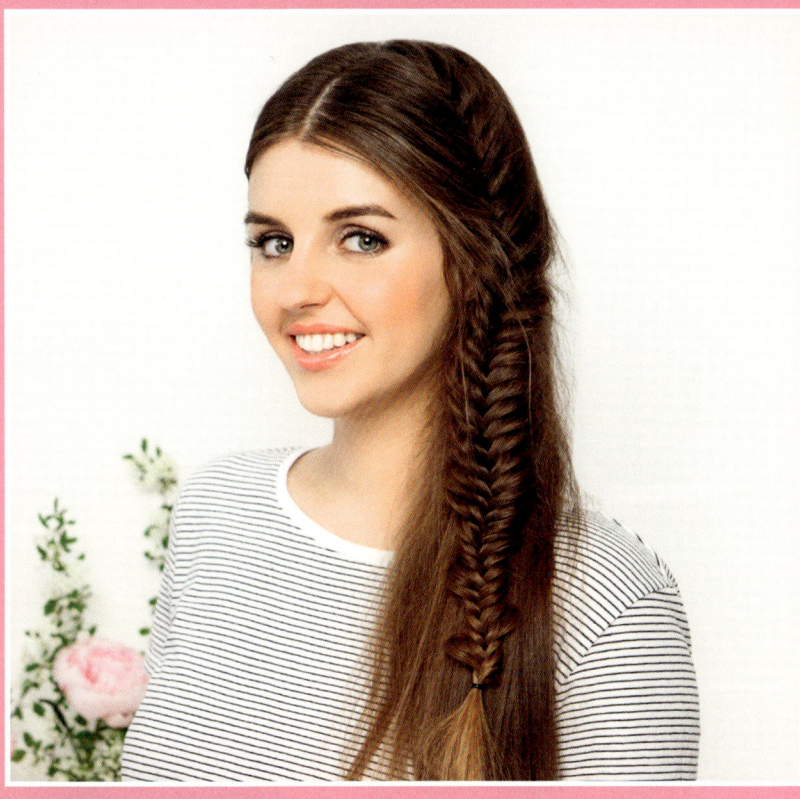

HIER ZEIGE ICH EUCH DIE SCHÖNSTEN FLECHT-TECHNIKEN, VOM KLASSISCHEN FRANZÖSISCHEN ZOPF BIS ZUR AUSSERGEWÖHNLICHEN KNOTENTECH-NIK! IHR KÖNNT SIE SO ALS FRISUR TRAGEN ODER ALS ELEMENT IN ANDERE FRISUREN EINBAUEN.

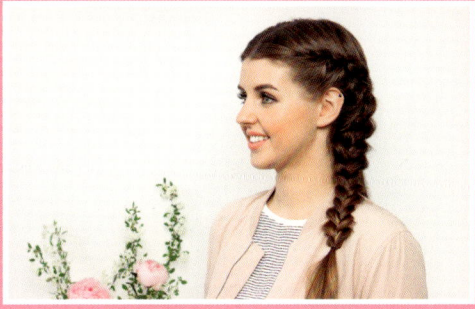

3-STRÄHNEN-
TECHNIK

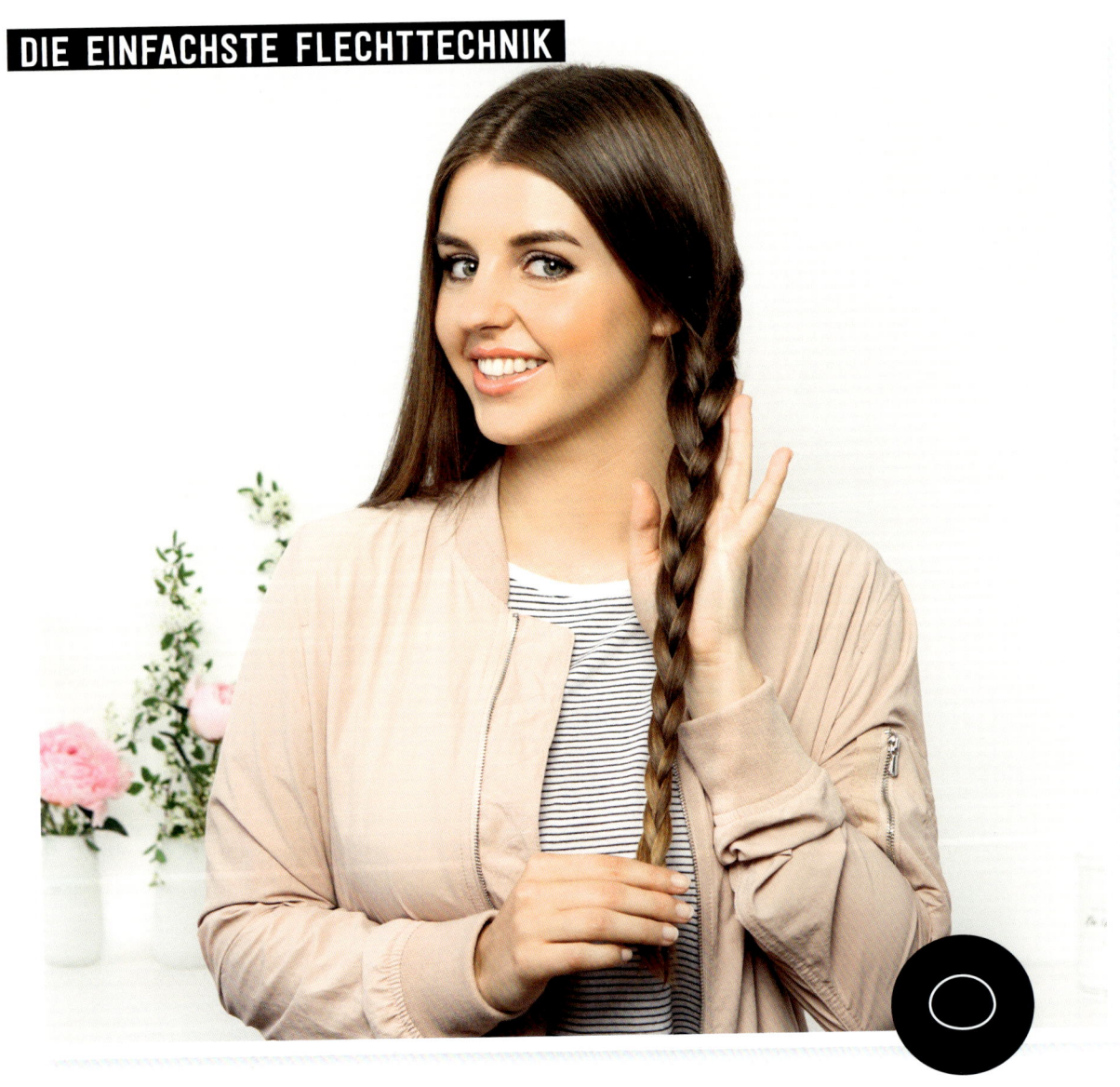

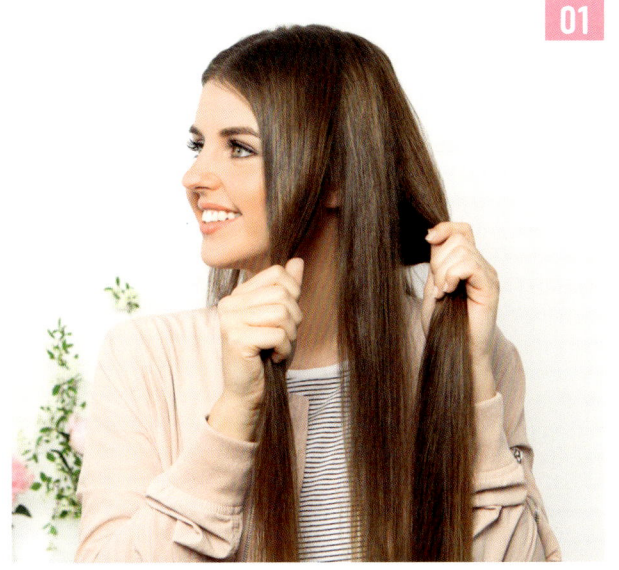

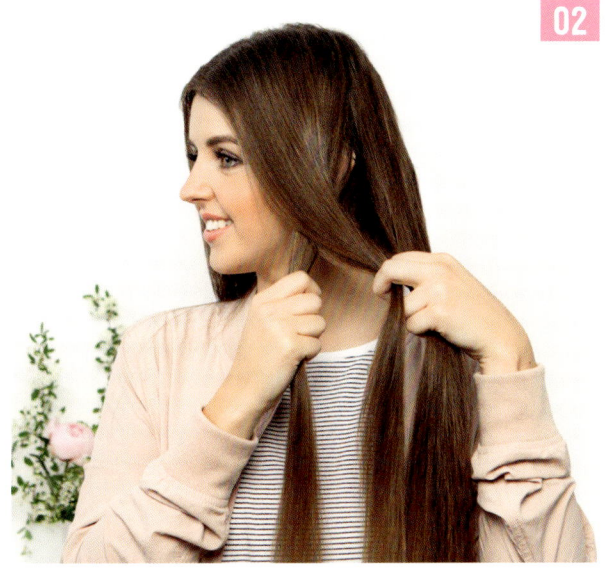

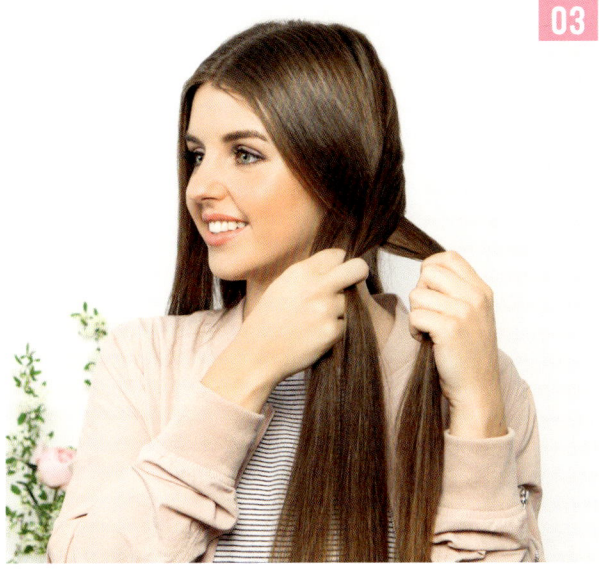

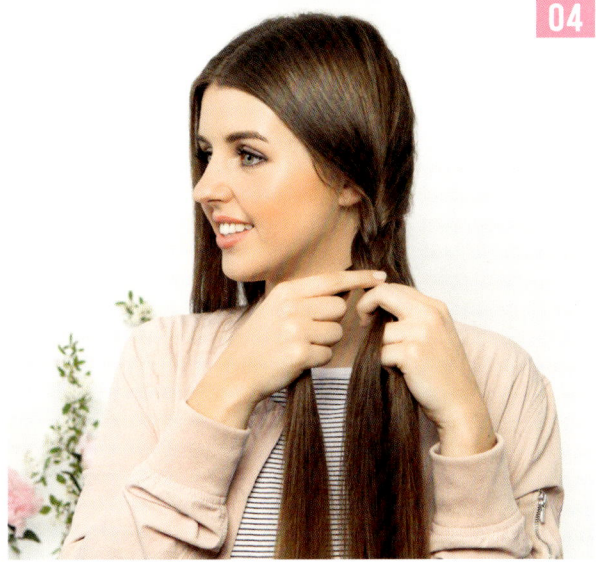

1 Nimm die Strähne, die du flechten willst, und unterteile sie in drei gleich große Strähnen.

2 Lege jetzt die erste äußere Strähne über die mittlere Strähne.

3 Nimm die zweite äußere Strähne von der anderen Seite und lege sie über die mittlere.

4 Wiederhole Schritt 2 und Schritt 3, bis du deinen geflochtenen Zopf komplett bis unten fertig hast, und fixiere deine fertige Frisur mit einem kleinen Haargummi.

FRANZÖSISCHE
TECHNIK

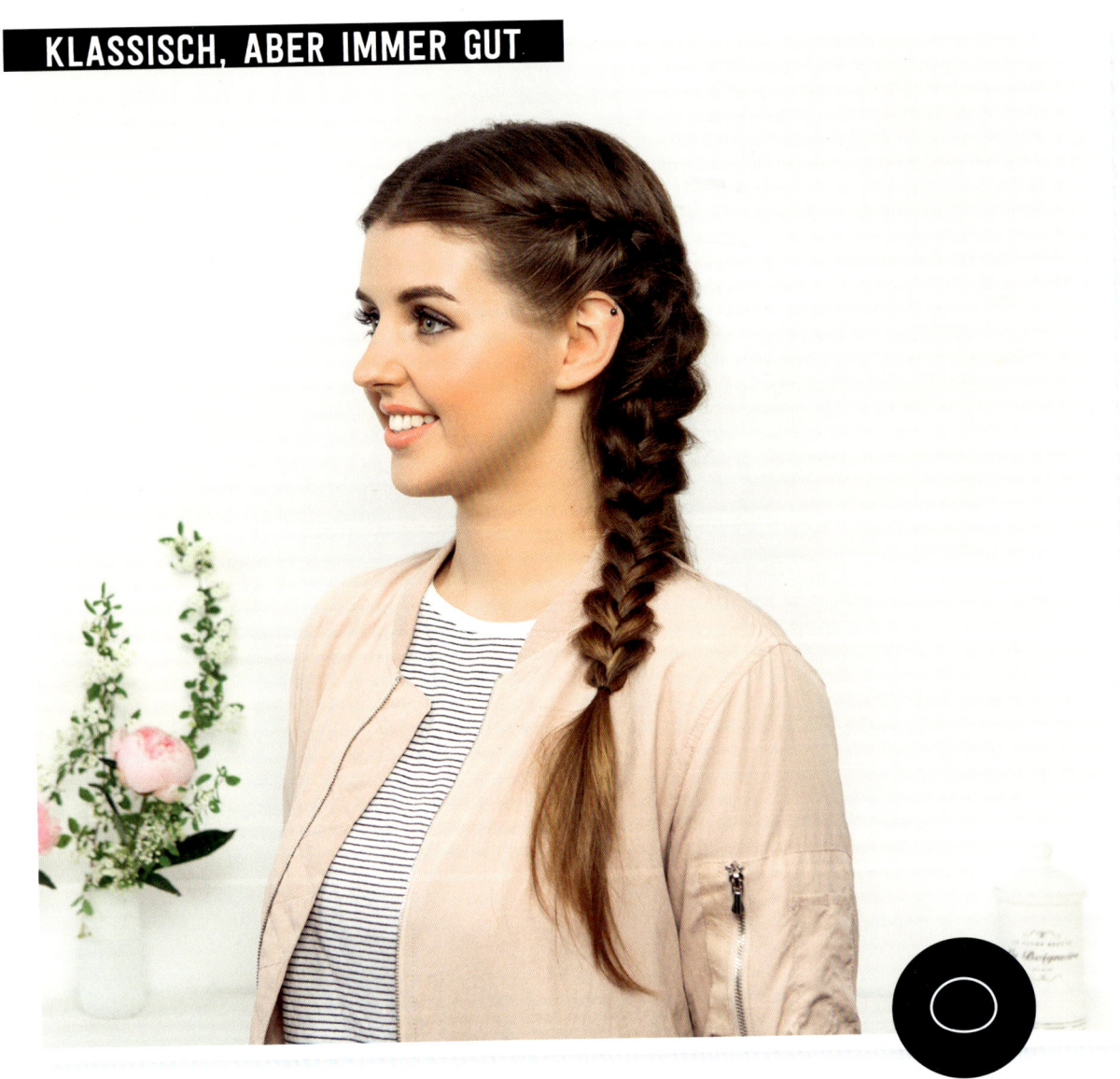

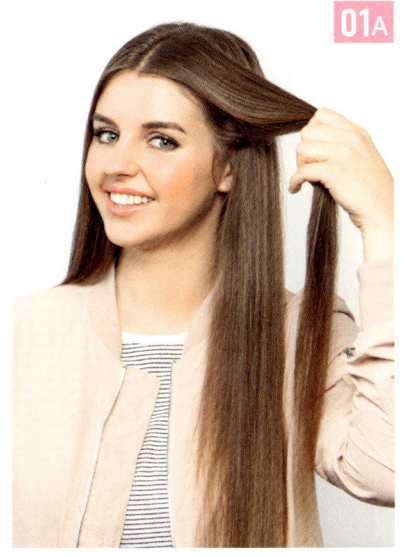 **01A**

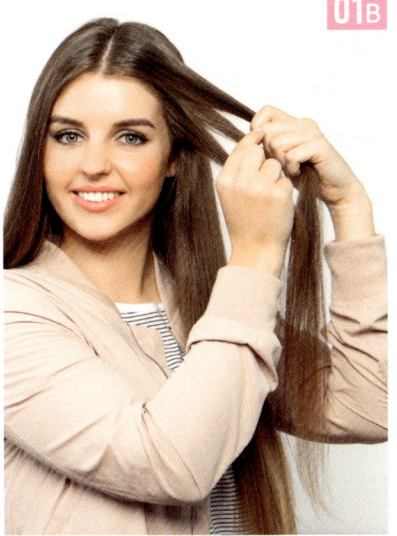 **01B**

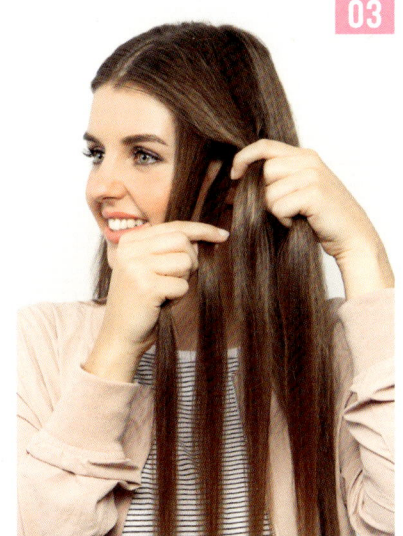 **03**

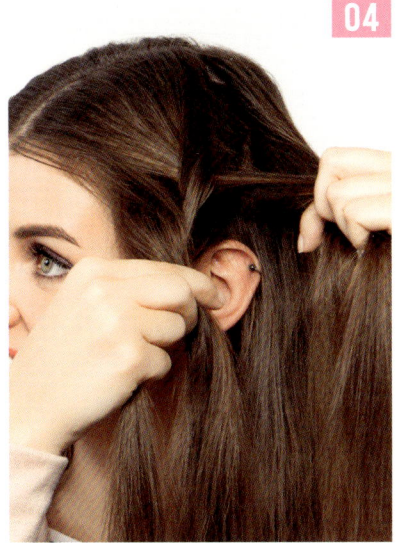 **04**

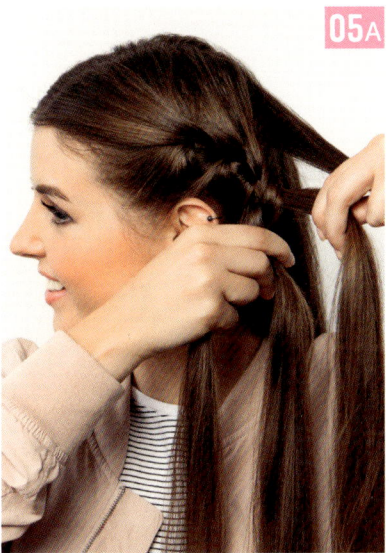 **05A**

TIPP: Lockere den Zopf etwas auf, dann kommt er besser zur Geltung!

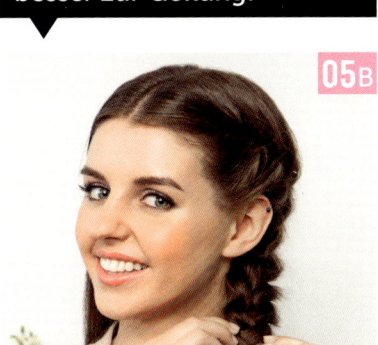 **05B**

1 Nimm die Strähne, die du flechten willst und unterteile sie in drei gleich große Strähnen.

2 Flechte sie in der 3-Strähnen-Technik an.

3 Nimm von unten eine danebenliegende Strähne vom Haupthaar zu deinem Strang dazu und lege sie über die mittlere Strähne.

4 Nimm von oben eine danebenliegende Strähne vom Haupthaar zu deinem Strang dazu und lege sie über die mittlere Strähne.

5 Wiederhole Schritt 3 und 4, bis du keine Haare mehr dazunehmen möchtest, und flechte deinen Zopf in der 3-Strähnen-Technik weiter. Fixiere deinen Zopf mit einem Haargummi.

DUTCH-TECHNIK

FLECHTEN MIT 3-D-EFFEKT

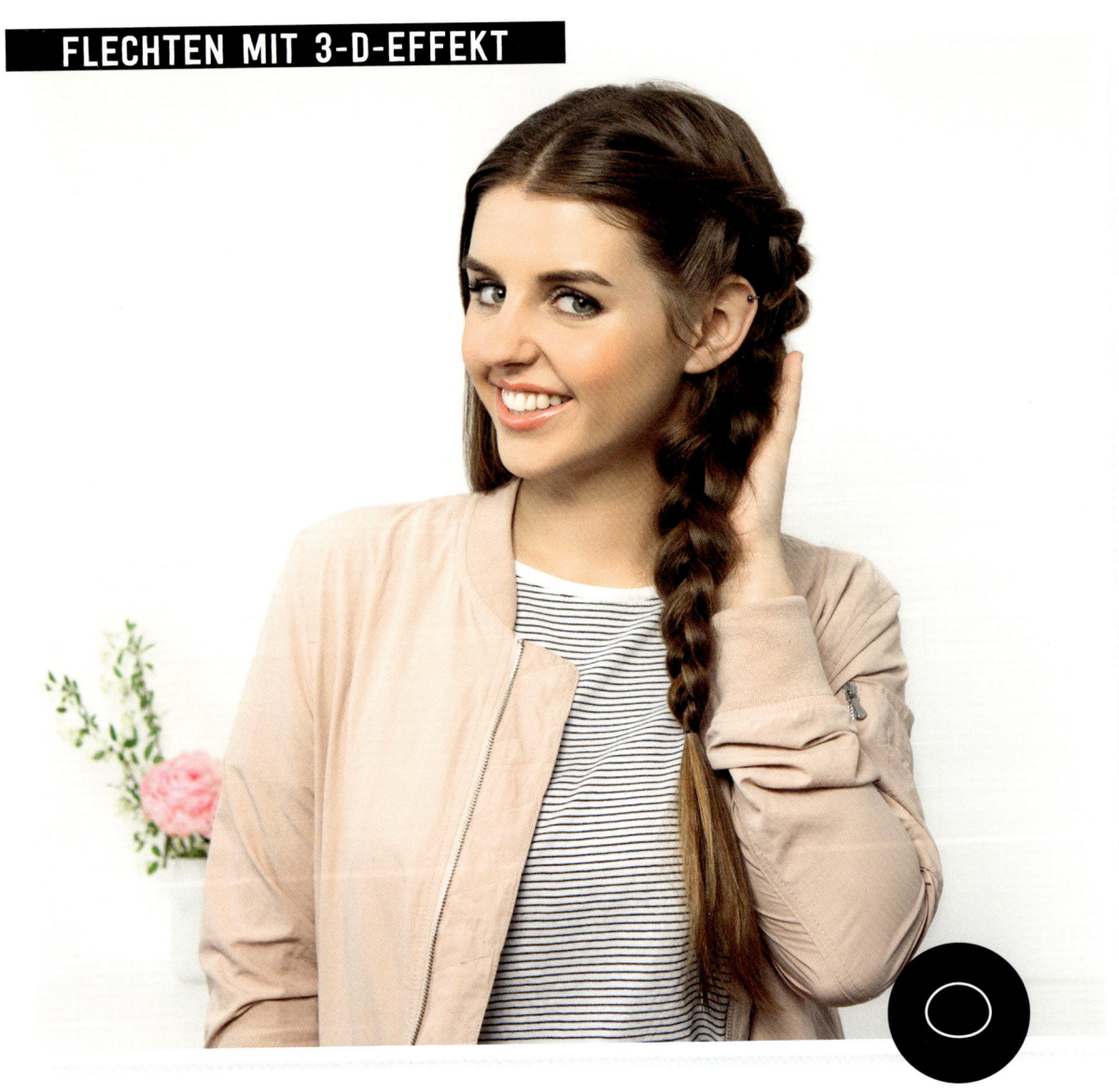

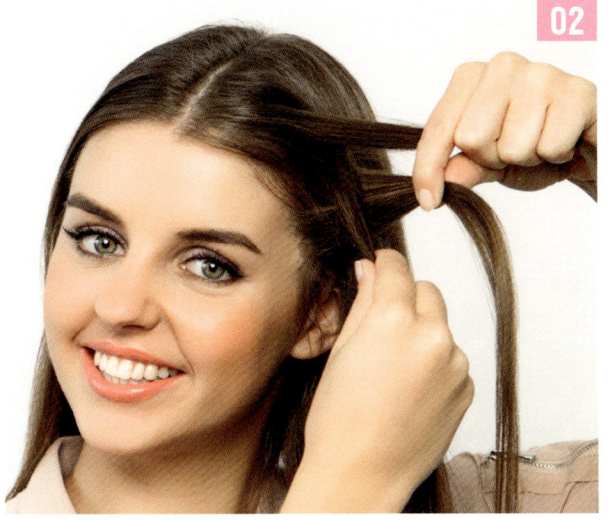

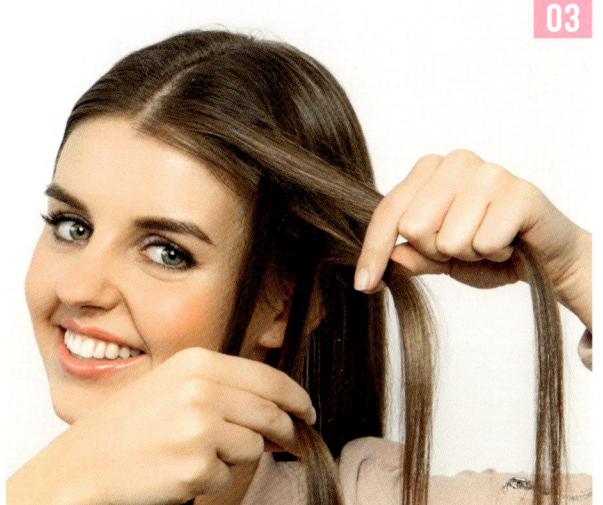

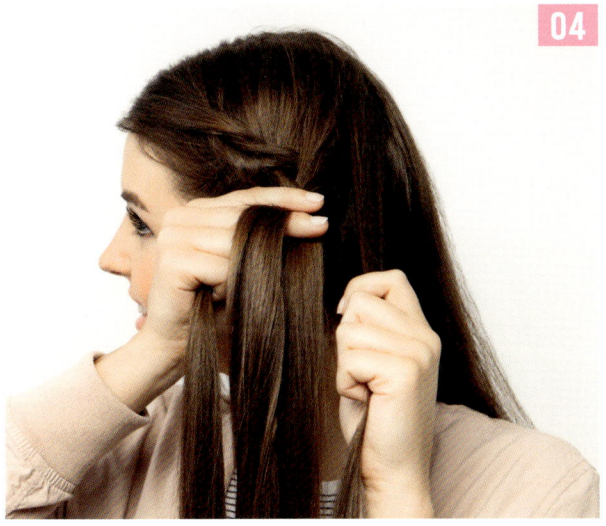

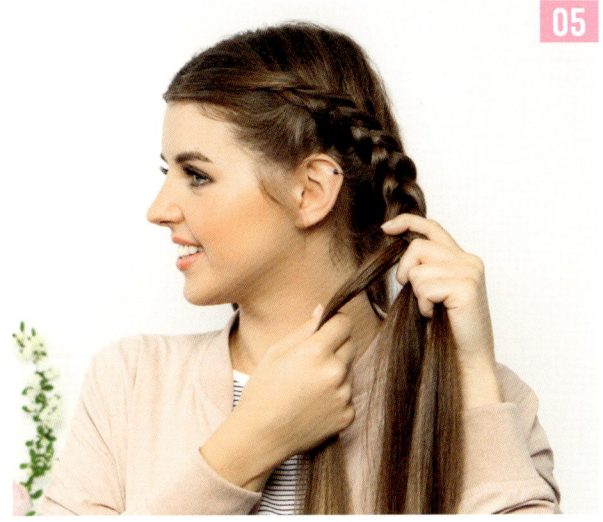

1 Nimm die Strähne, die du flechten willst und unterteile sie in drei gleich große Strähnen.

2 Wende die 3-Strähnen-Technik an, lege die äußeren Strähnen hierbei aber unter die mittlere und nicht darüber.

3 Nimm von unten eine danebenliegende Strähne vom Haupthaar zu deinem Strang dazu und lege sie unter die mittlere Strähne.

4 Nimm von oben eine danebenliegende Strähne vom Haupthaar zu deinem Strang dazu und lege sie unter die mittlere Strähne.

5 Wiederhole Schritt 3 und 4, bis du keine Haare mehr dazunehmen möchtest, und flechte deinen Zopf in der gewohnten 3-Strähnen-Technik weiter. Am Ende schließt du ihn mit einem kleinen Haargummi.

KNOTEN-
TECHNIK

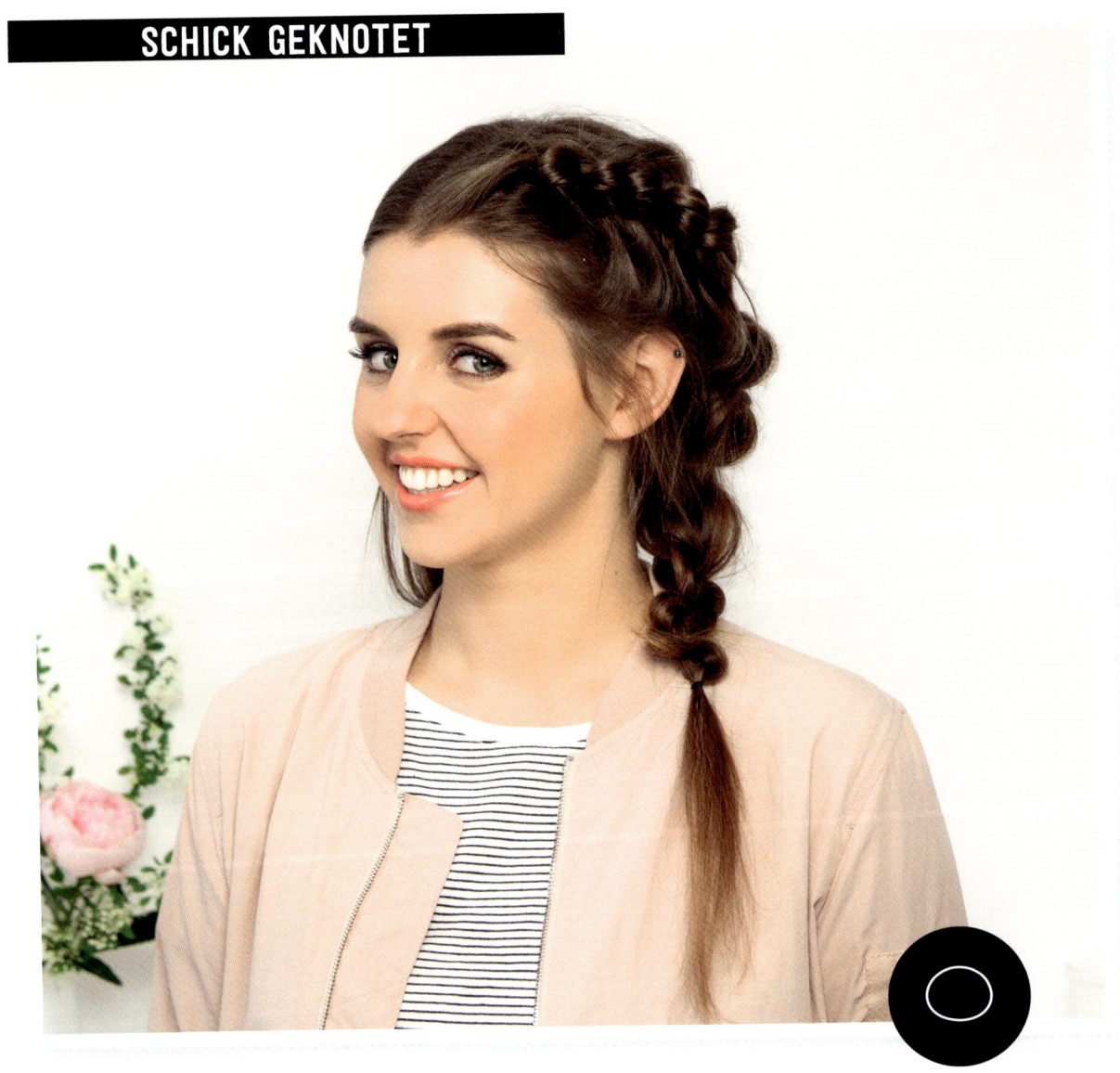

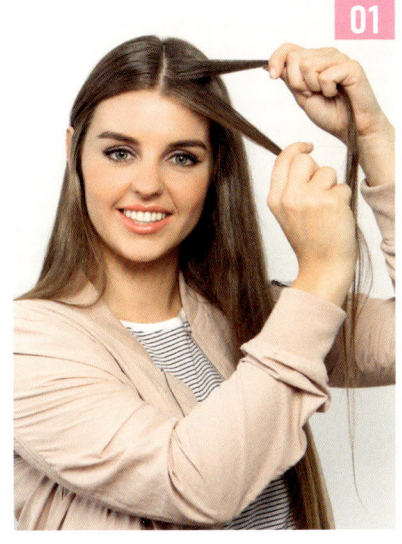

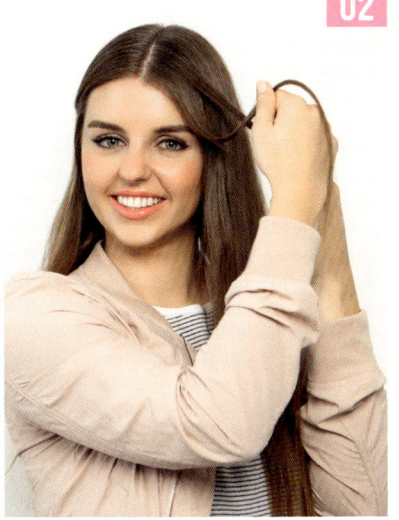

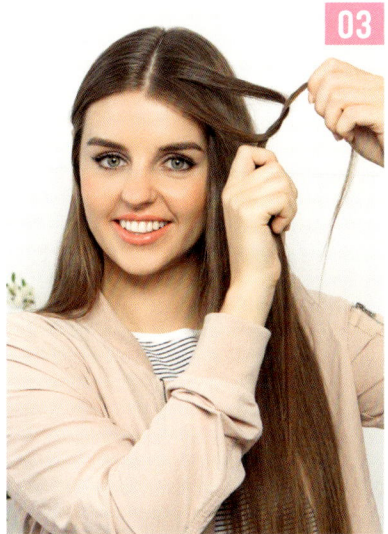

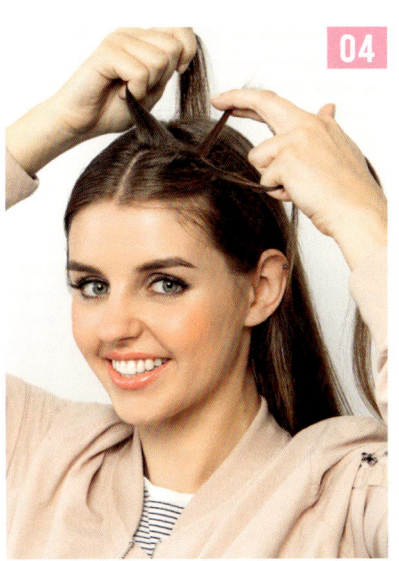

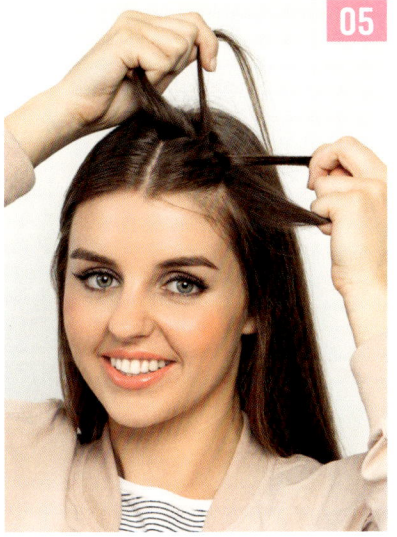

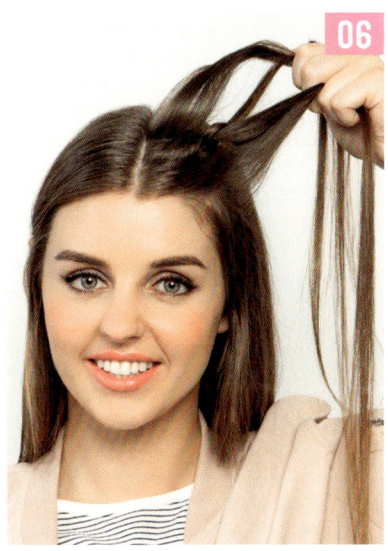

HIER GEHT ES WEITER

1 Nimm die Strähne, die du knoten willst, und teile sie in zwei gleich große Strähnen.

2 Lege beide Strähnen so zusammen, als würdest du einen Knoten machen.

3 Ziehe deinen Knoten zusammen.

4 Nimm von oben/rechts eine danebenliegende Strähne vom Haupthaar zu deinem Haarstrang dazu.

5 Nimm nun von unten/links eine danebenliegende Strähne vom Haupthaar zu deinem Haarstrang dazu.

6 Binde jetzt einen neuen Knoten.

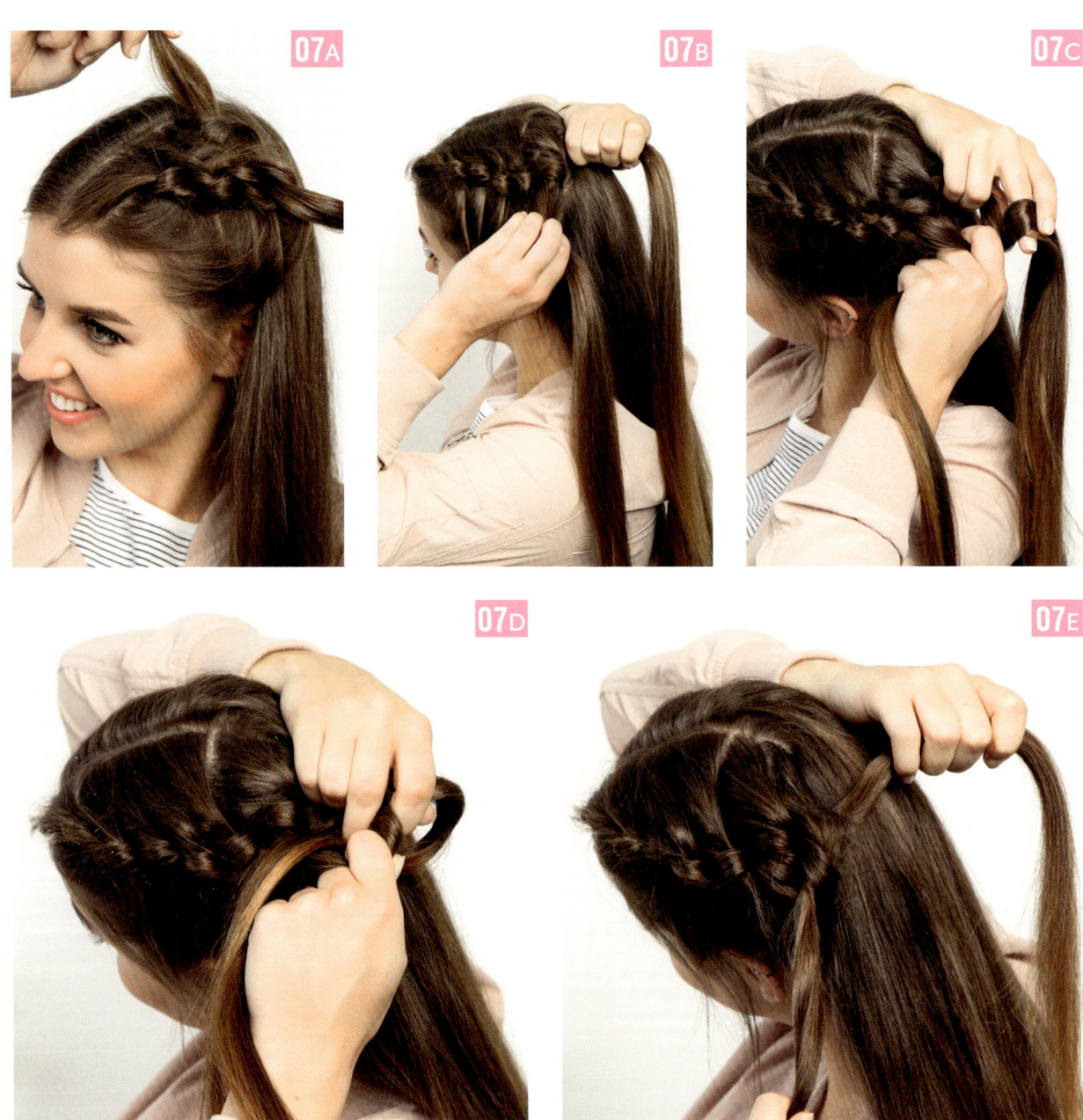

07A

07B

07C

07D

07E

7   Wiederhole Schritt 4 und 5, bis du keine
    Haare mehr dazunehmen möchtest, und
    schließe deinen Knotenzopf mit einem
    kleinen Haargummi.

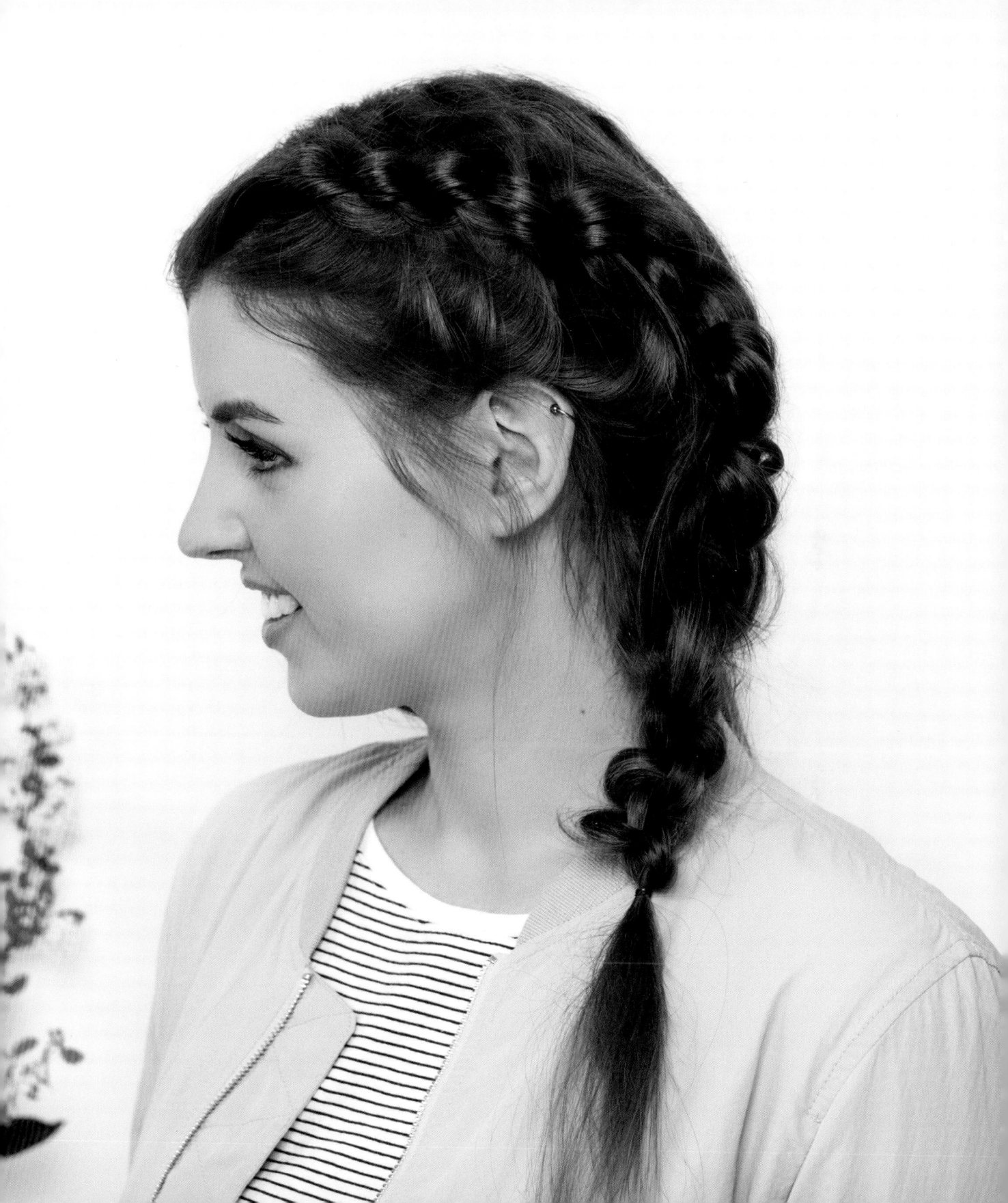

FISCHGRÄTEN-
TECHNIK

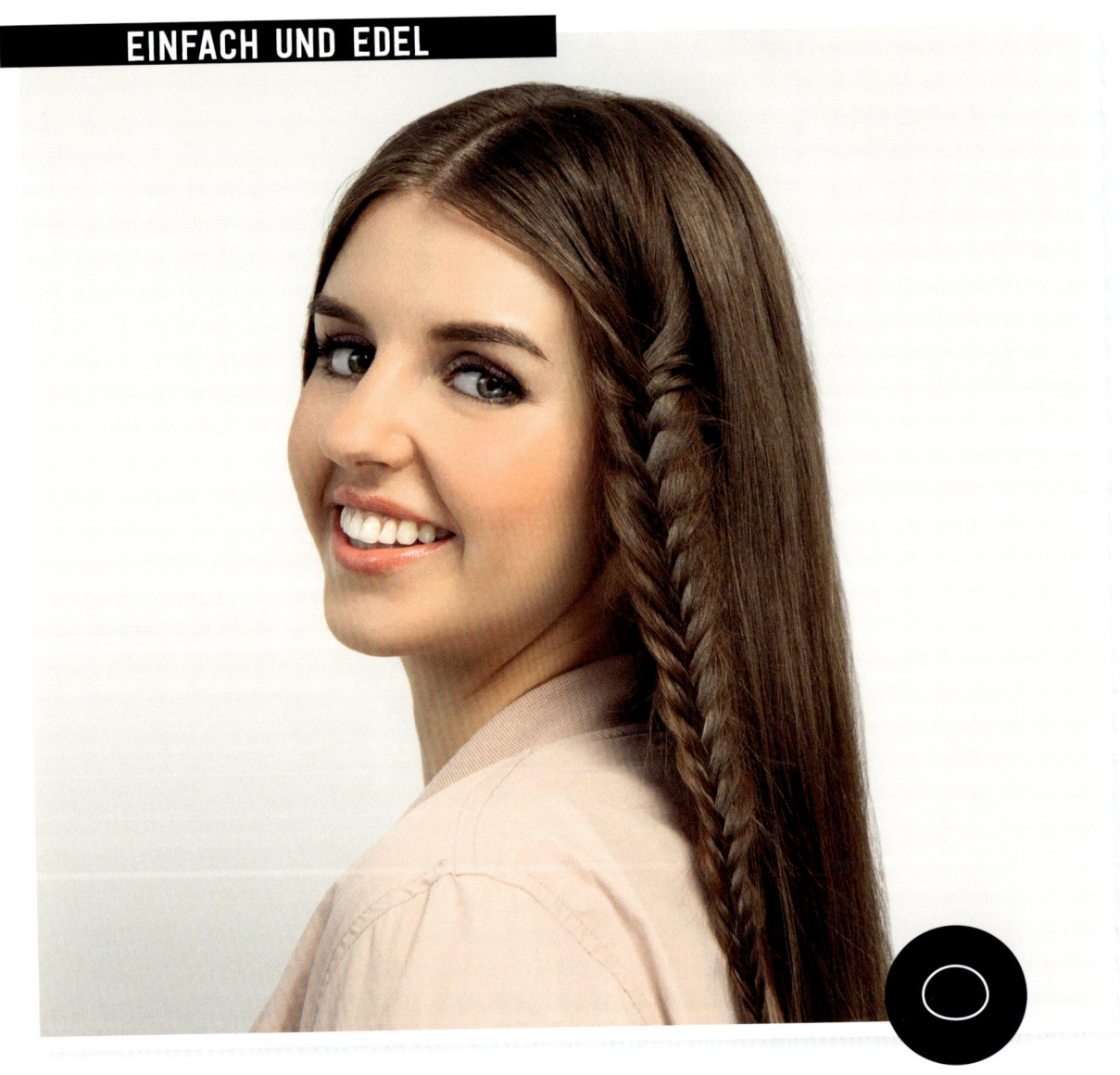

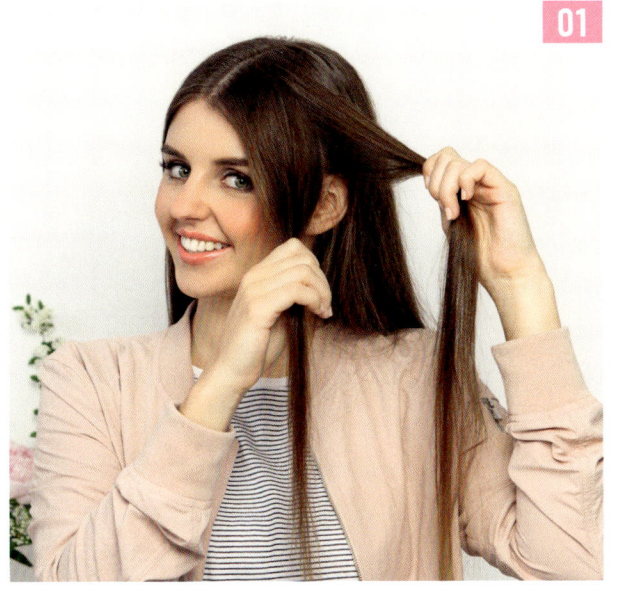

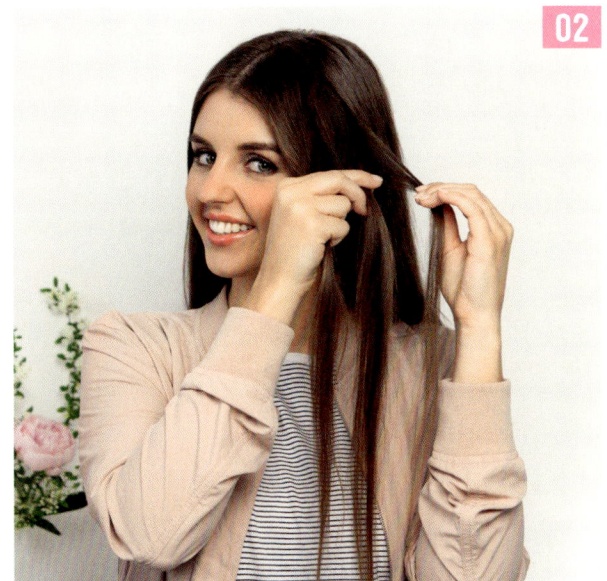

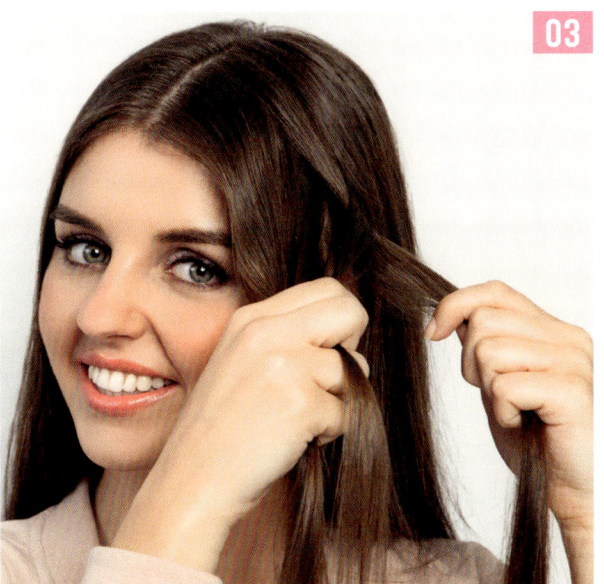

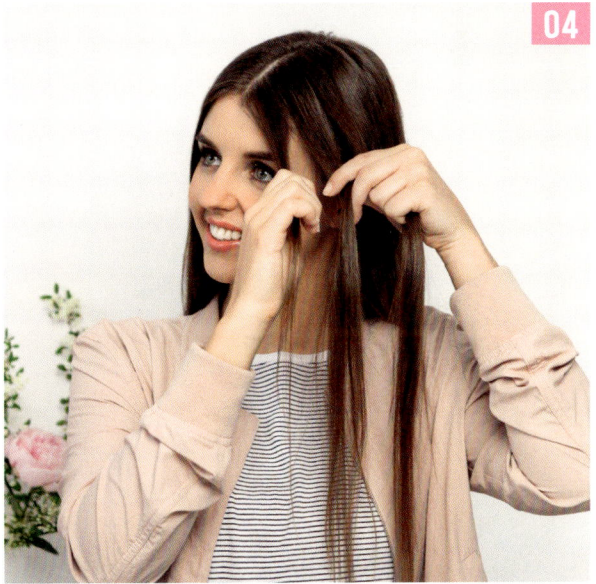

HIER GEHT ES WEITER

1 Nimm die Strähne, die du flechten willst, und unterteile sie in zwei gleich große Strähnen.

2 Nimm eine kleine Strähne von deiner hinteren Hauptsträhne ab.

3 Lege die kleine Strähne von Schritt 2 zu der gegenüberliegenden Strähne und halte sie gut fest.

4 Nimm eine kleine Strähne von deiner vorderen Hauptsträhne ab.

FISCHGRÄTEN-TECHNIK   **49**

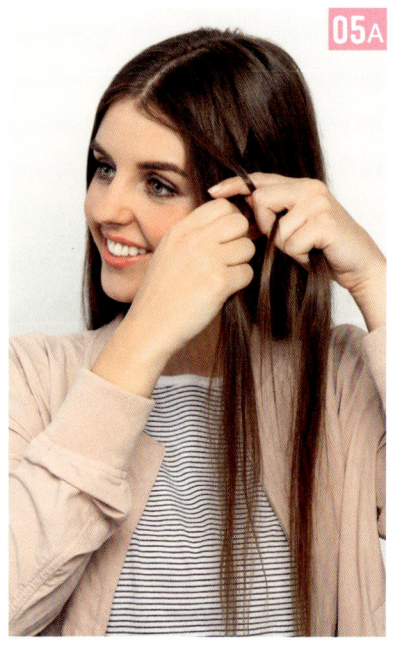

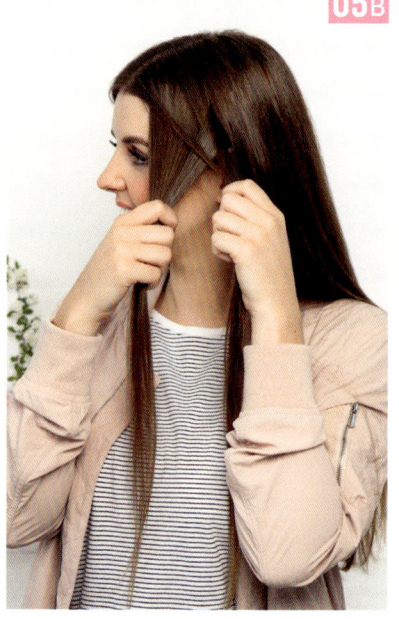

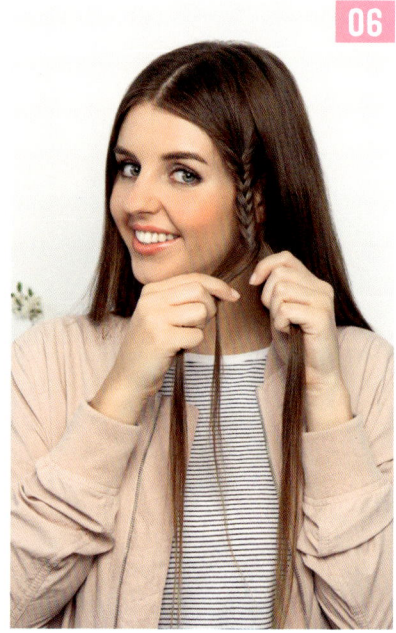

5 Lege die kleine Strähne von Schritt 4 zu der gegenüberliegenden Haarsträhne und halte sie dort gut fest.

6 Wiederhole Schritt 2–5, bis du keine Haare mehr dazunehmen möchtest, und schließe deinen Fischgrätenzopf mit einem kleinen Haargummi.

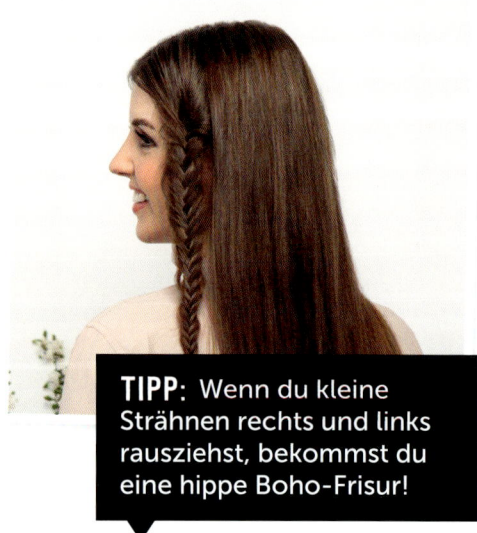

TIPP: Wenn du kleine Strähnen rechts und links rausziehst, bekommst du eine hippe Boho-Frisur!

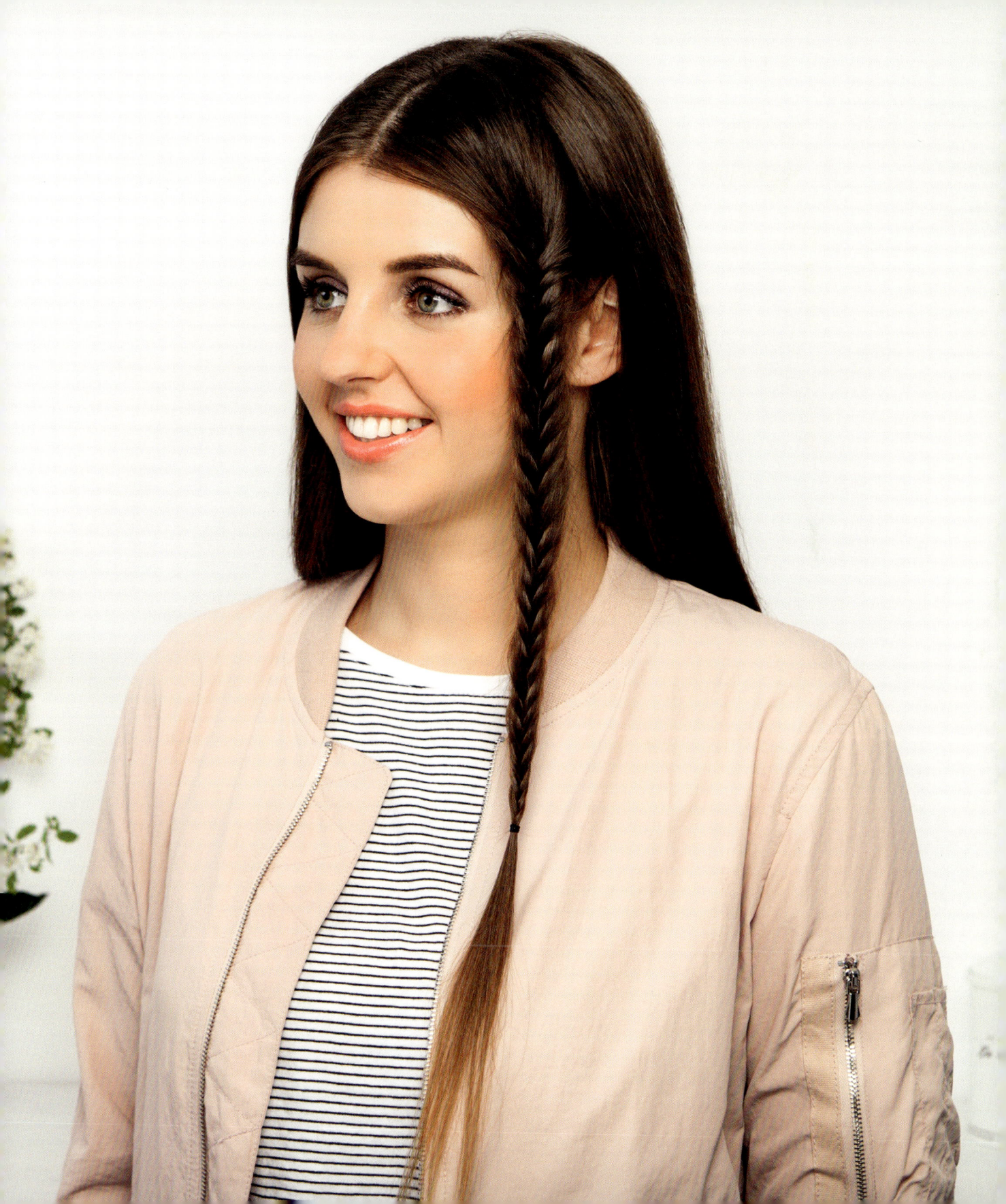

FRANZÖSISCHE
FISCHGRÄTE

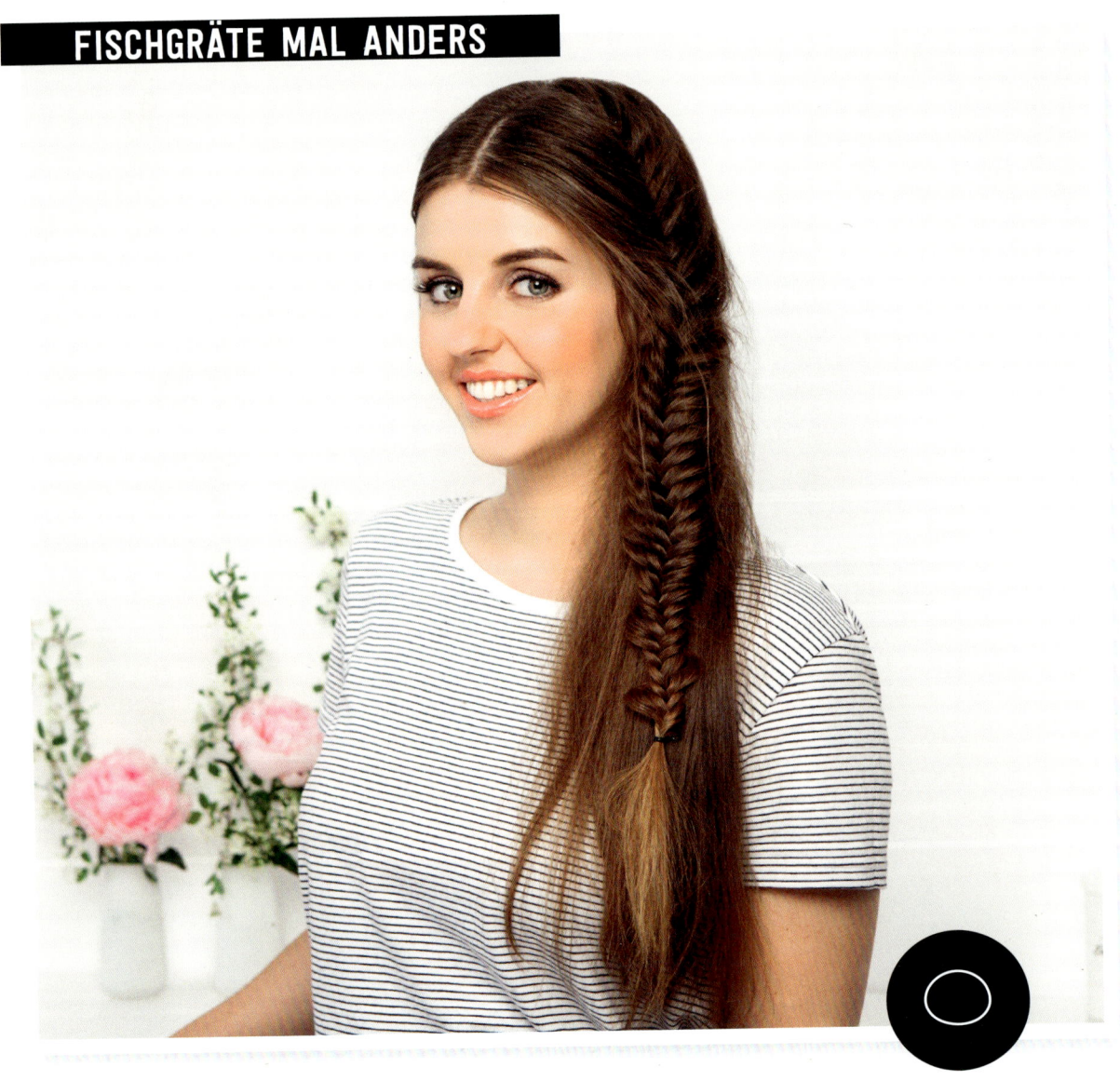

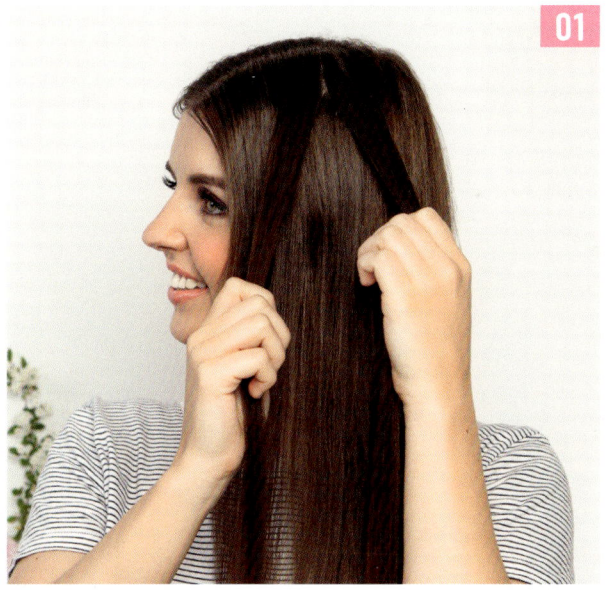

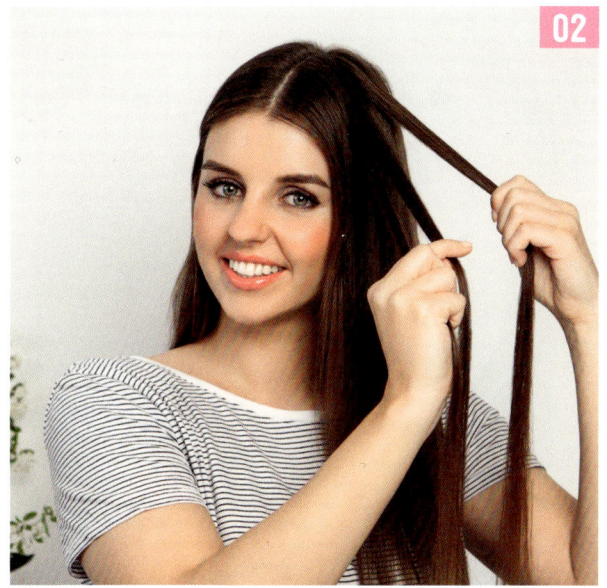

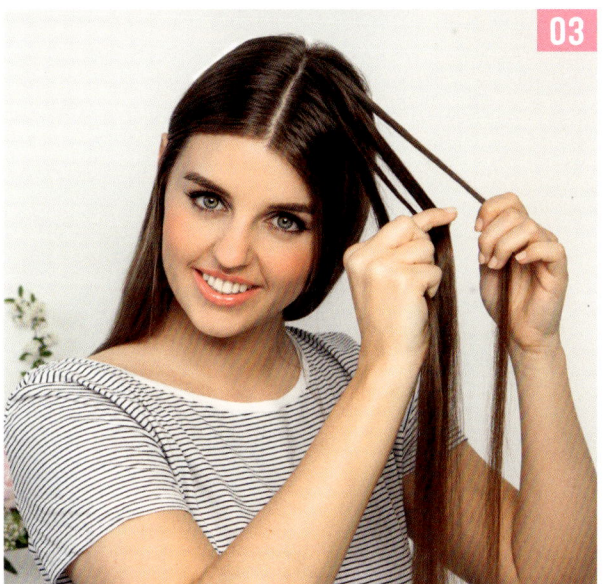

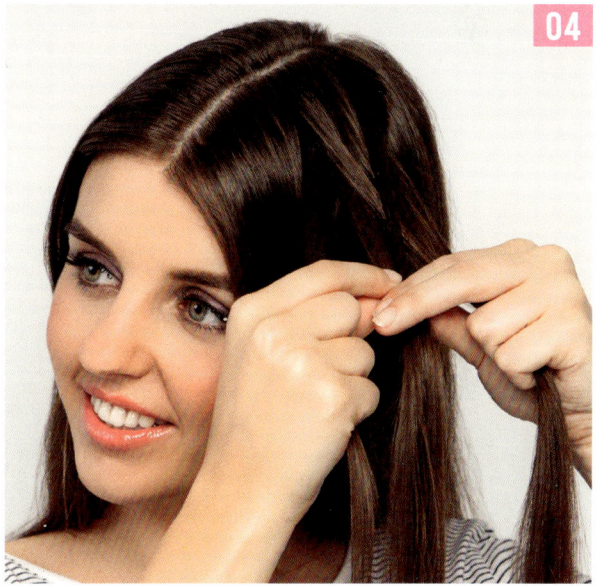

HIER GEHT ES WEITER

1 Nimm die Strähne, die du flechten willst, und unterteile sie in zwei gleich große Strähnen.

2 Nimm eine kleine Strähne von der vorderen Strähne und halte sie fest.

3 Nimm eine kleine Strähne von deinem Haupthaar.

4 Lege die Strähne von Schritt 3 zusammen mit der Strähne von Schritt 2 auf die gegenüberliegende Seite.

FRANZÖSISCHE FISCHGRÄTE **53**

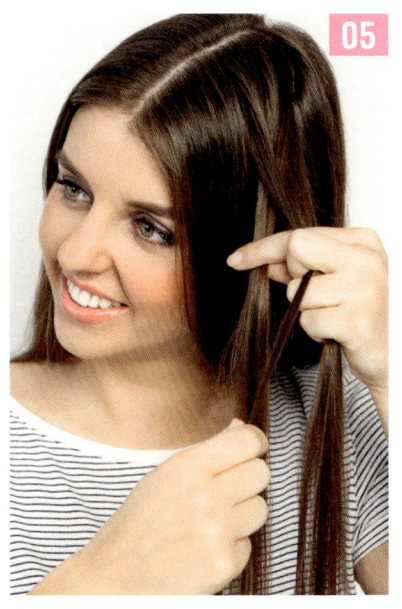
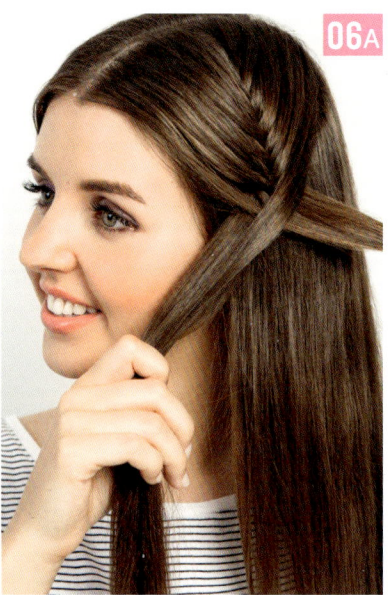
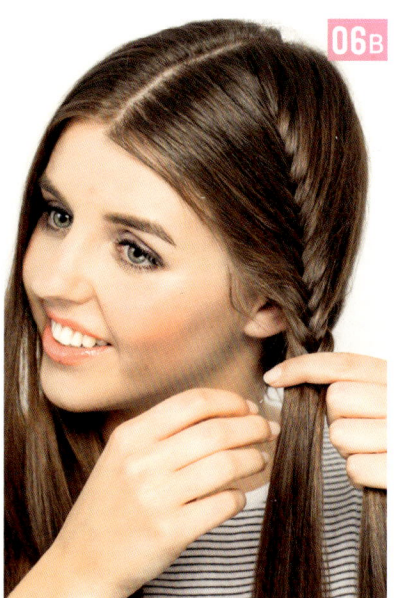

5 Wiederhole diesen Schritt ebenfalls auf der anderen Seite.

6 Wiederhole Schritt 2–5, bis du keine Haare mehr dazunehmen möchtest, und schließe deine französische Fischgräte mit einem kleinen Haargummi.

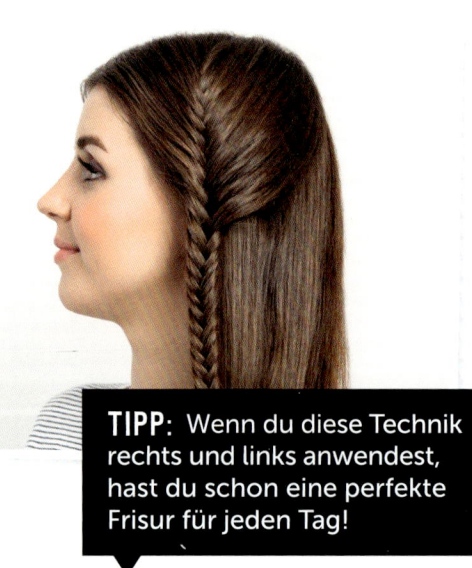

TIPP: Wenn du diese Technik rechts und links anwendest, hast du schon eine perfekte Frisur für jeden Tag!

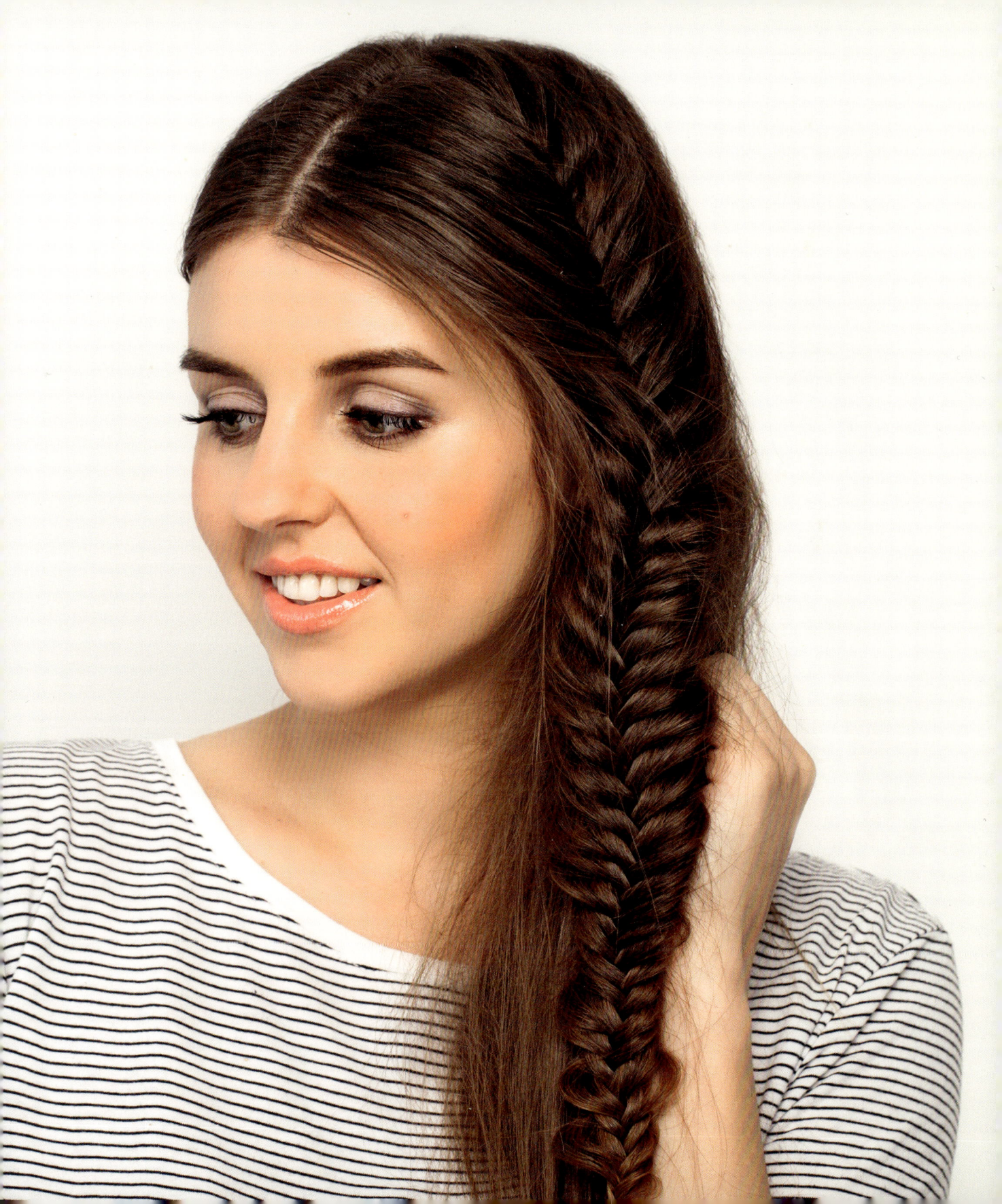

WASSERFALL-
TECHNIK

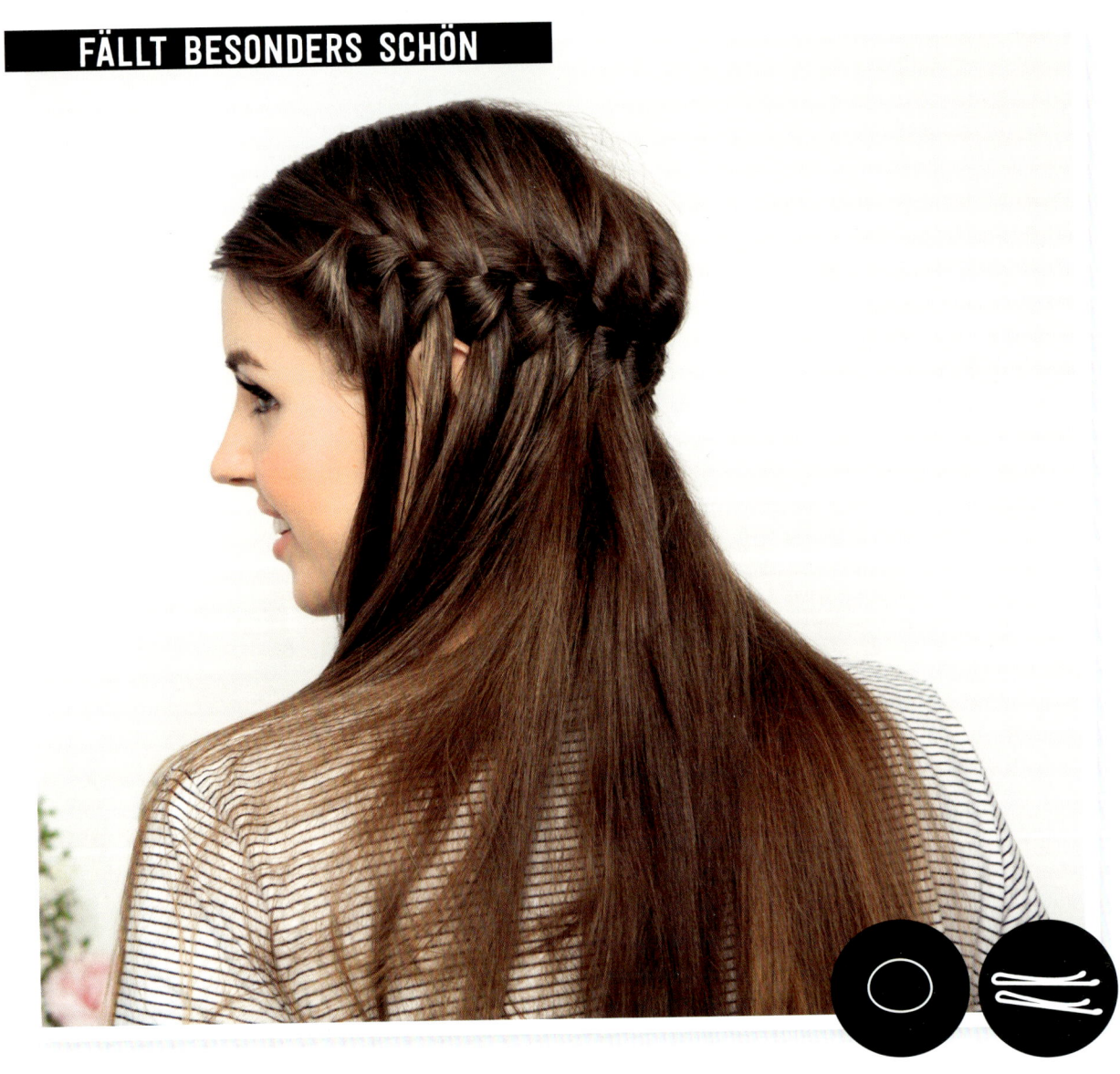

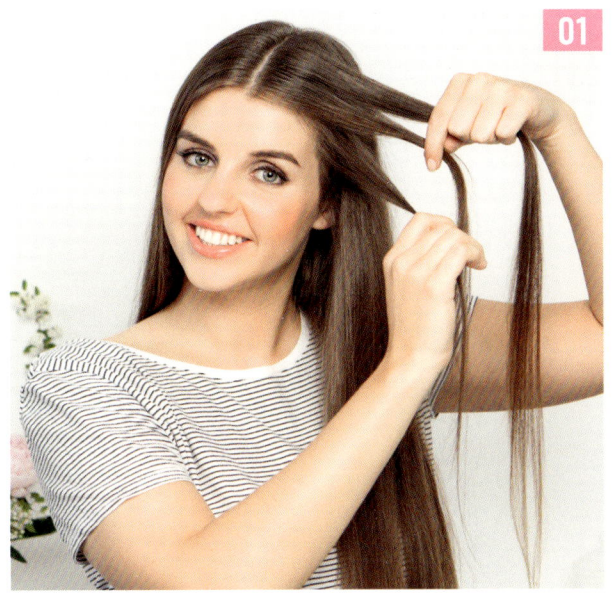

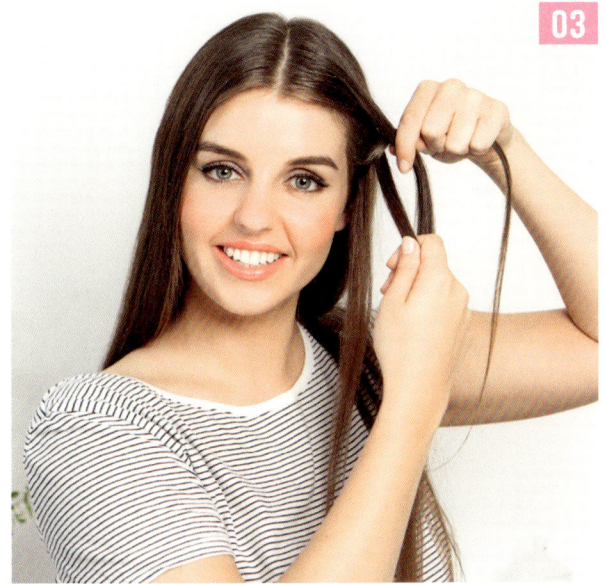

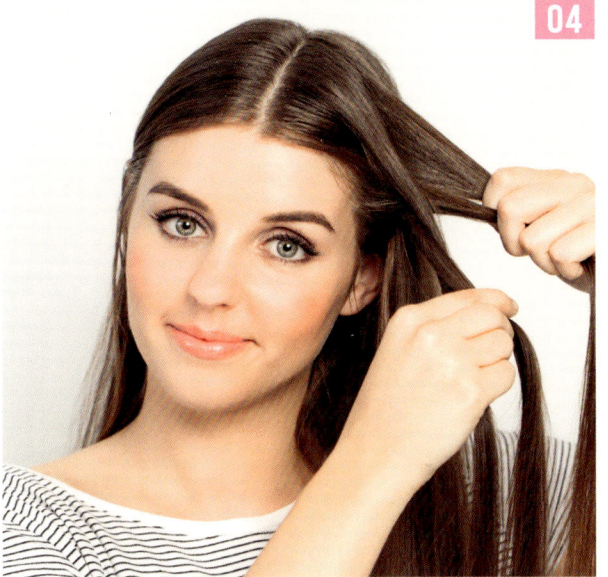

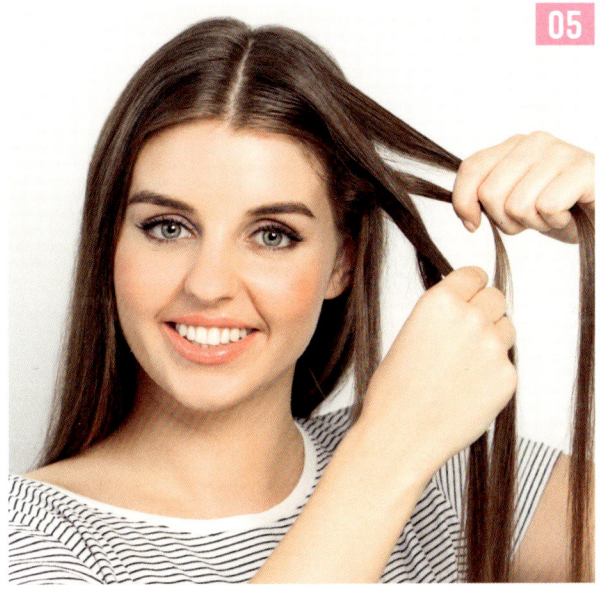

HIER GEHT ES WEITER

1 Nimm die Strähne, die du flechten willst, und unterteile sie in drei gleich große Strähnen.

2 Flechte deine Haare nun in der französischen Technik an.

3 Die untere Strähne wird nun nicht weiter mitgeflochten, sondern fallen gelassen.

4 Nimm eine untere, nebenliegende Strähne auf.

5 Flechte die gerade aufgenommene Strähne ein.

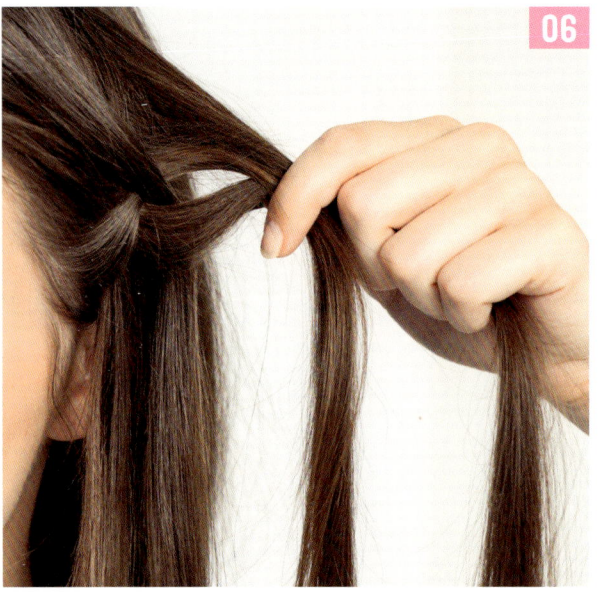

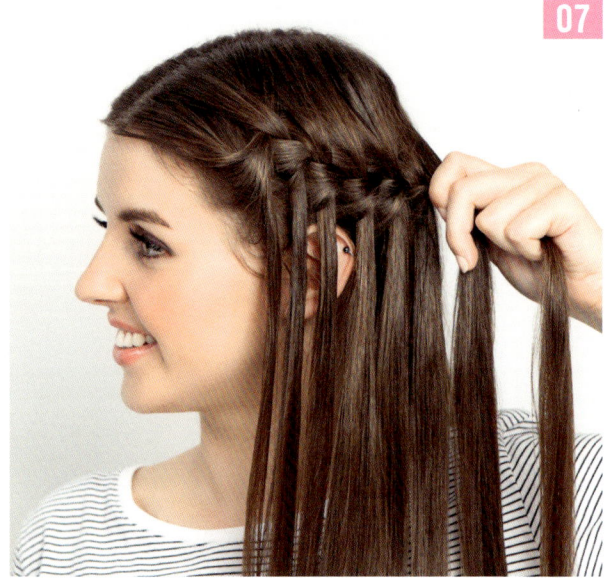

6 Die oberen Strähnen werden wie gewohnt in der französischen Technik eingeflochten.

7 Wiederhole Schritt 3–6, bis du keine Haare mehr dazunehmen möchtest, und schließe deinen Wasserfallzopf mit einem kleinen Haargummi. Wenn du magst, kannst du ihn, wie ich hier im Bild, um deinen Kopf herumführen und mit einer Klammer befestigen.

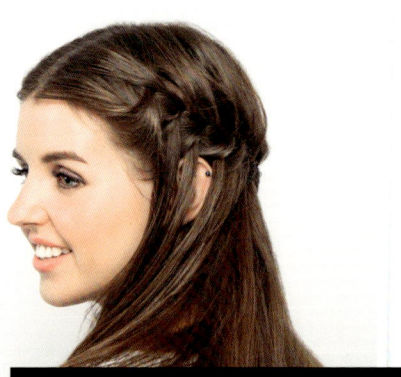

TIPP: Wenn du die Längen und Spitzen mit einem Seasalt-Spray bearbeitest, kriegst du eine tolle Beachfrisur!

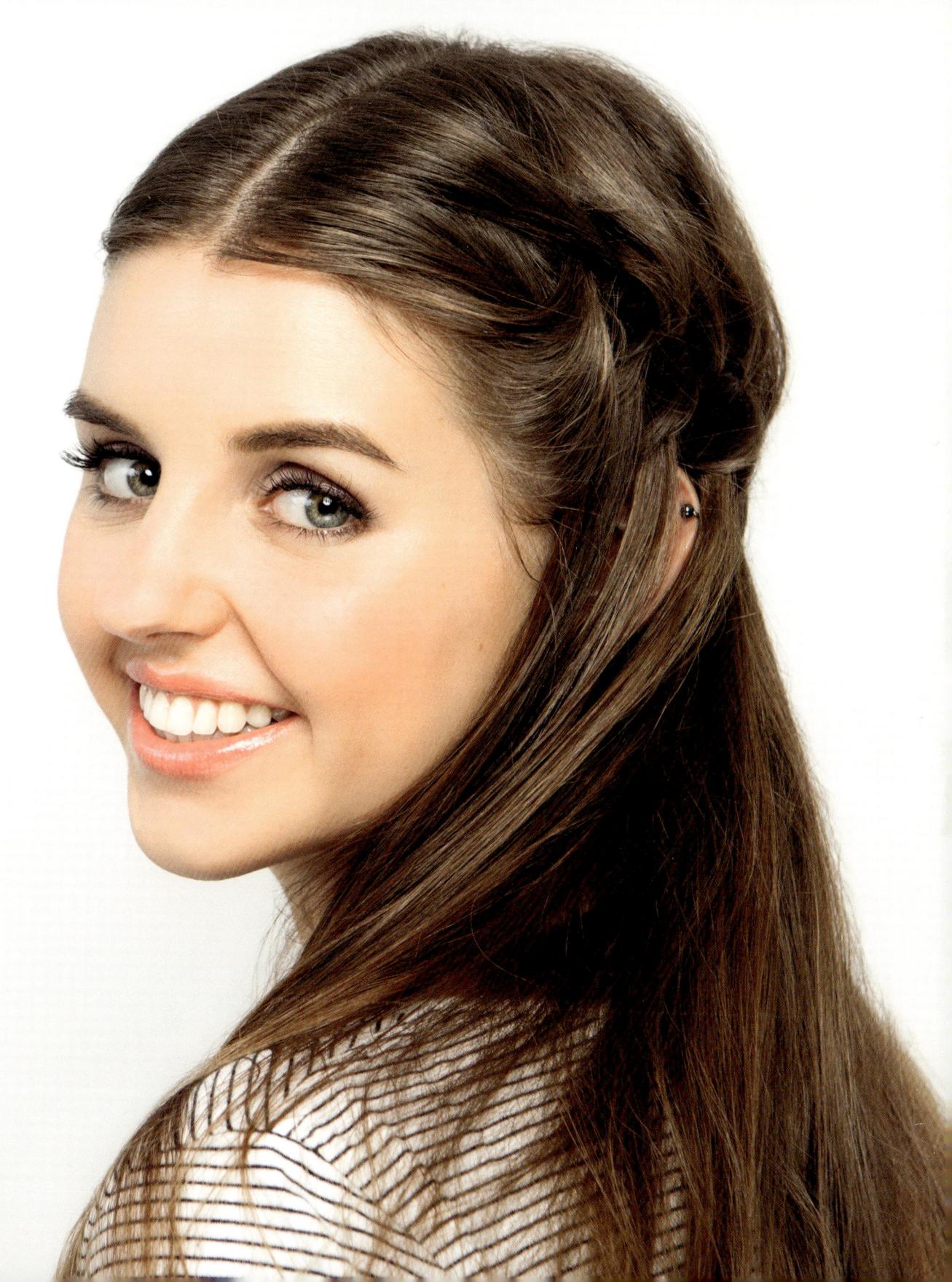

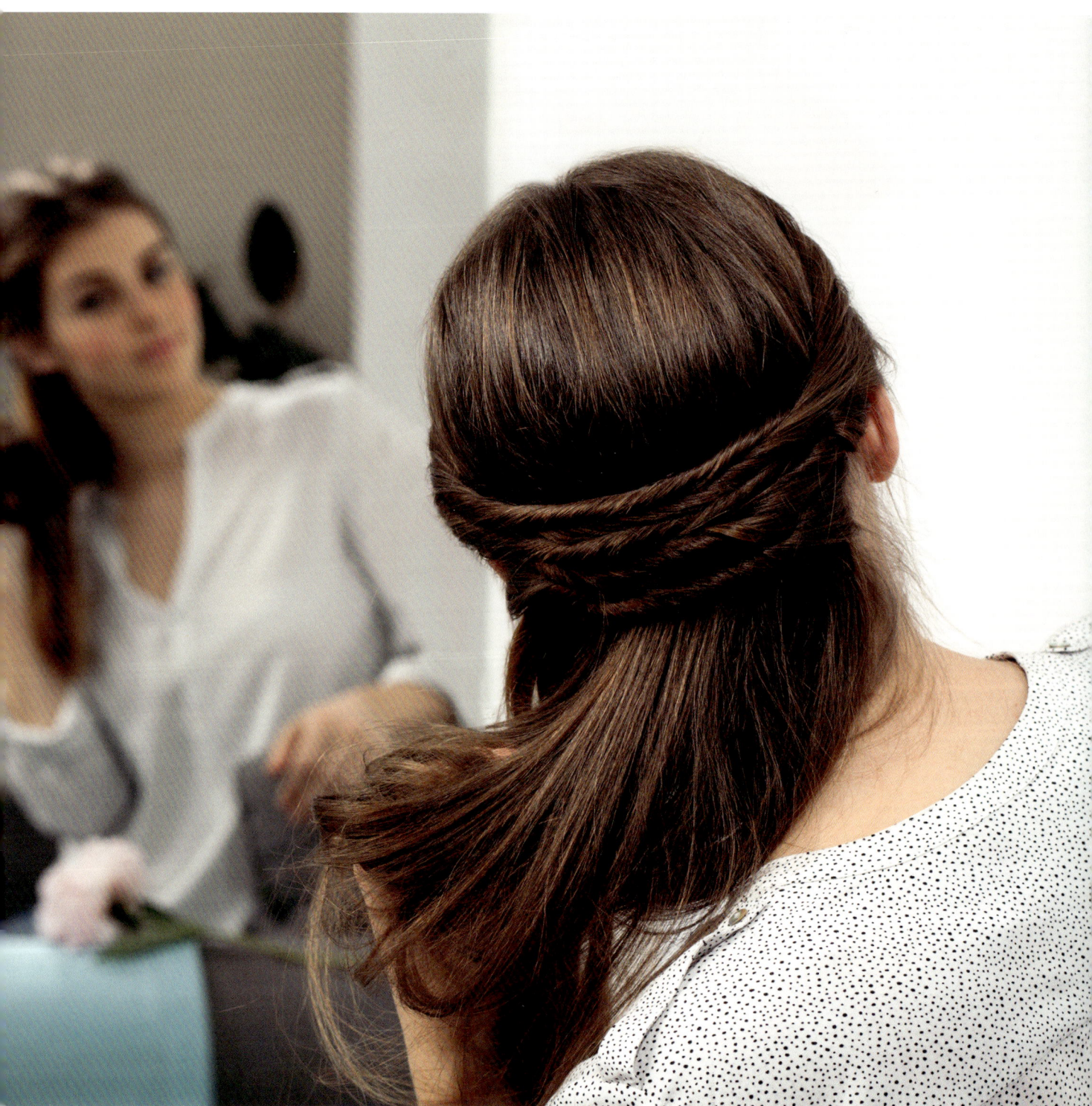

ALLTAGSFRISUREN
SCHNELL & EASY

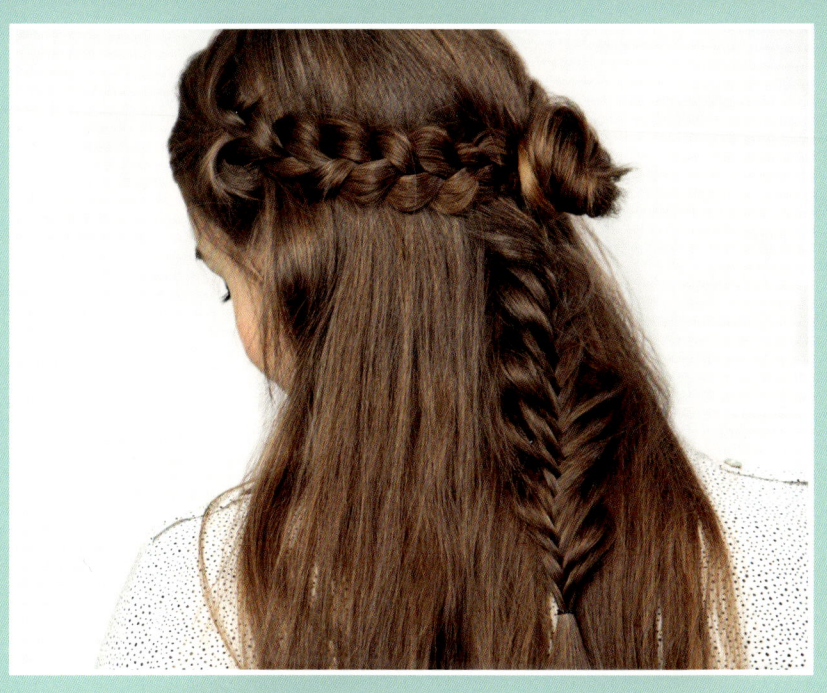

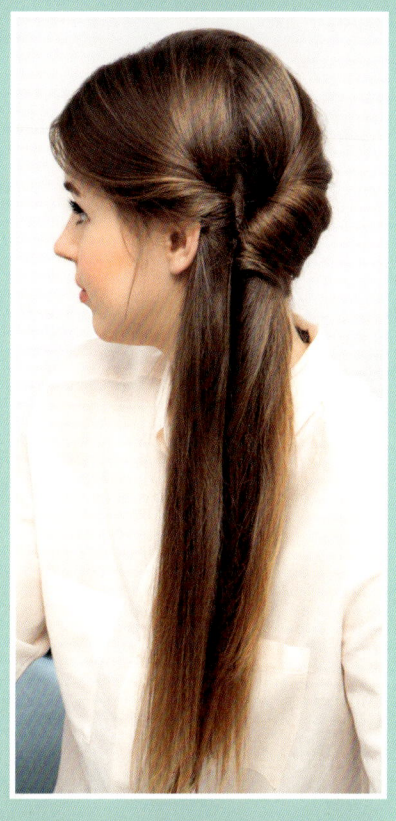

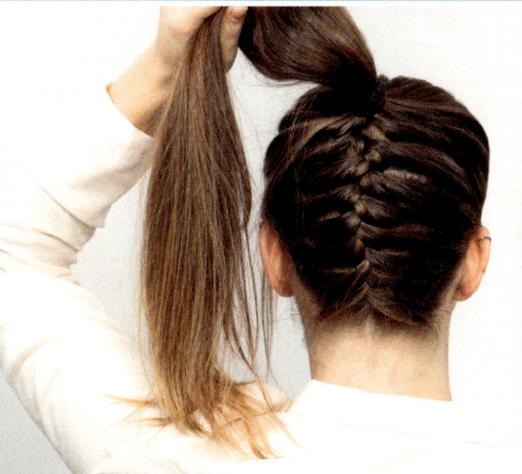

HIER ZEIGE ICH EUCH VIELE VERSCHIEDENE EIN-FACHE FRISUREN, DIE IHR GUT IN DER SCHULE, DER UNI, ARBEIT ODER IN DER FREIZEIT TRAGEN KÖNNT. ES WERDEN EUCH AUCH DIE FLECHTTECHNIKEN AUS DEM VORIGEN KAPITEL BEGEGNEN.

KNOTEN-
FRISUR

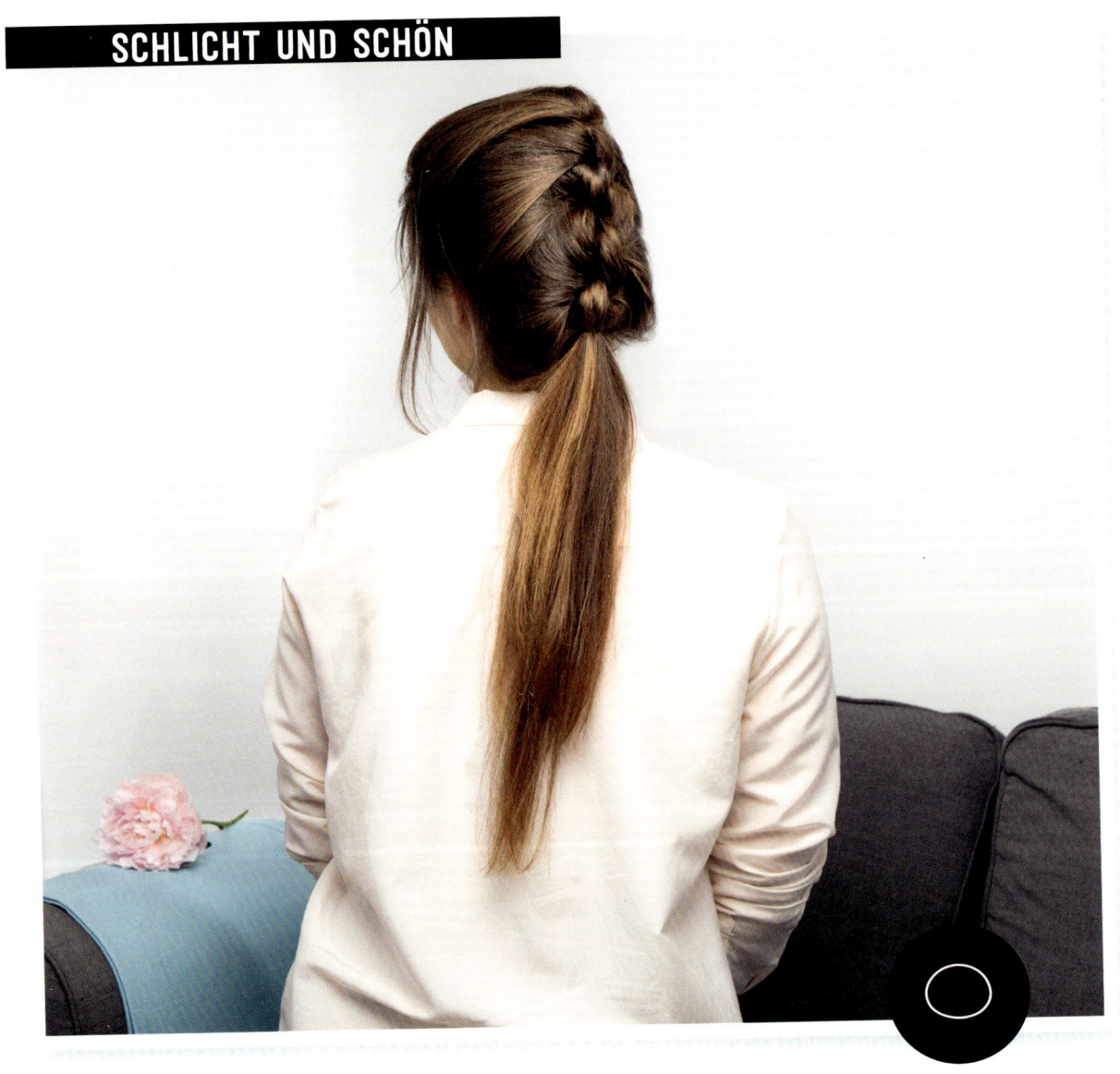

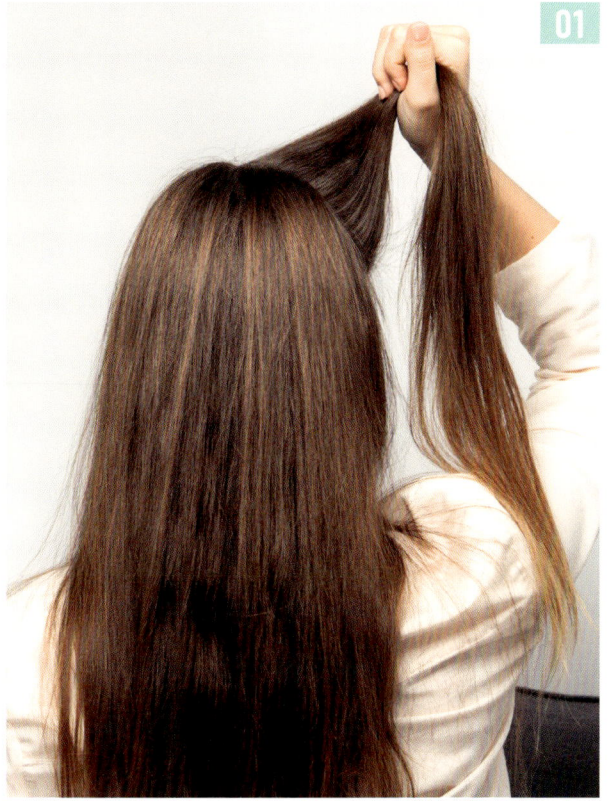

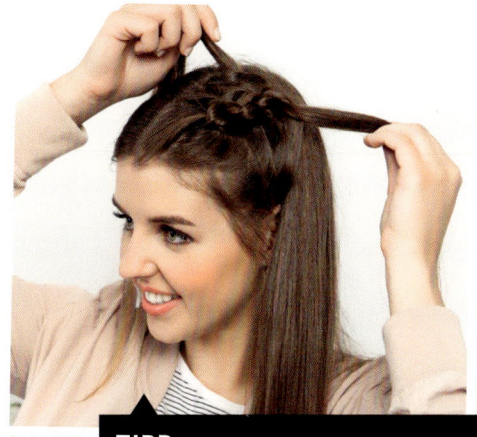

TIPP: Die genaue Technik findest du im Basic-Teil unter Knoten-Technik (Seite 44).

1 Unterteile dir vom Deckhaar zwei gleich große Strähnen.

2 Forme aus diesen beiden Strähnen nun einen Knoten am Hinterkopf.

3 Nimm dir links und rechts jeweils kleine Strähnen vom Deckhaar dazu und forme zusammen mit den in Schritt 1 abgeteilten Strähnen wieder einen Knoten. Das tust du so lange, bis all deine Haare geknotet sind. Dann schließt du deinen Knotenzopf im Nacken mit einem kleinen Haargummi.

VERSTECKTER
BAUERNZOPF

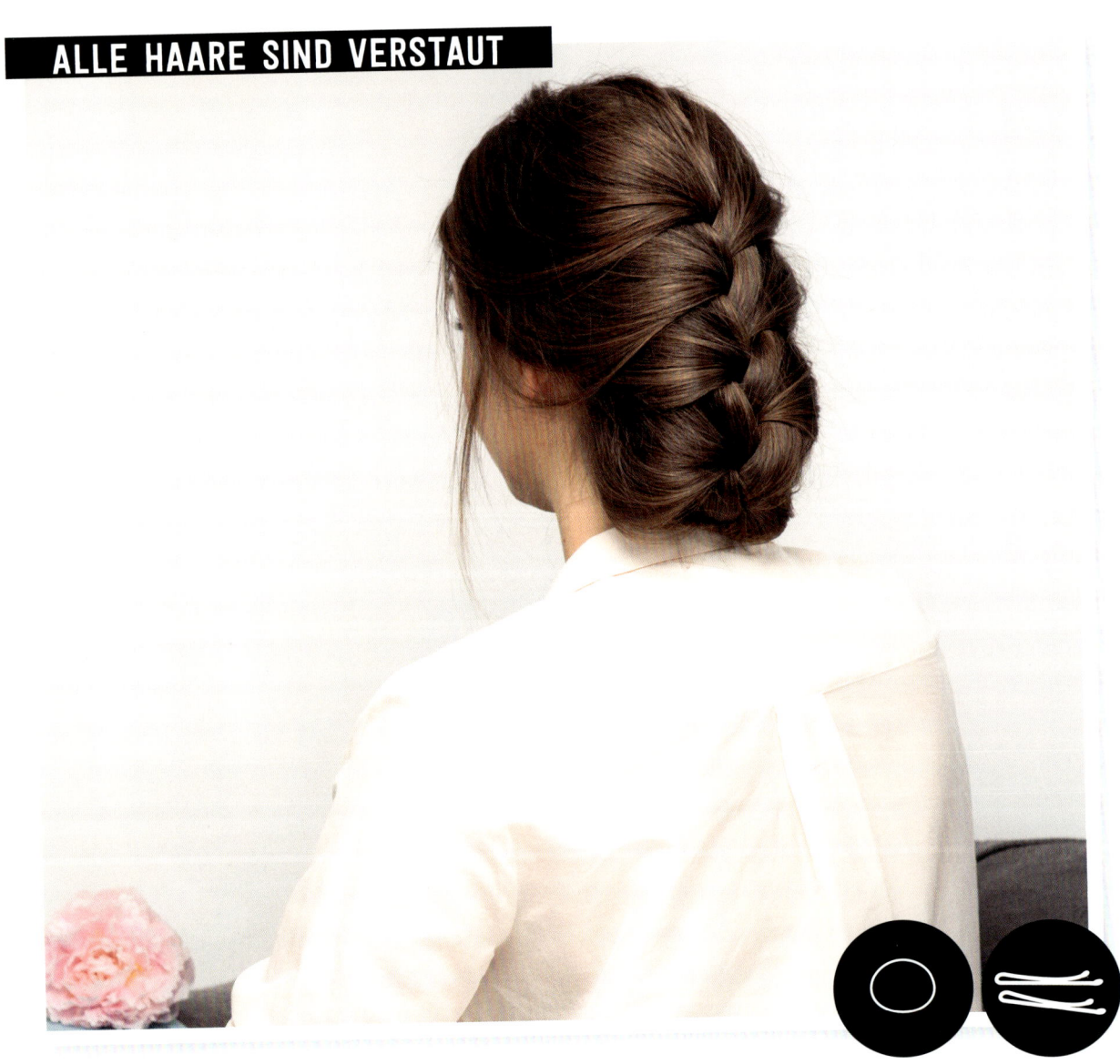

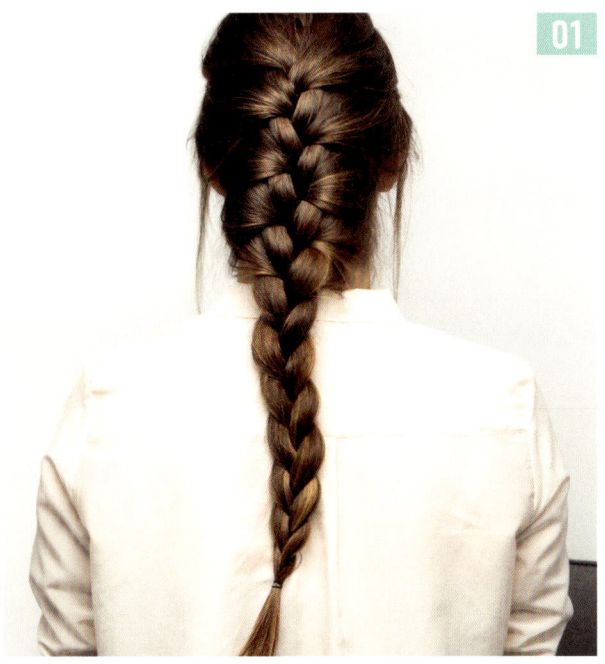

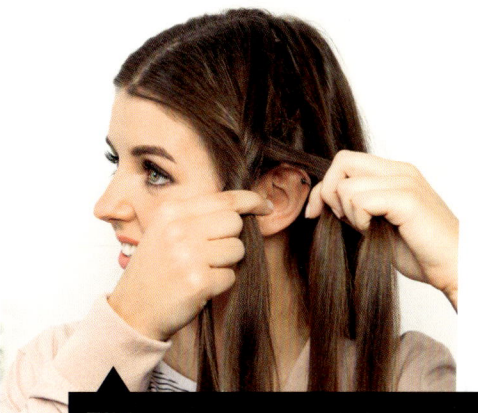

TIPP: Die genaue Anleitung dafür findest du im Basic-Teil unter Französische Technik (Seite 40).

TIPP: Setze zwei Haarklammern über Kreuz für einen besseren Halt.

1 Flechte dir am Hinterkopf mit deinem ganzen Haar einen französischen Zopf.

2 Fixiere den geflochtenen Zopf mit einem dünnen Haargummi am Ende und lockere die Strähnen etwas auf.

3 Drehe das Ende deines Zopf ein und lasse es in deinem Nacken verschwinden. Fixiere das Ende mit dem Haargummi mit Haarklammern an deinem Hinterkopf.

HAARBAND-
FRISUR

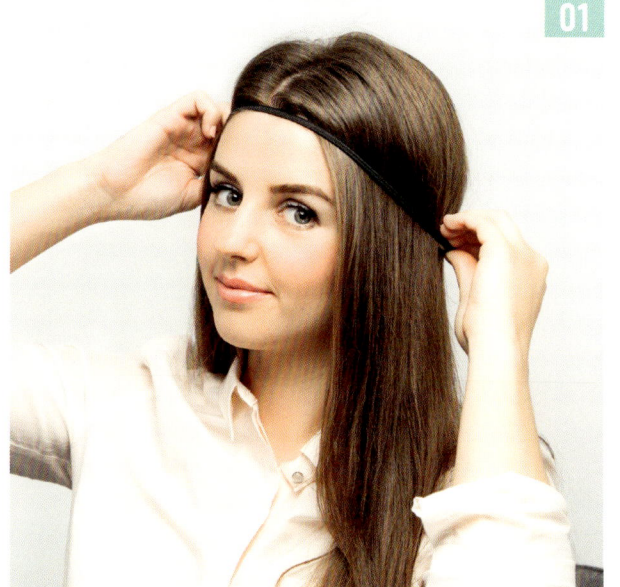

01

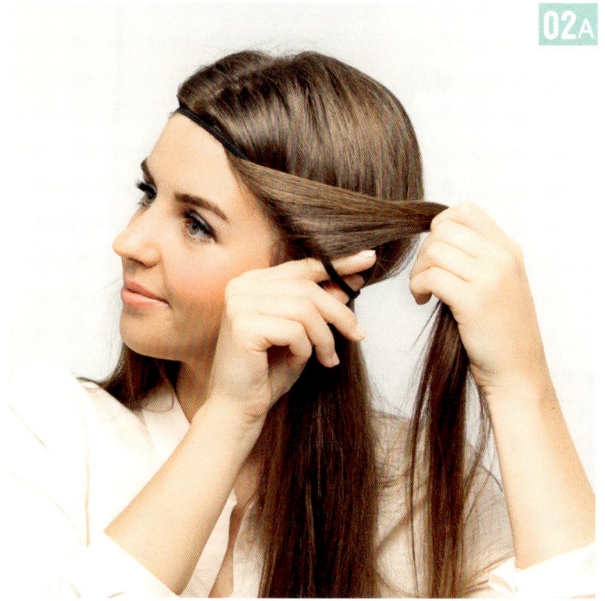

02A

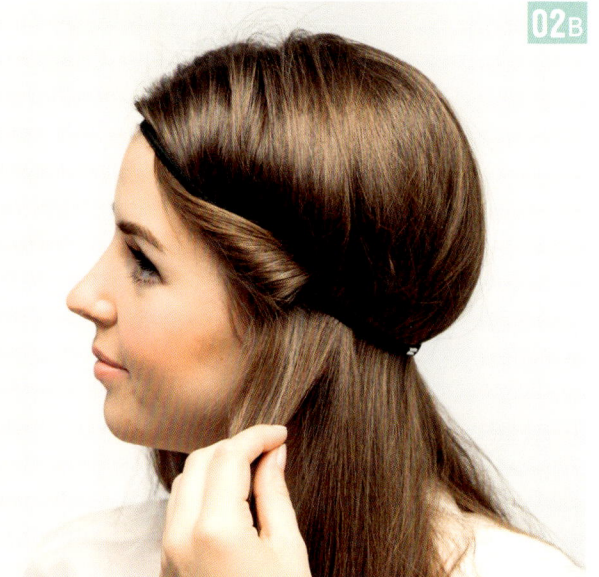

02B

TIPP: Falls dein Haarband nicht richtig hält, fixiere es einfach mit Haarklammern.

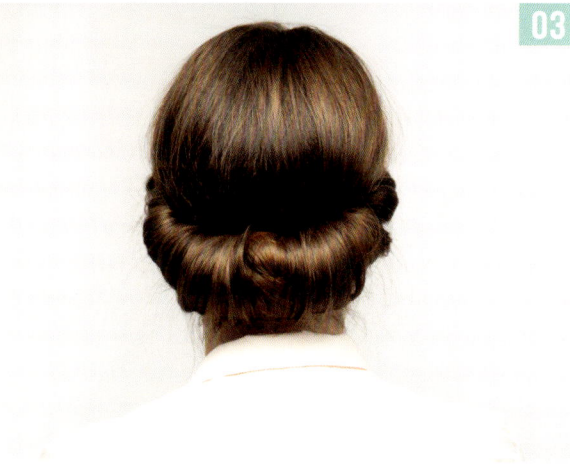

03

1 Platziere dein Haarband um deinen Kopf so, dass es gut hält und nicht weh tut.

2 Beginne kleine Strähnen um das Haarband zu legen.

3 Wenn vorne alle Haare um das Haarband gedreht sind, drehst du die hintere Partie so ein, dass keine Strähne mehr rausguckt. Fertig ist deine Frisur!

KORDEL-
FRISUR

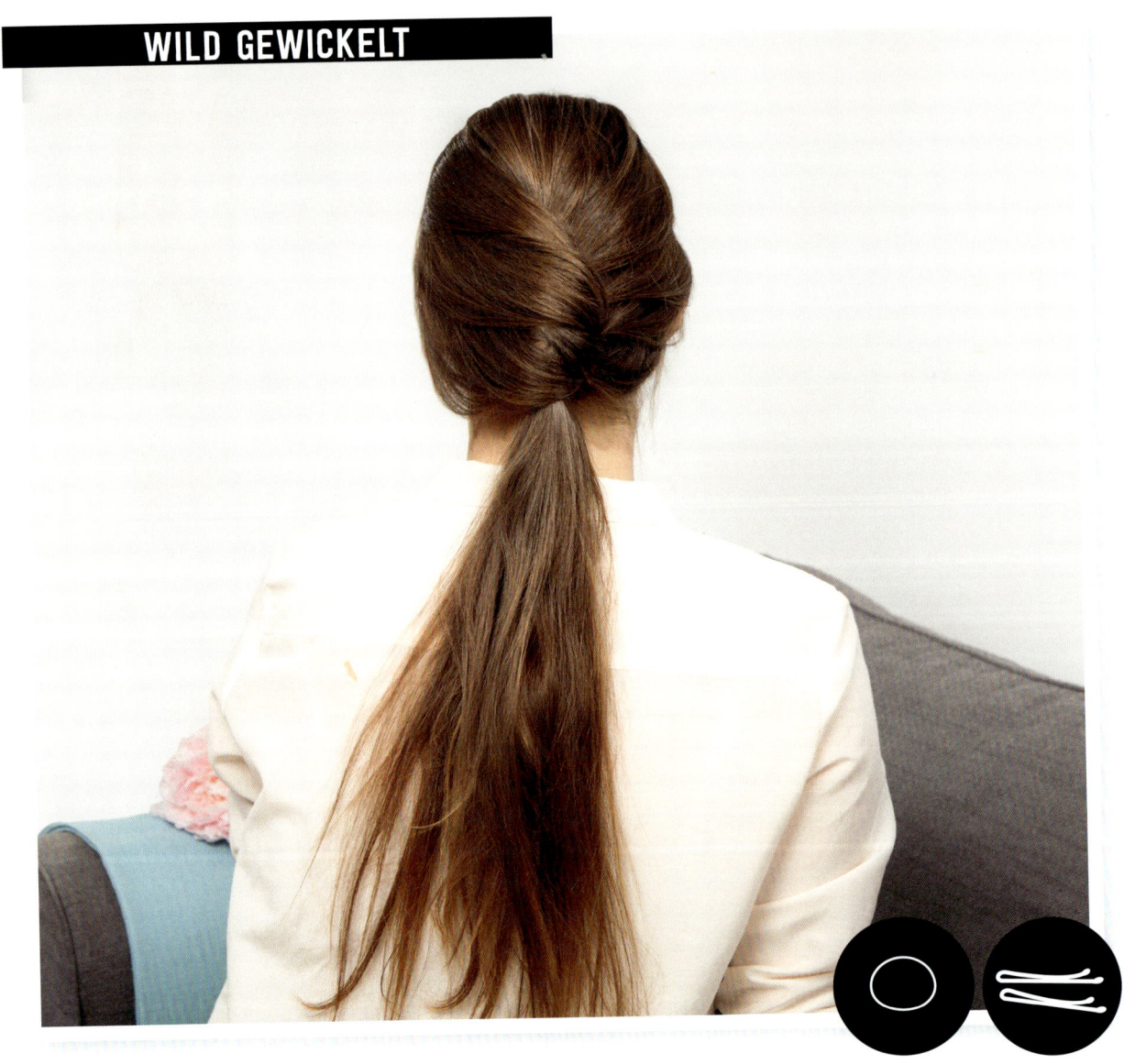

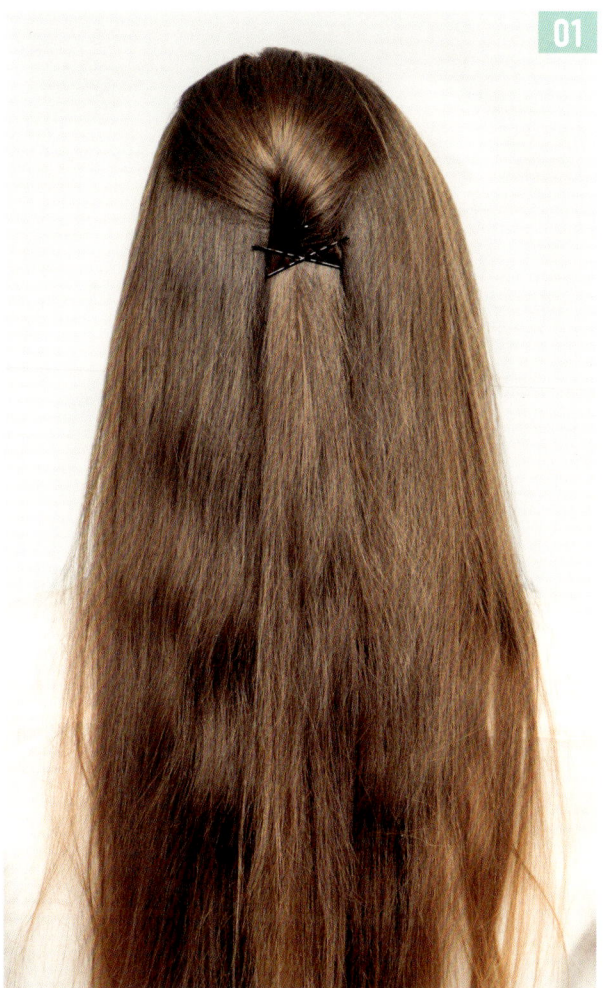

TIPP: Setze zwei Haarklammern über Kreuz für einen besseren Halt.

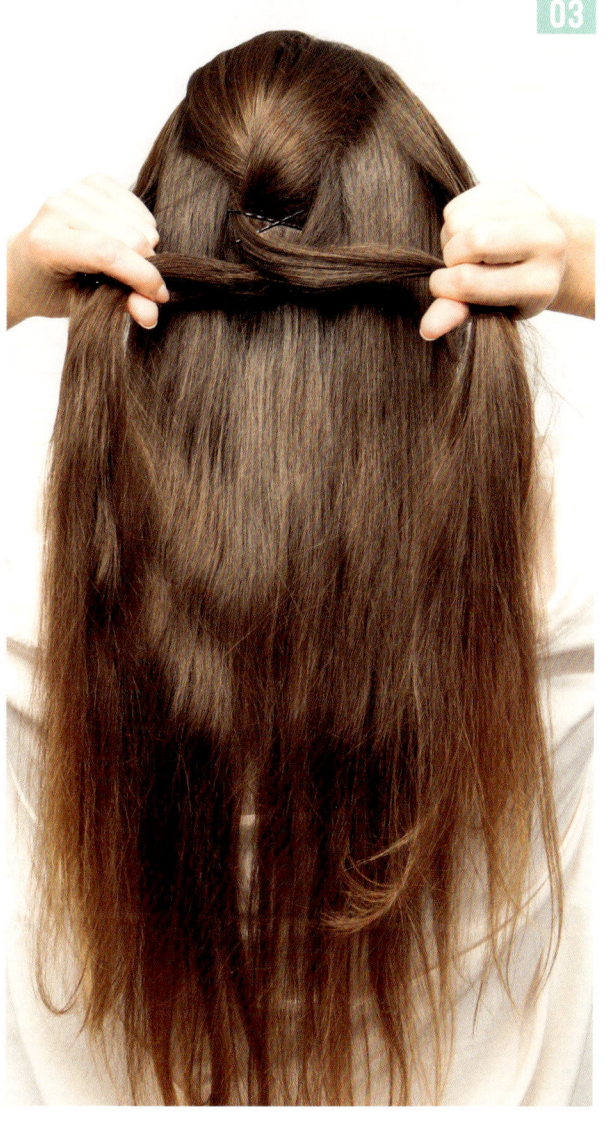

1 Nimm eine Partie vom hinteren Deckhaar zusammen und fixiere diese mit Haarklammern.

2 Unterteile das zusammengesteckte Deckhaar in zwei gleich große Strähnen und lege die linke in der Mitte über die rechte Strähne.

3 Nimm von rechts und links weitere zwei Strähnen vom Haupthaar zu den Strähnen aus Schritt 2 dazu und lege die zwei linken Strähnen in der Mitte über die zwei rechten.

4 Wenn du am Nacken angekommen bist, fixiere deine Haare mit einem Haargummi und lockere die Strähnen etwas auf.

EINGEDREHTER
DOPPELZOPF

TOLLER EFFEKT GANZ SCHNELL

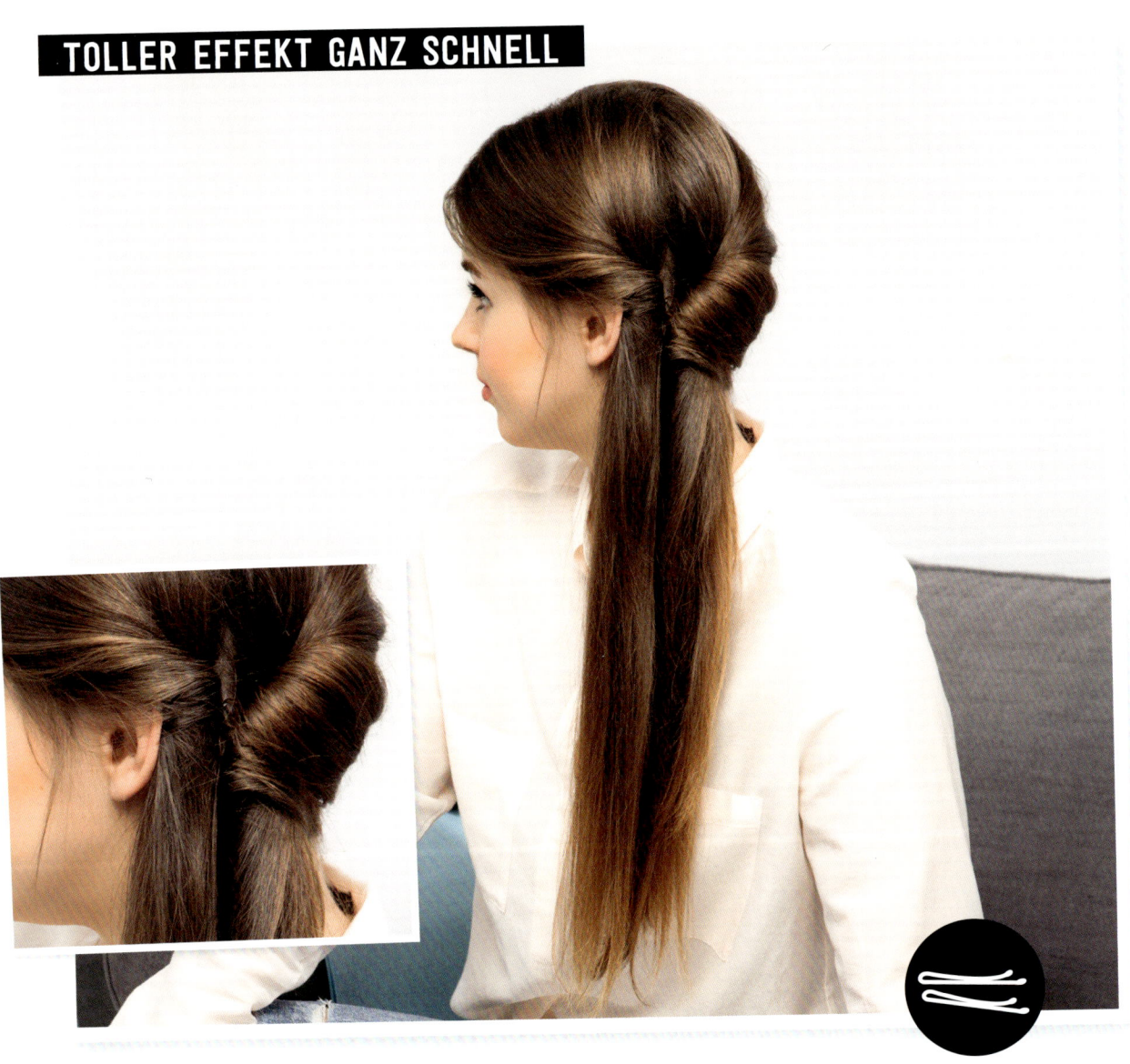

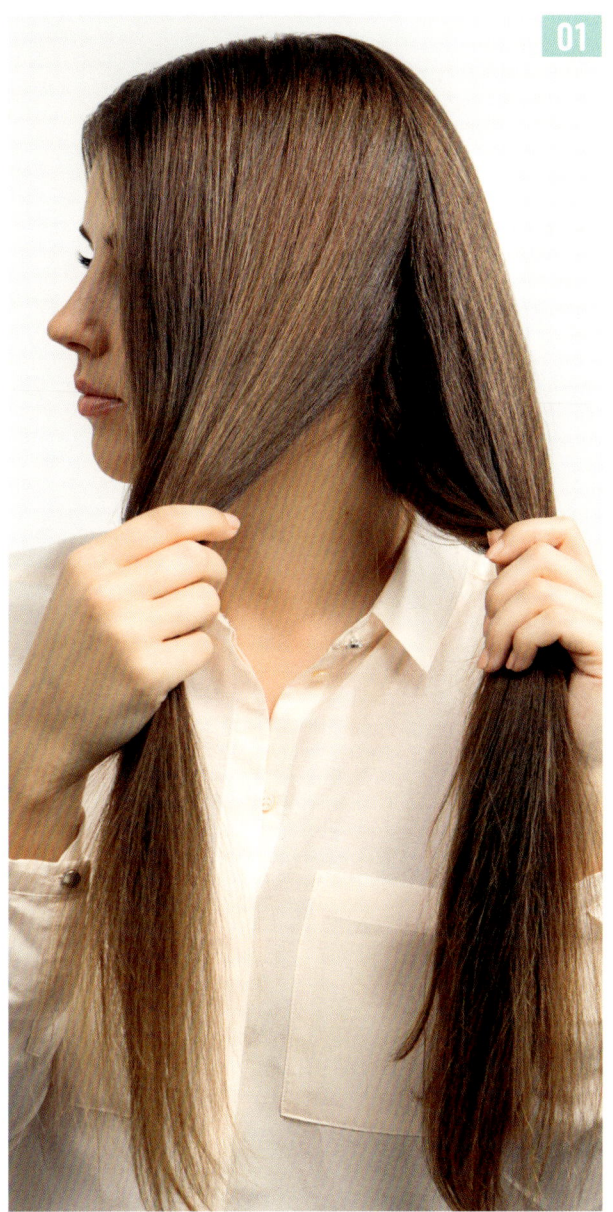

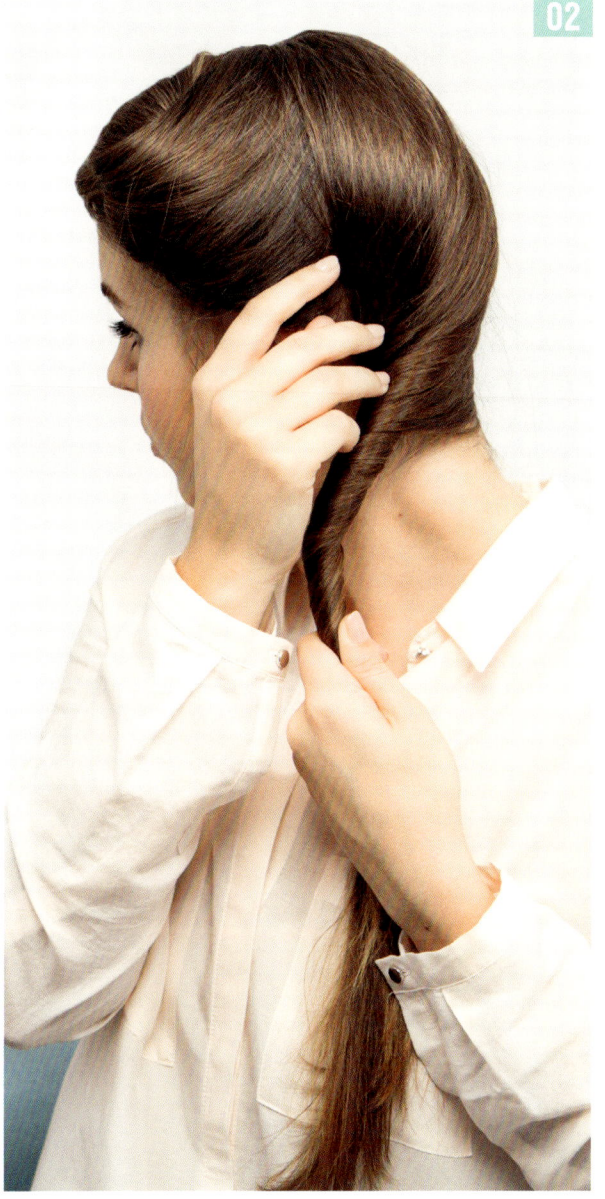

1 Unterteile dein ganzes Haar in zwei gleich große Strähnen und lege sie seitlich zur Schulter.

2 Beginne nun, die erste Strähne in Richtung der zweiten Strähne einzudrehen. Fixiere dann das Gedrehte mit Haarklammern.

3 Wiederhole Schritt 2 mit der anderen Strähne und fixiere diese ebenfalls mit Haarklammern. Versuche hierbei so dicht an die erste Strähne zu kommen wie möglich.

ÜBER-KOPF-
FLECHTUNG

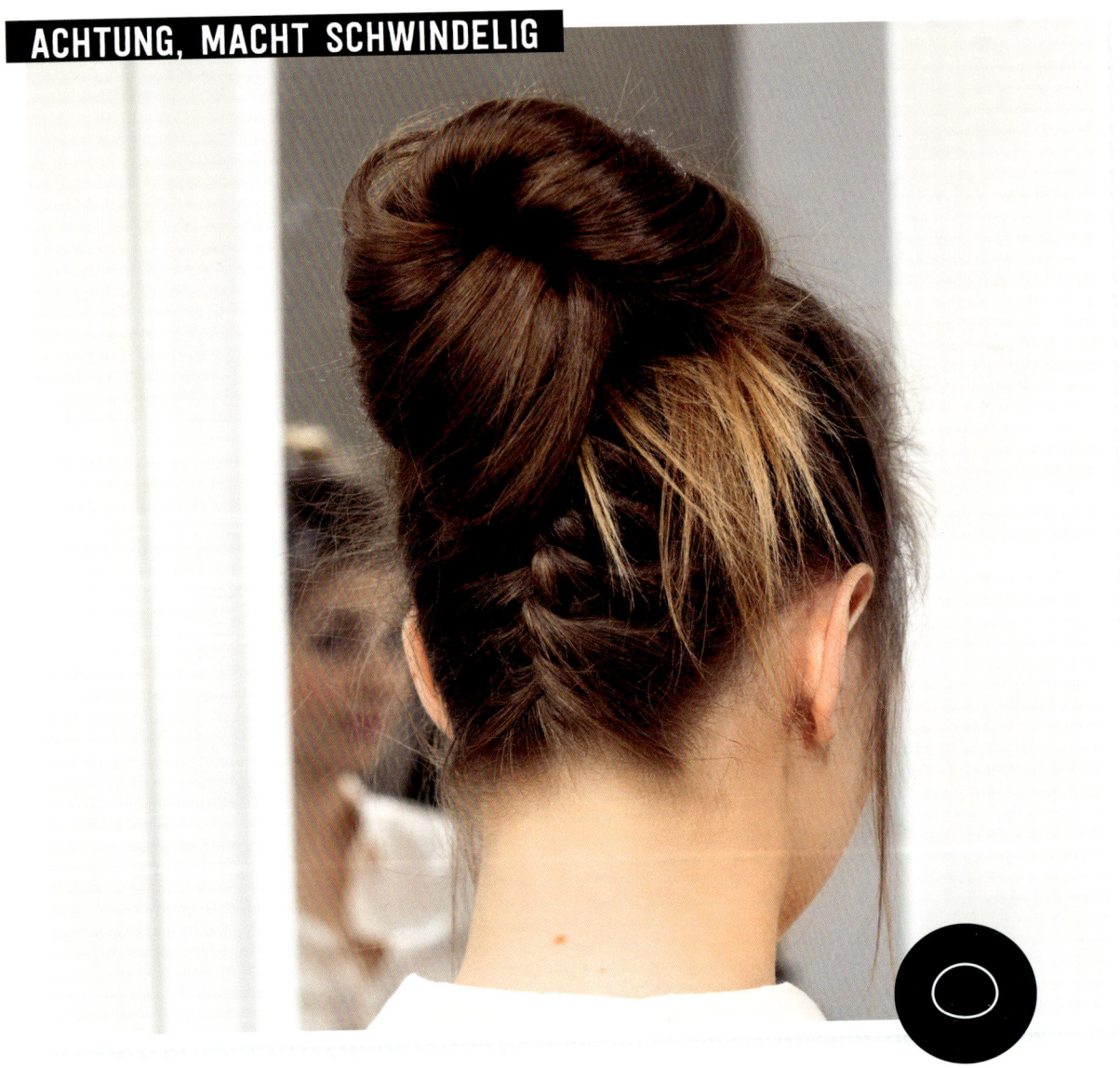

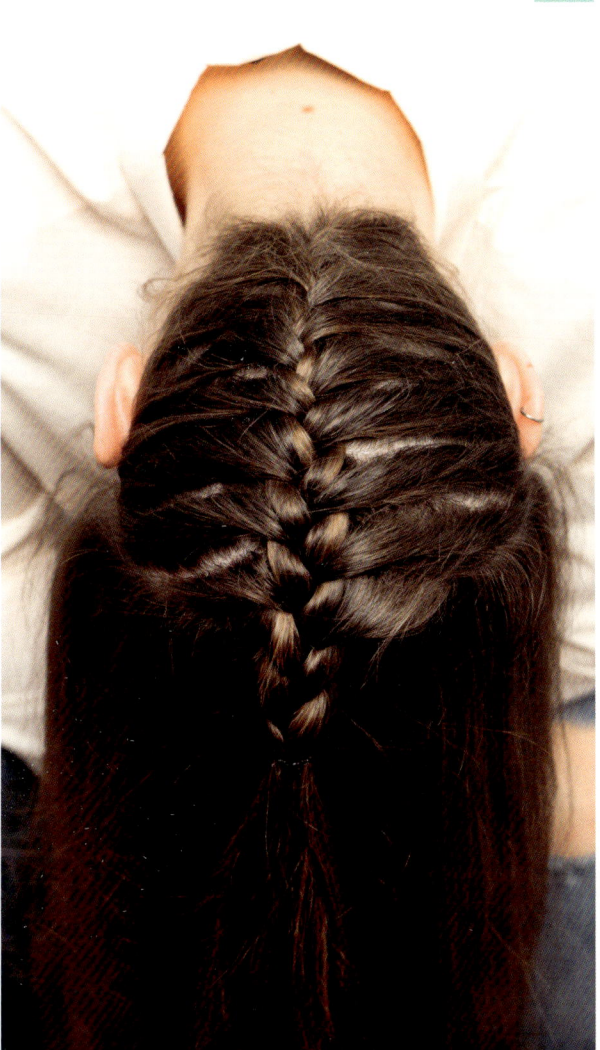

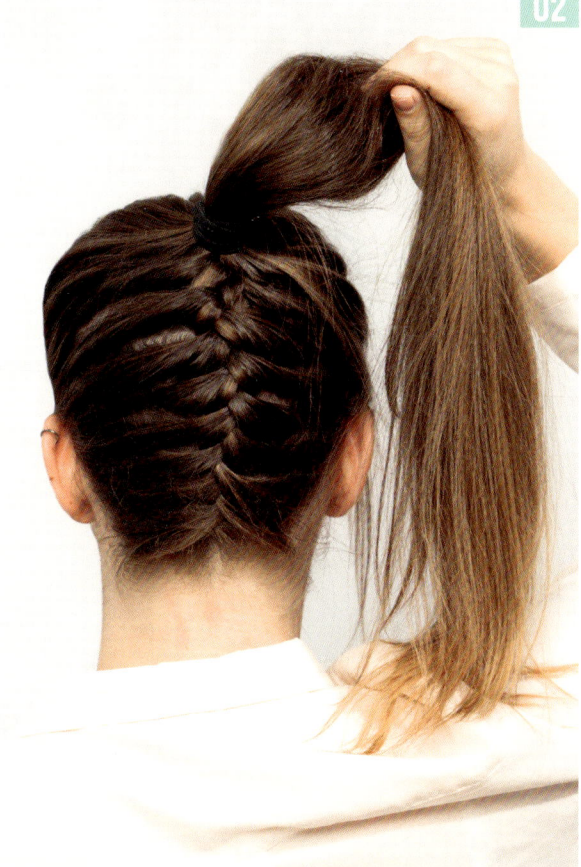

TIPP: Die Frisur ist perfekt für die kleinen Babyhaare im Nacken, die sonst aus dem Zopfgummi fallen würden. So halten sie super und ein einfacher Zopf oder Dutt wird zum Highlight!

1 Beuge den Kopf nach vorne. Trenne im Nacken eine Strähne ab und flechte sie mit der französischen Technik in Richtung Oberkopf.

2 Flechte bis dahin, wo der spätere Zopf oder Dutt (wie du magst) sitzen soll, und binde die geflochtene Strähne dann mit deinem restlichen Haar mit einem Haargummi zusammen.

3 Ich habe mich hier für einen großen undone Dutt entschieden, du kannst dir natürlich auch einen normalen Pferdeschwanz binden oder die Haare zum Zopf binden und ihn dann noch flechten.

EINGEDREHTER
KRANZ

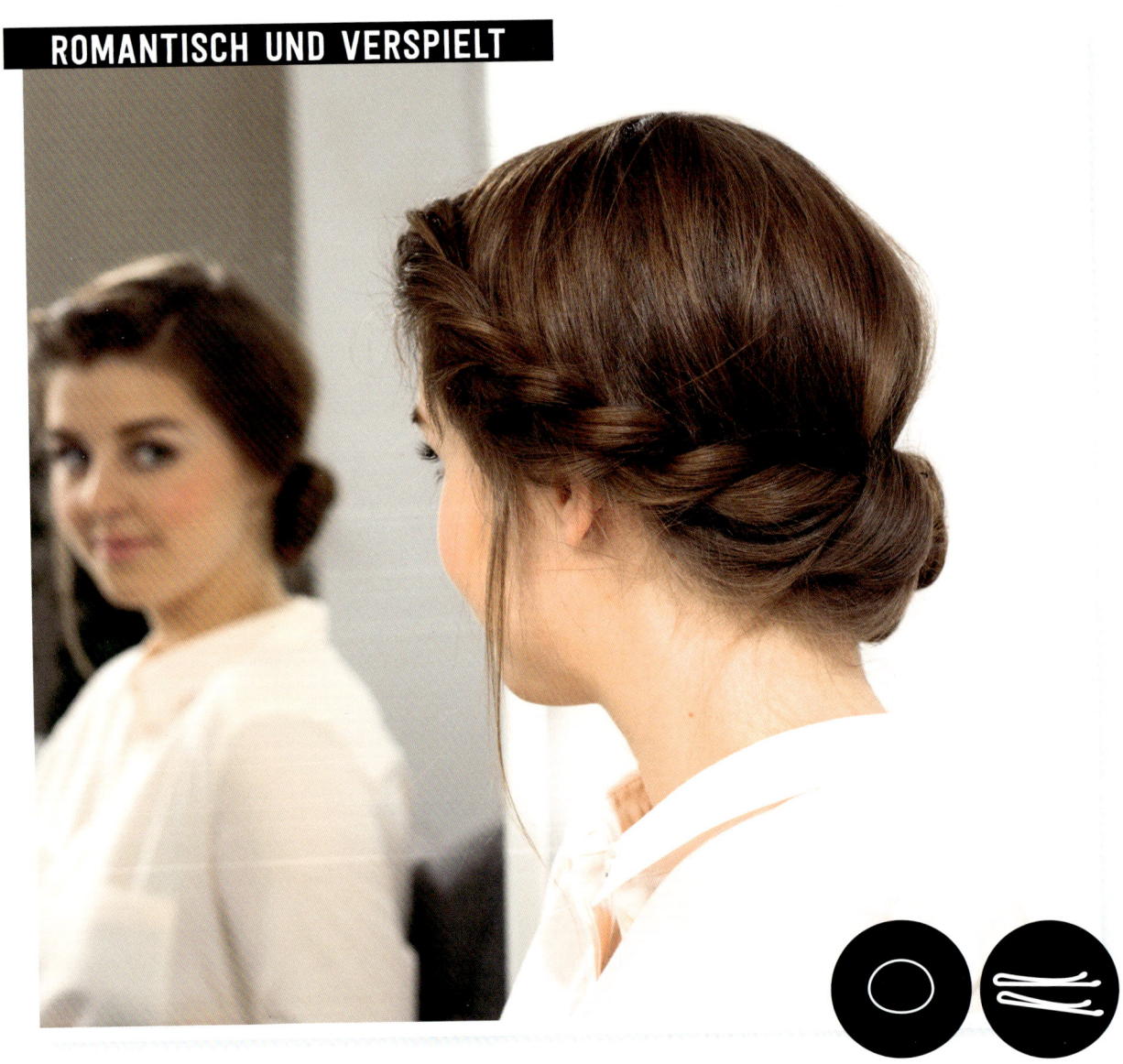

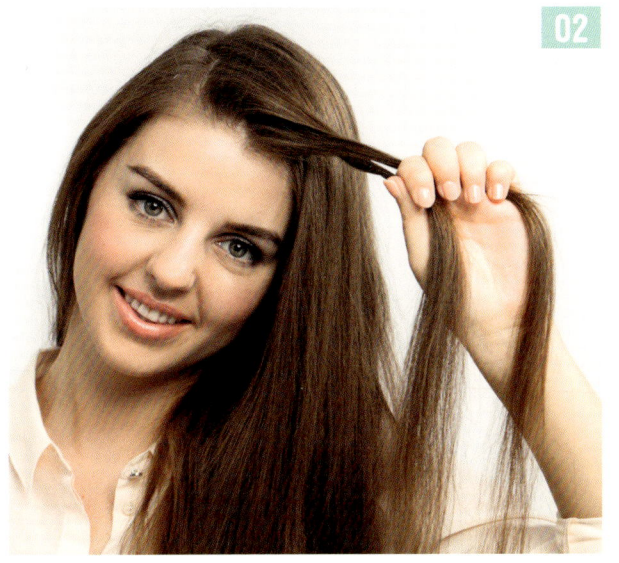

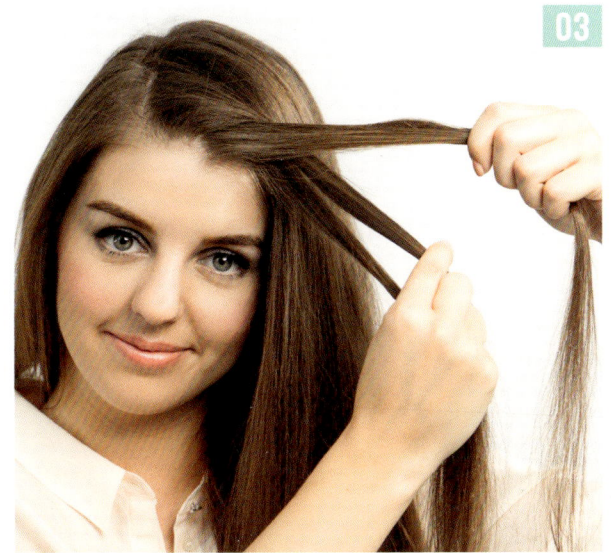

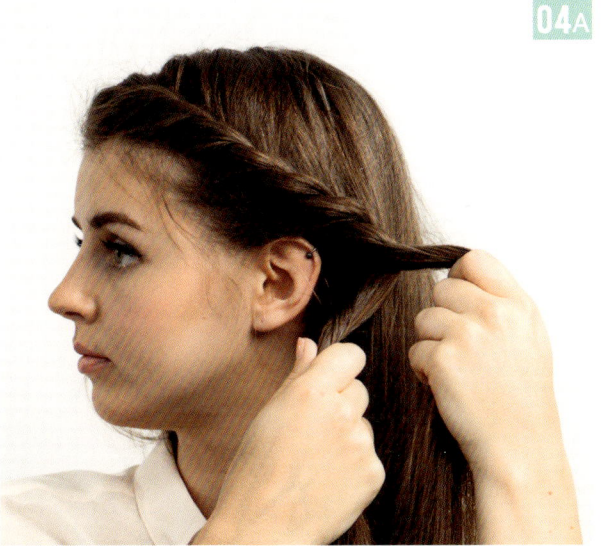

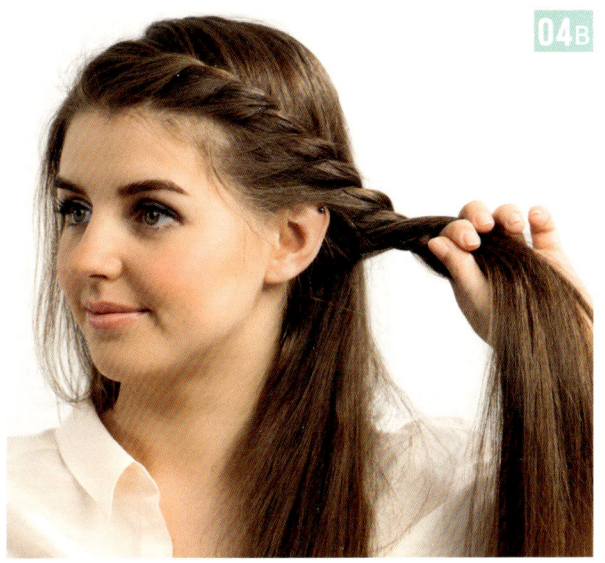

1 Nimm eine Strähne von deinen Haaren oben nahe der Stirn und unterteile diese in zwei gleich große Strähnen.

2 Lege die beiden Strähnen über Kreuz.

3 Nimm eine zusätzliche kleine Strähne vom Haupthaar und lege sie zu deiner unteren Strähne dazu. Kordele sie dann ineinander.

4 Wiederhole Schritt 2–3, bis alle Haare miteinander verdreht sind, und binde dir dann einen Zopf oder einen Dutt. Ich habe mir im Nacken einen unauffälligen Dutt gebunden.

ZÖPFCHEN-
FRISUR

GESCHICKT DURCHGEZOGEN

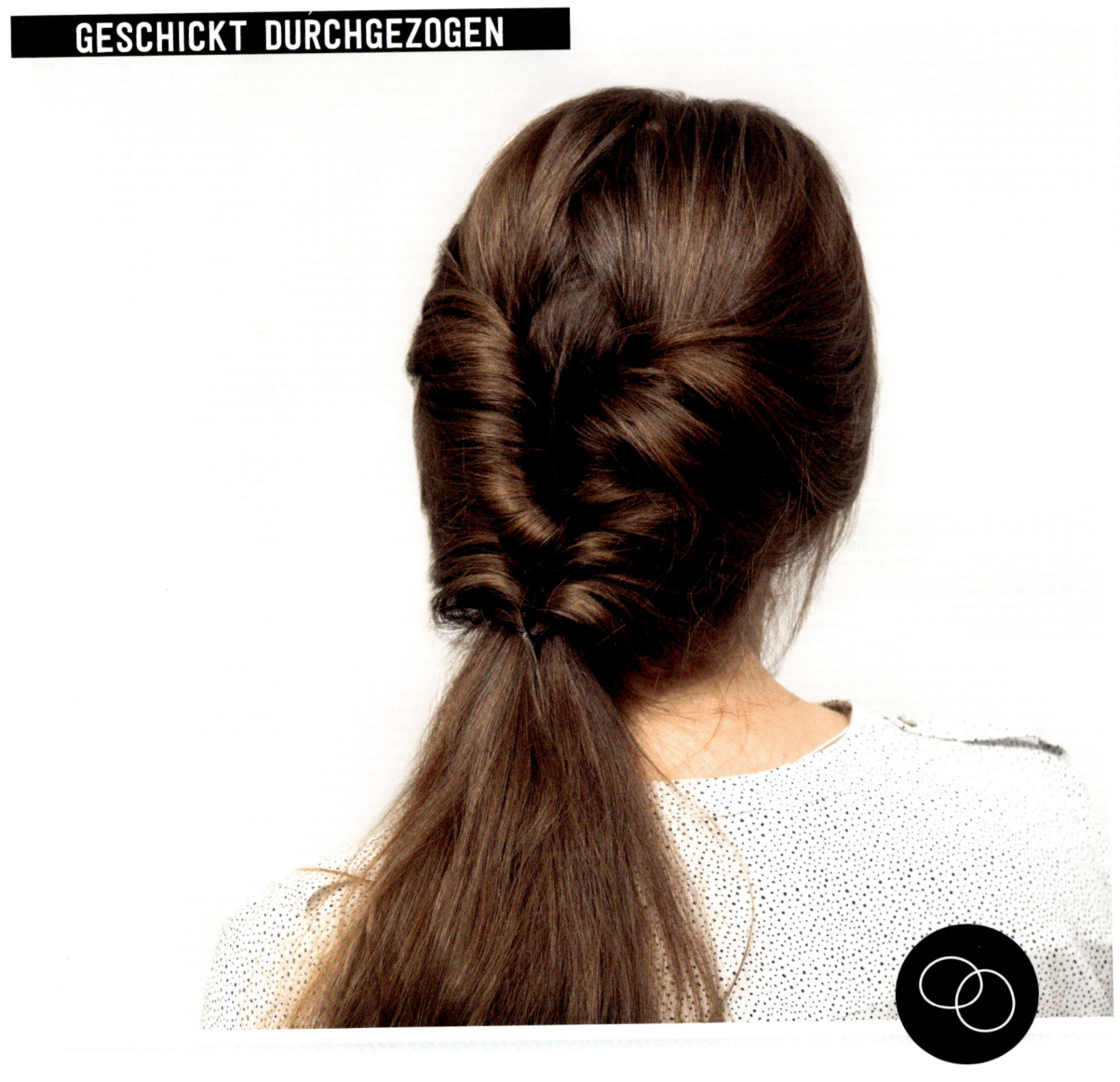

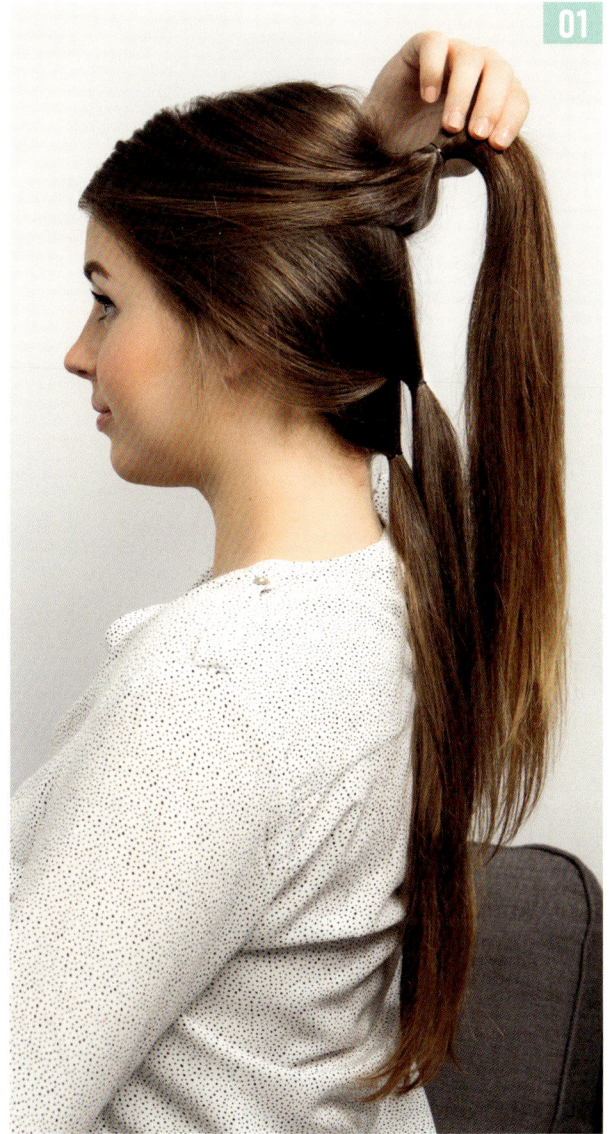

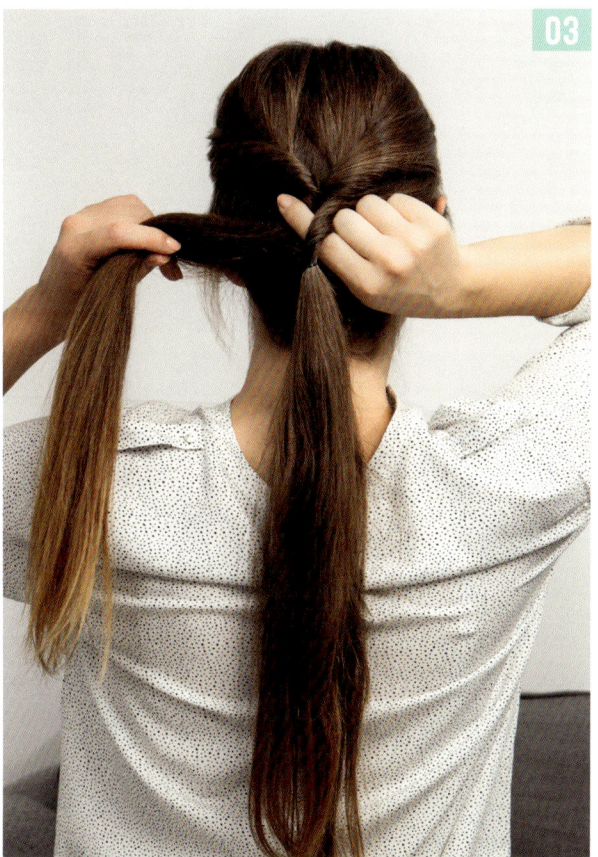

1 Unterteile dein Haar in drei Strähnen und binde dir daraus am Hinterkopf drei Zöpfe mit kleinen Haargummis übereinander.

2 Forme ein kleines Loch oberhalb des Haargummis. Ziehe das Zöpfchen durch das Loch hindurch und drehe es einmal. Wiederhole das bei allen Zöpfchen.

3 Ziehe jetzt das erste Zöpfchen durch das Loch vom zweiten und das zweite mit den Haaren vom ersten durch das Loch vom dritten Zöpfchen.

VERSPIELTER
DUTT

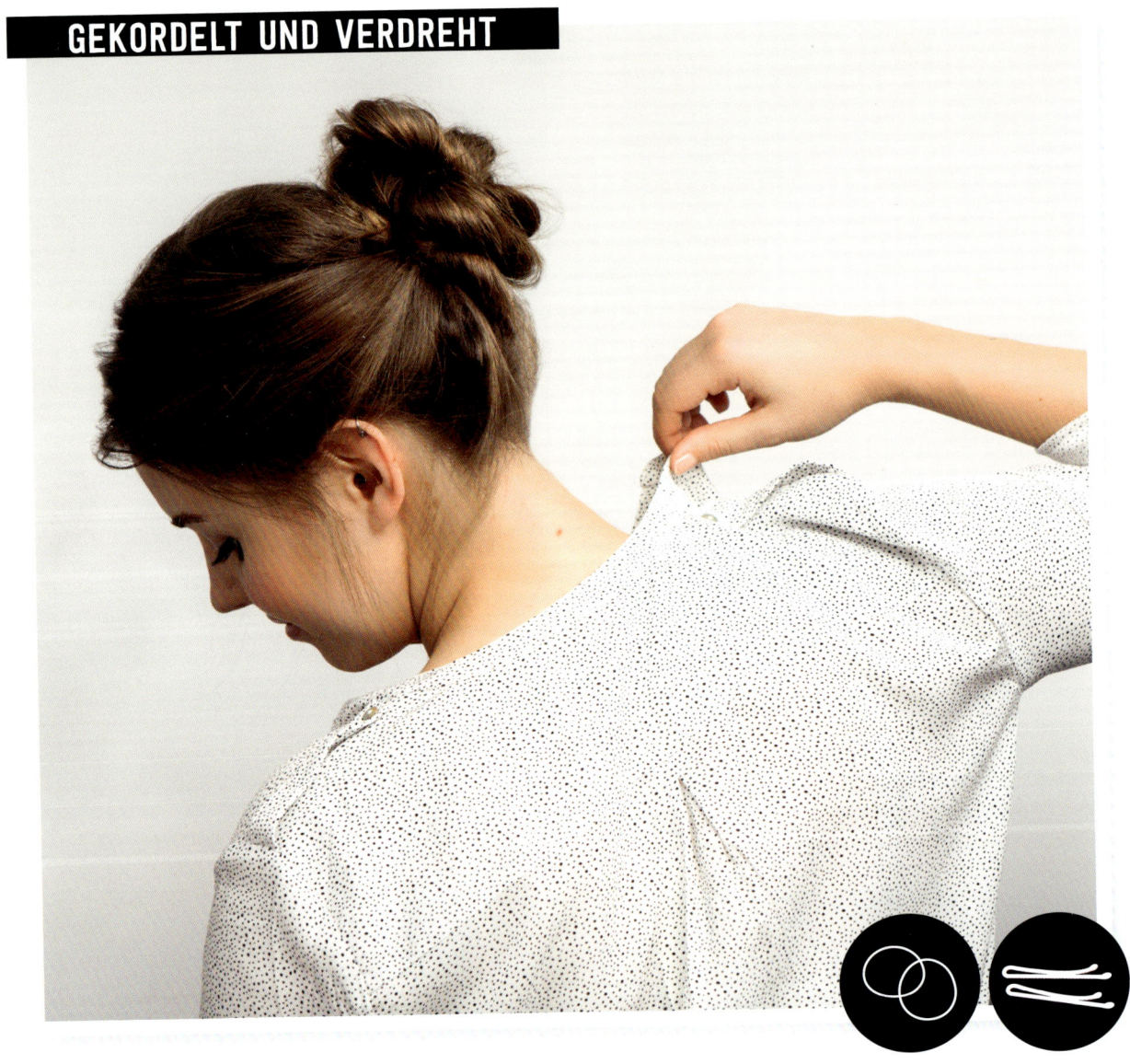

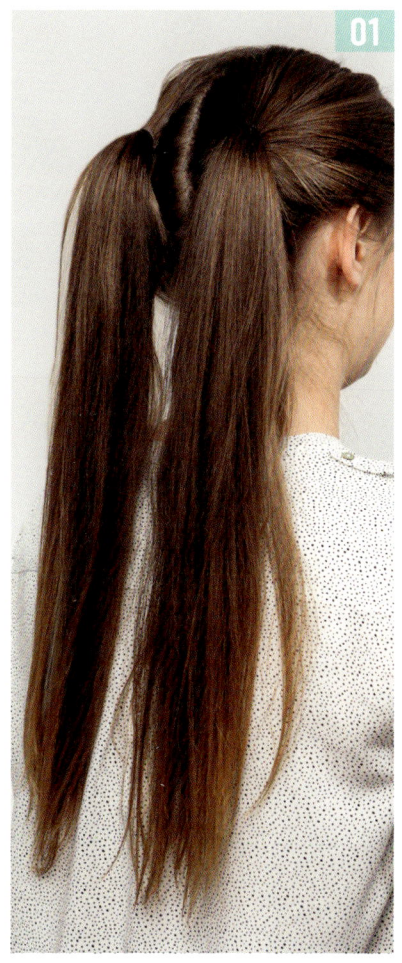
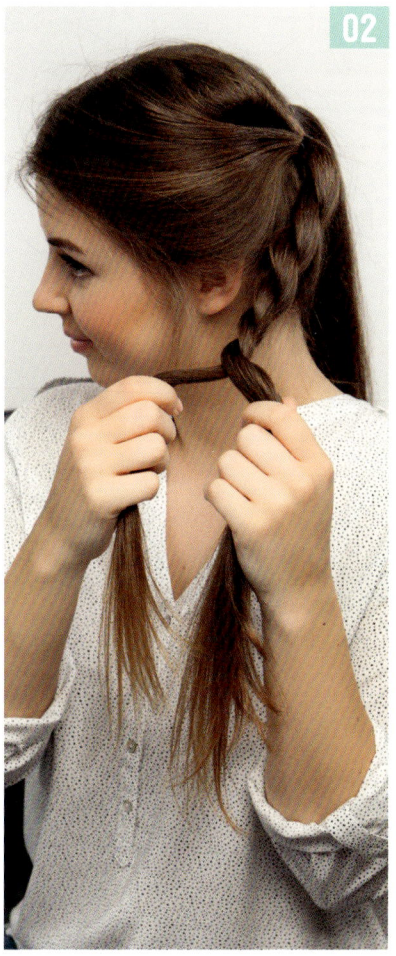
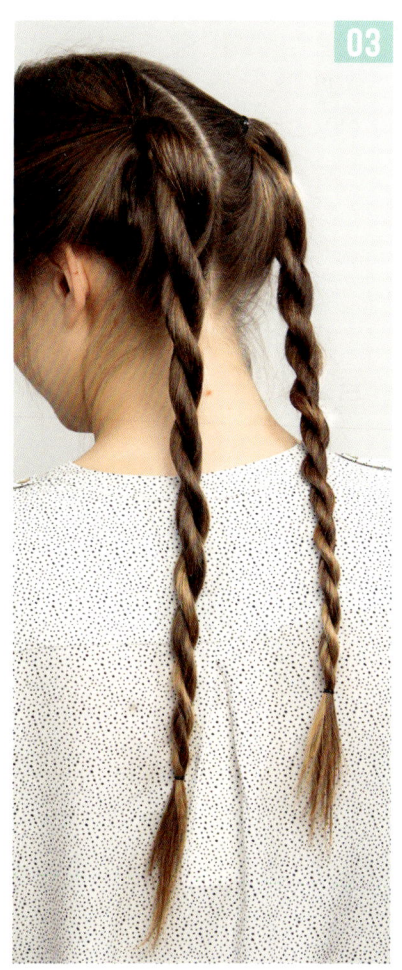

1 Unterteile dein gesamtes Haar entlang des Hinterkopfs in zwei gleich große Seiten und binde dir relativ hoch parallel zwei Zöpfe.

2 Nimm dir einen Zopf und unterteile diesen in zwei gleich große Strähnen. Verdrehe beide Strähnen miteinander (kordeln) und fixiere sie mit einem kleinen Haargummi.

3 Wiederhole Schritt 2 auf der anderen Seite und verdrehe die beiden fertigen Zöpfe an deinem Hinterkopf miteinander zu einem Dutt. Diesen kannst du mit Haarklammern feststecken und mit etwas Haarspray fixieren.

SCHNELLER
CHIGNON

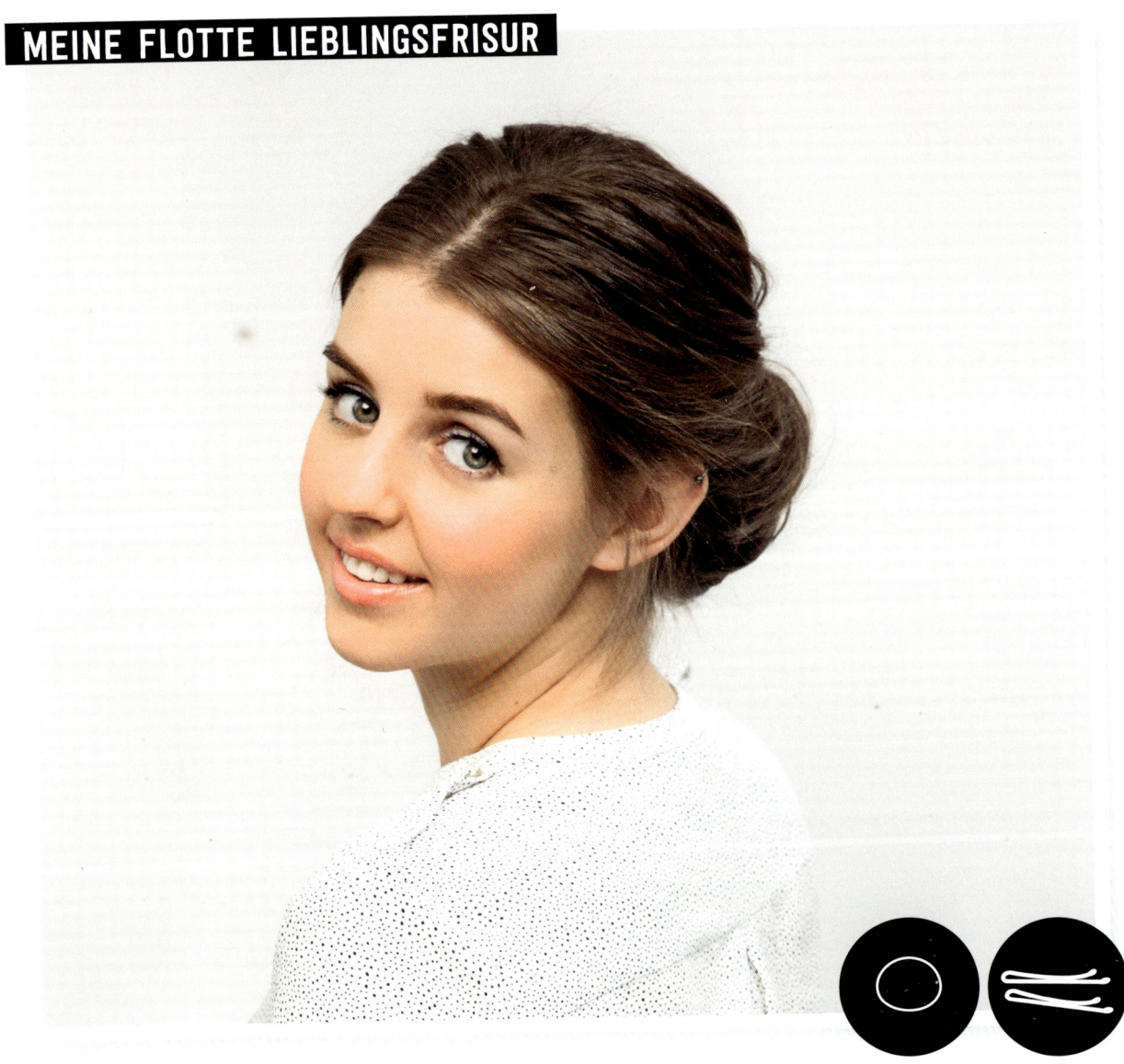

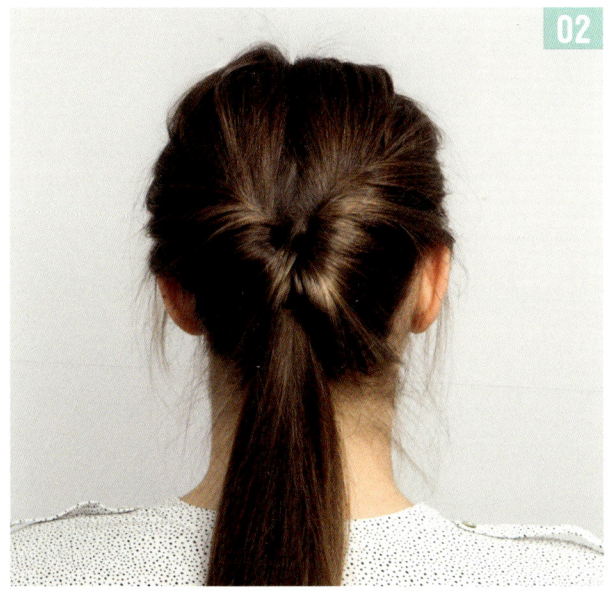

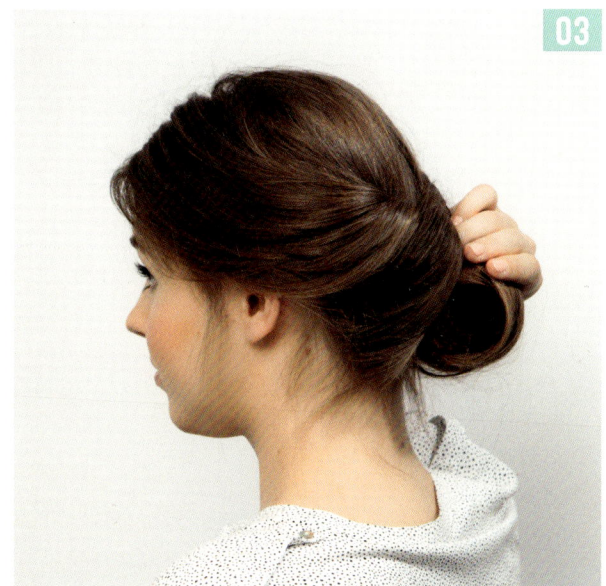

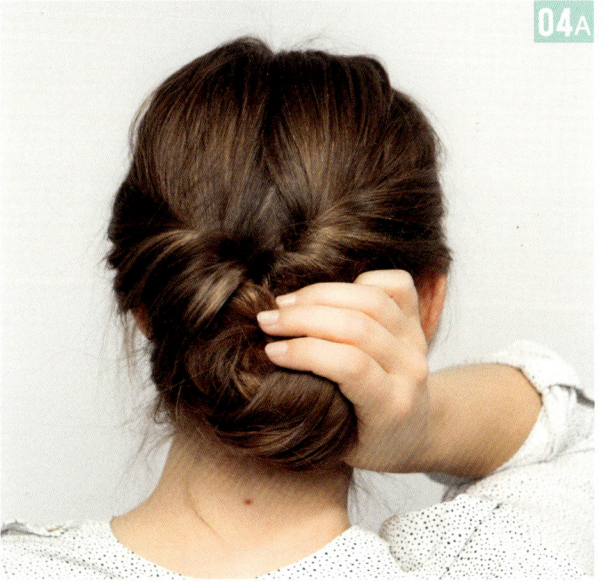

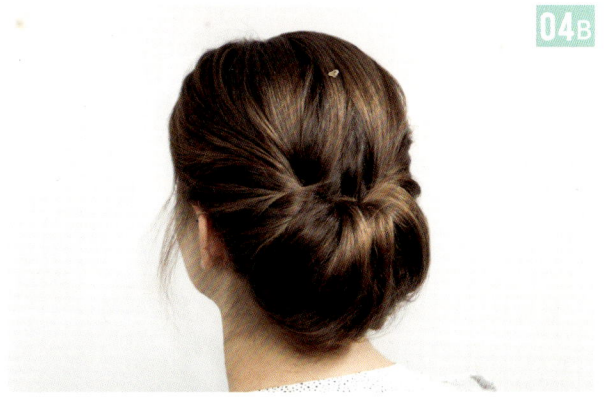

TIPP: Wenn du den Chignon mit Haar-schmuck verzierst, entsteht eine sehr schöne Frisur, die trotzdem sehr fix geht.

1 Binde dir am Hinterkopf einen Pferdeschwanz.

2 Forme ein kleines Loch oberhalb des Haar-gummis und ziehe den Zopf durch das Loch.

3 Rolle den Pferdeschwanz in Richtung Zopf-gummi.

4 Stecke die fertige Rolle in die Tasche, die in Schritt 2 entstanden ist, und befestige sie mit Haarklammern.

HÄNGENDER
FLECHTKRANZ

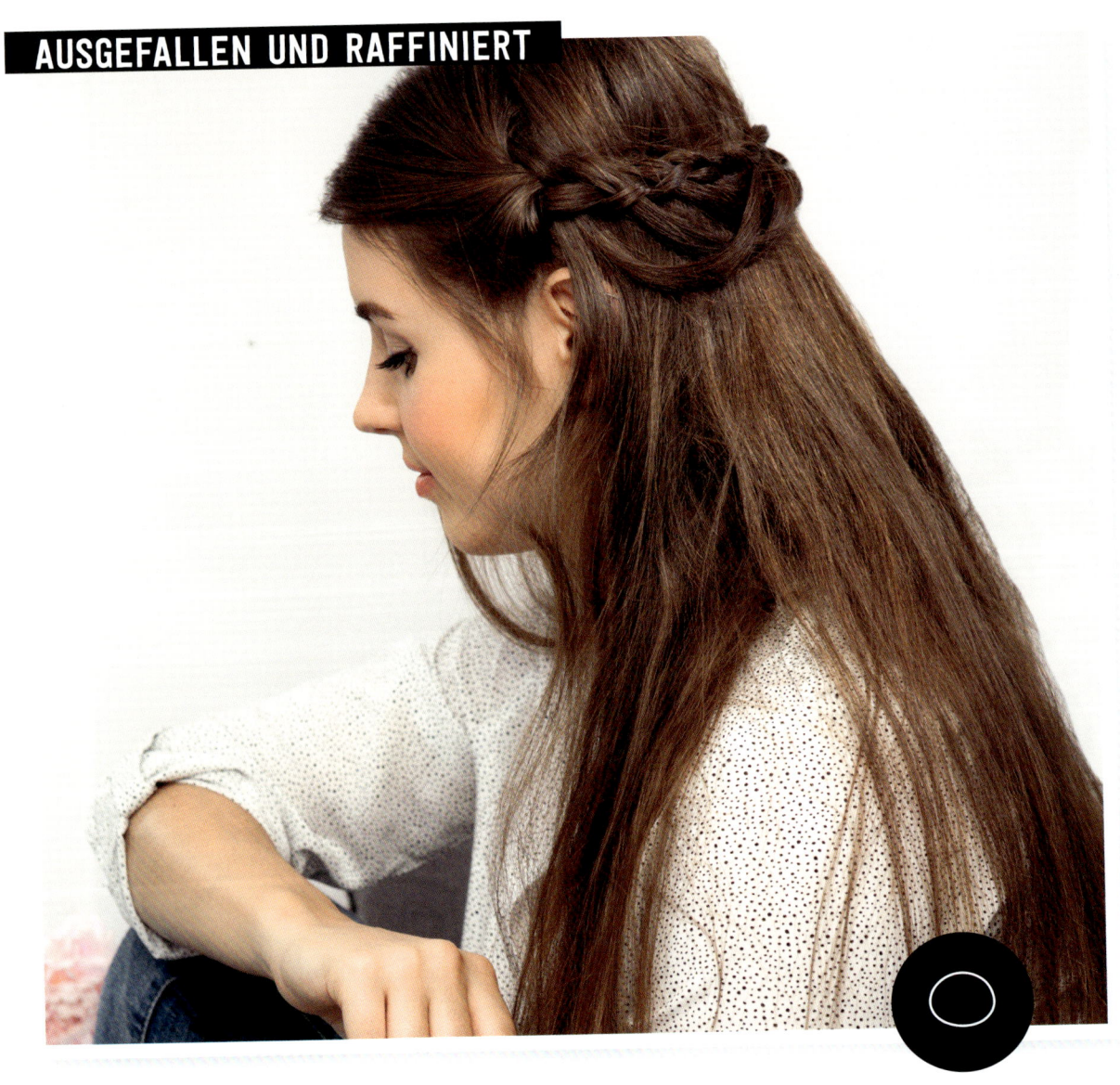

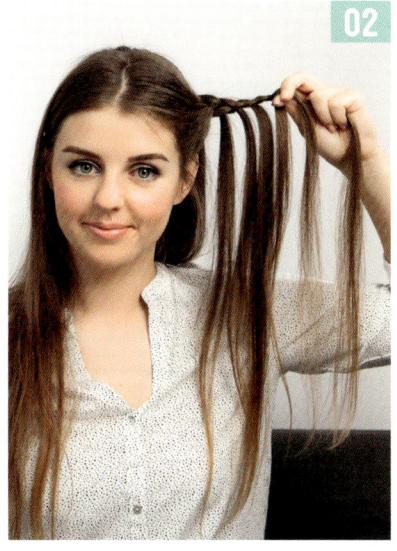

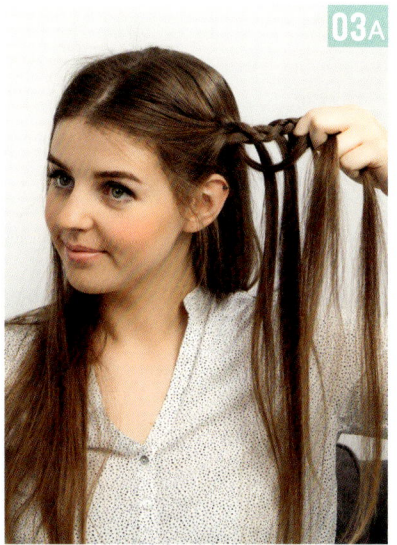

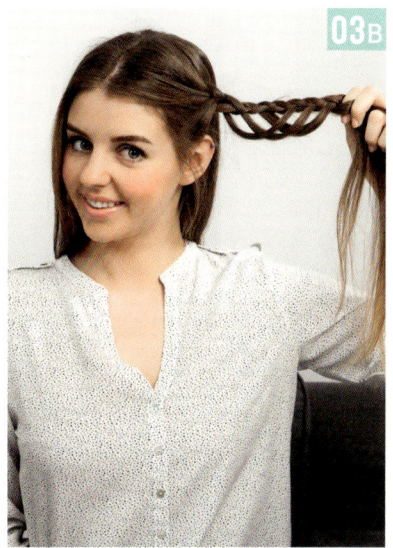

1 Nimm dir von vorne an der Stirn eine Strähne und beginne sie in der 3-Strähnen-Technik zu flechten.

2 Nimm nach der dritten Flechtbewegung nur noch die Hälfte der unteren Strähne in den Hauptstrang hinein.

3 Flechte nach drei herausgelassenen Strähnen die erste wieder in den Hauptstrang. Danach wiederholst du das ebenfalls bei Strähne zwei und drei. Lockere die Strähnen etwas auf, um den hängenden Effekt der Strähne noch zu verstärken.

4 Wiederhole Schritt 1–3 auch auf der anderen Seite deines Gesichts und verbinde beide Stränge am Hinterkopf mit einem kleinen Haargummi miteinander.

TIPP: Je weiter du die hängenden Strähnen heraus-ziehst, desto interessanter sieht die Frisur aus!

HALBOFFENE
KNOTENFRISUR

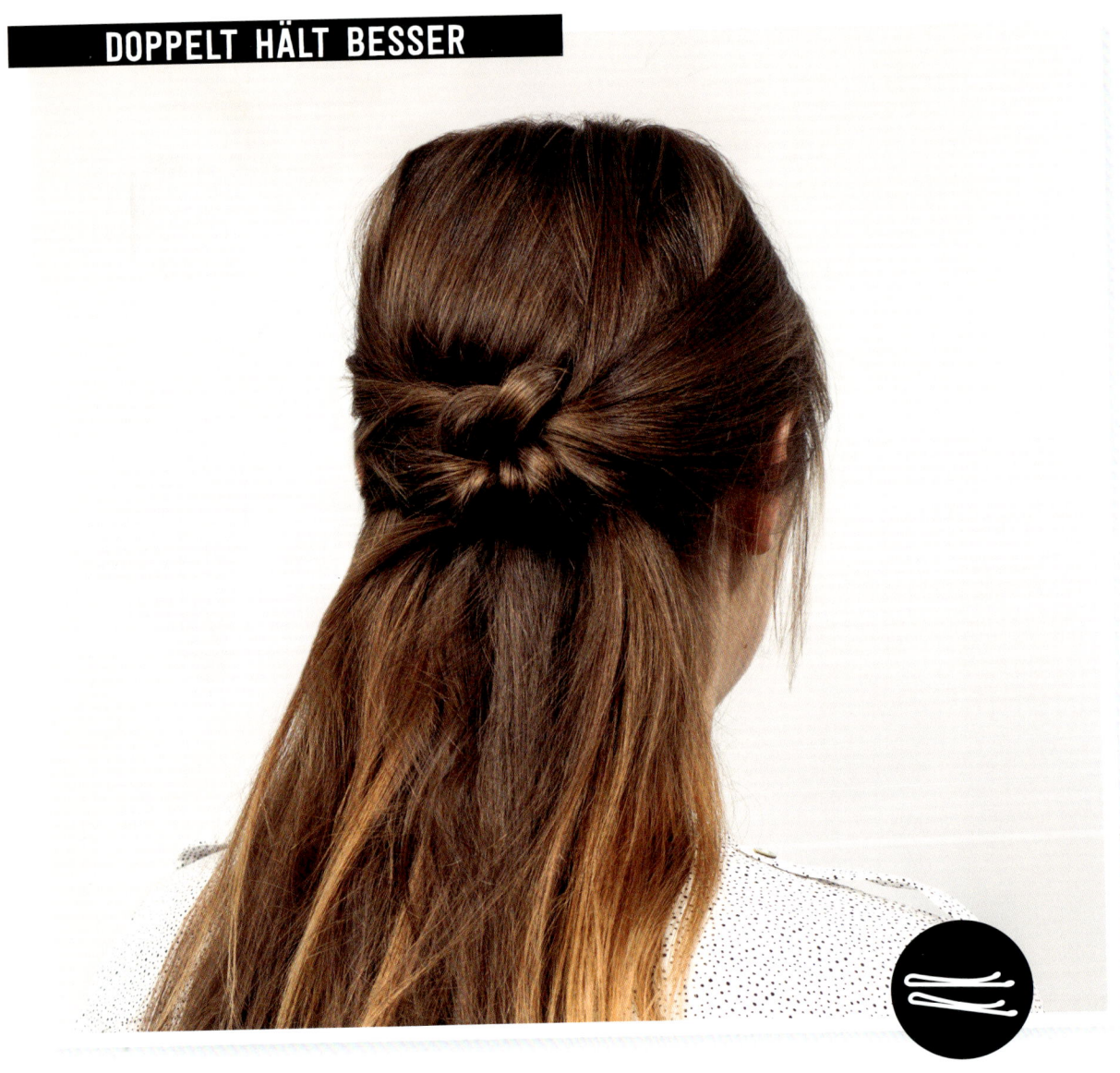

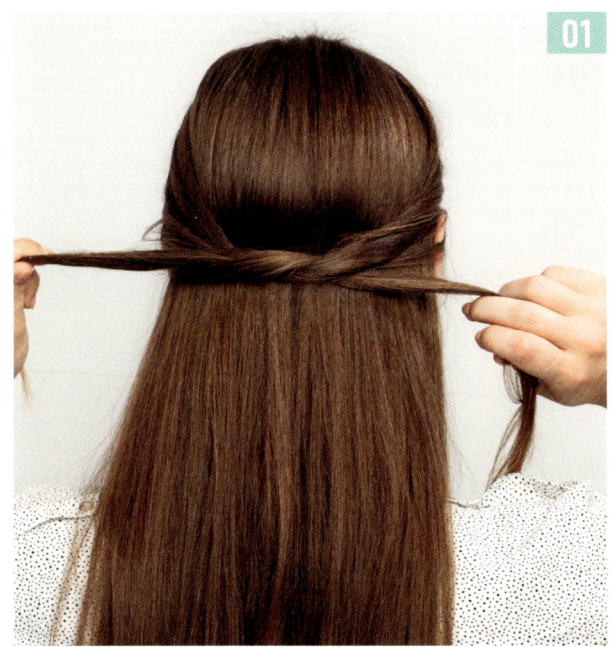

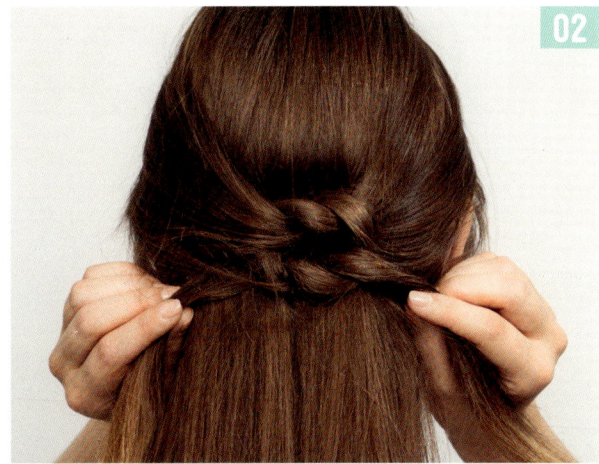

TIPP: Versuche die Haarklammern unter den Knoten zu schieben, damit man sie nicht mehr sieht.

1 Nimm dir zwei mitteldicke Strähnen von vorne an deiner Stirn und binde damit am Hinterkopf einen Knoten.

2 Um einen größeren Effekt zu erhalten, binde dir mit den Strähnen von Schritt 1 einen weiteren Knoten unter dem ersten und fixiere die Strähnen mit Haarklammern.

HALBOFFENE
KORDELFRISUR

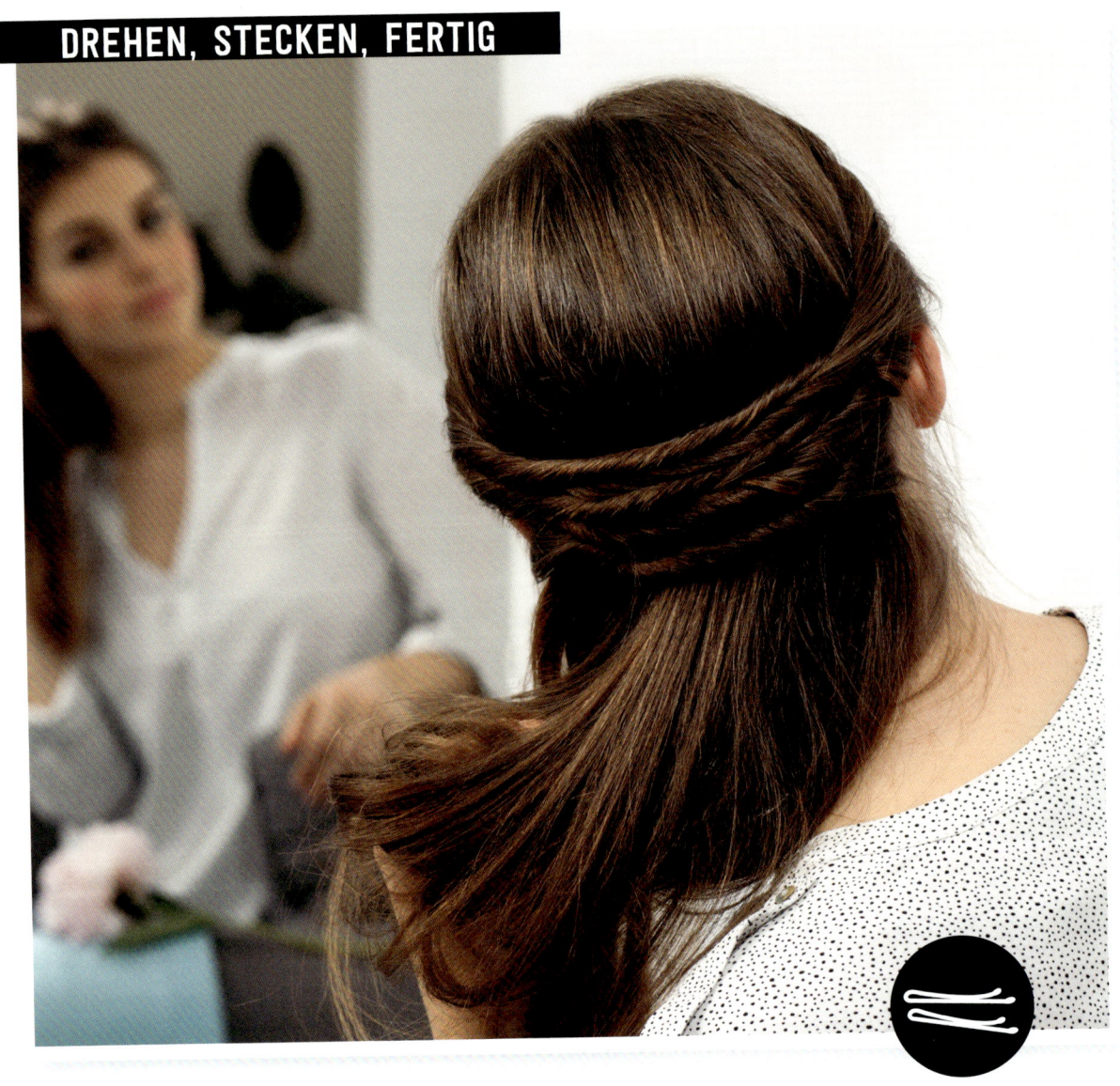

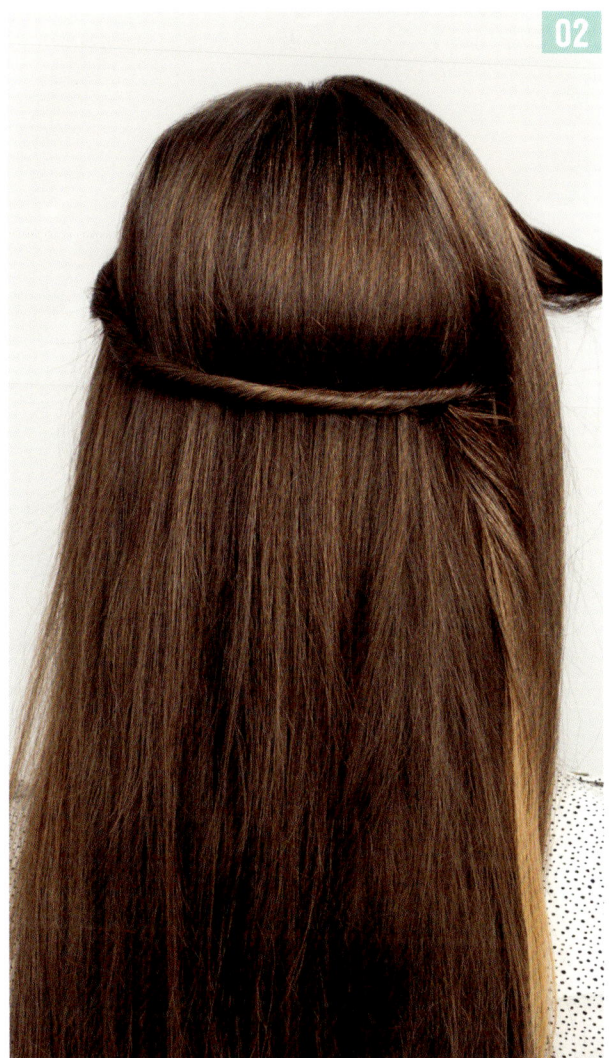

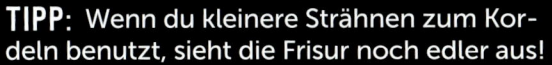

TIPP: Wenn du kleinere Strähnen zum Kordeln benutzt, sieht die Frisur noch edler aus!

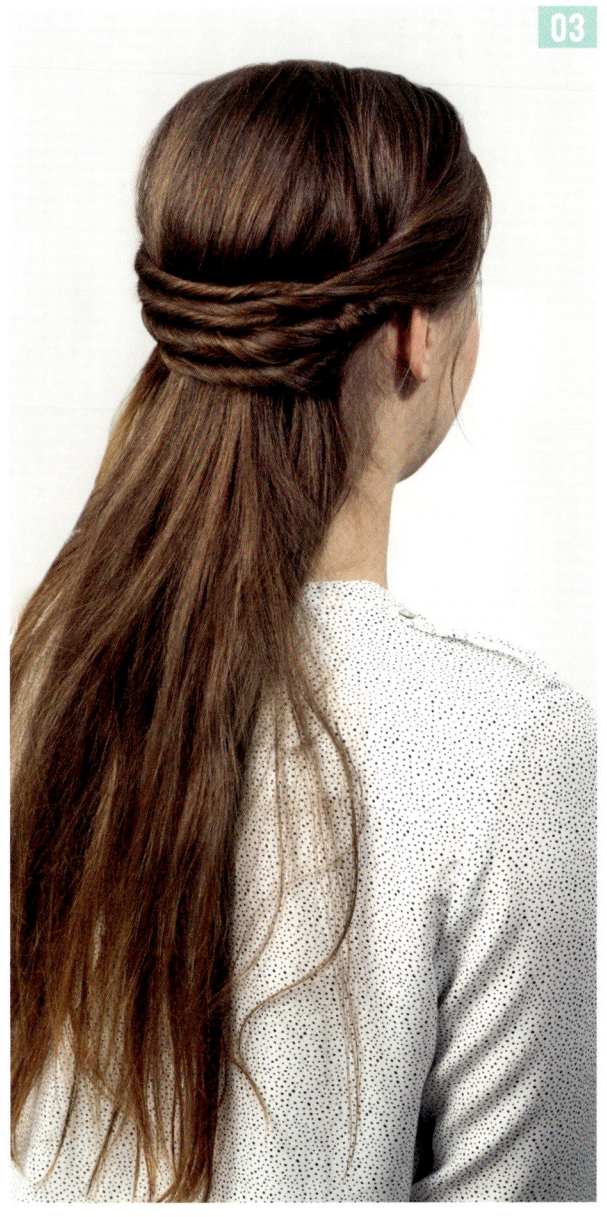

1 Nimm dir eine kleine Strähne von vorne an deiner Stirn und drehe sie ein.

2 Befestige die gekordelte Strähne mit einer Haarklammer an der gegenüberliegenden Seite deines Kopfs.

3 Wiederhole Schritt 1 und 2 nun auf der anderen Seite. Das kannst du sooft machen, wie du möchtest, ich habe hier etwa fünf Strähnen gekordelt und festgesteckt.

FLECHT-
KOMBINATION

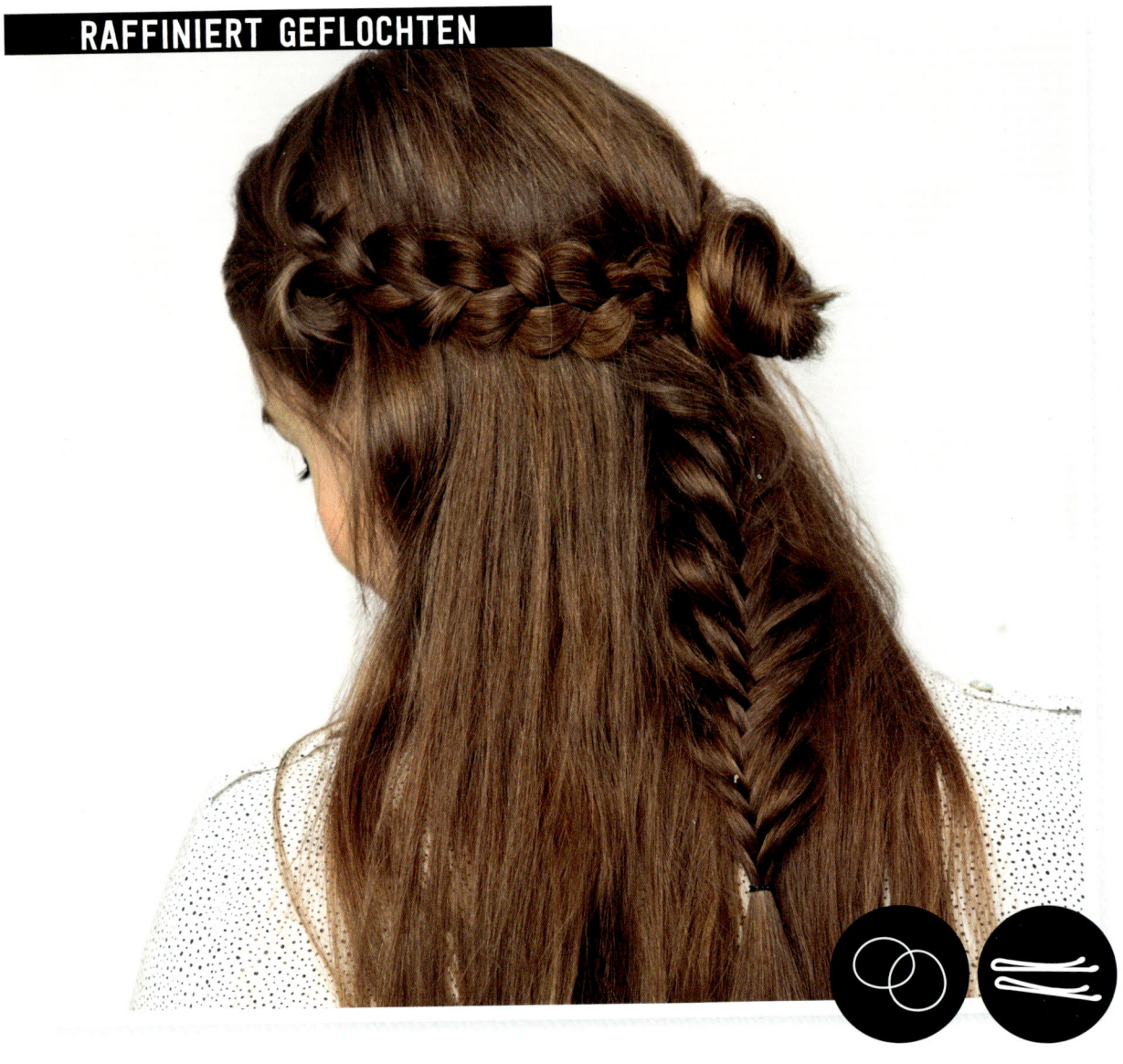

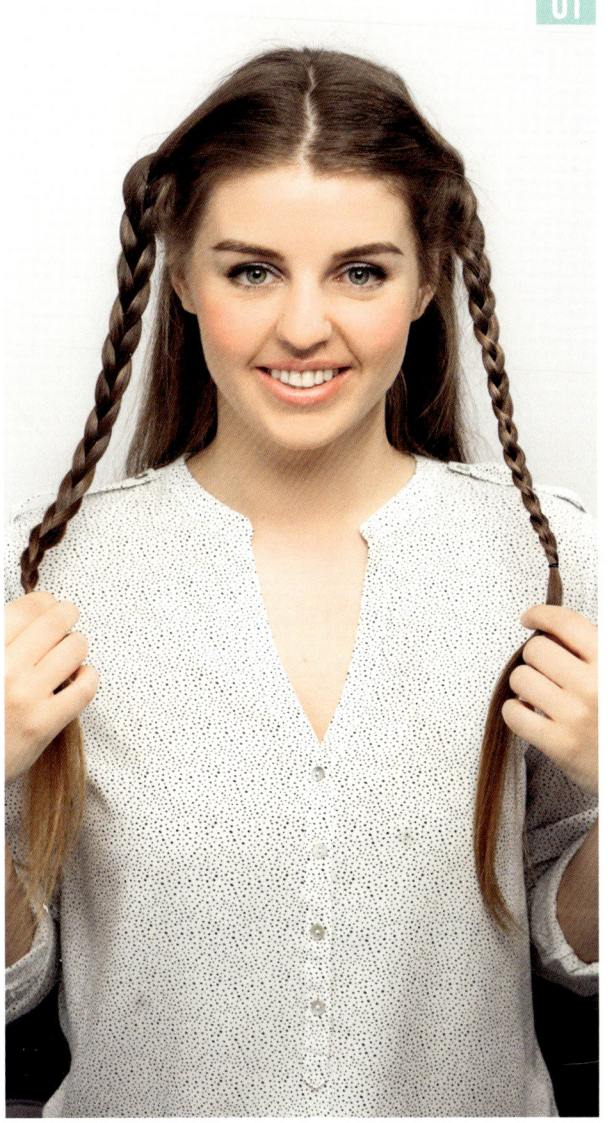

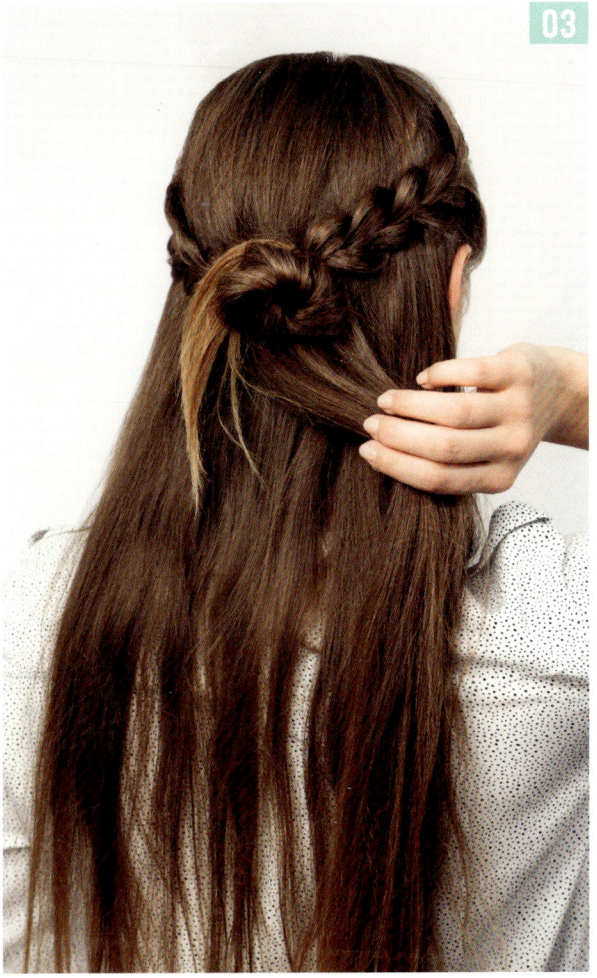

TIPP: Die genaue Anleitung dafür findest du im Basic-Teil unter Fischgräten-Technik (Seite 48).

1 Flechte dir rechts und links seitlich oben an deinem Kopf einen kleinen Zopf in der 3-Strähnen-Technik, aber nicht ganz bis zum Ende, sondern nur den Teil, der an deinem Hinterkopf entlanggeführt wird.

2 Verbinde beide Zöpfe am Hinterkopf mit einem kleinen Haargummi.

3 Drehe mit den Strähnen einen kleinen Dutt auf dem Haargummi und befestige ihn mit Haarklammern.

4 Nimm dir unterhalb des Dutts eine neue Strähne und flechte damit einen kleinen Fischgrätenzopf.

HALBER
DUTCH-ZOPF

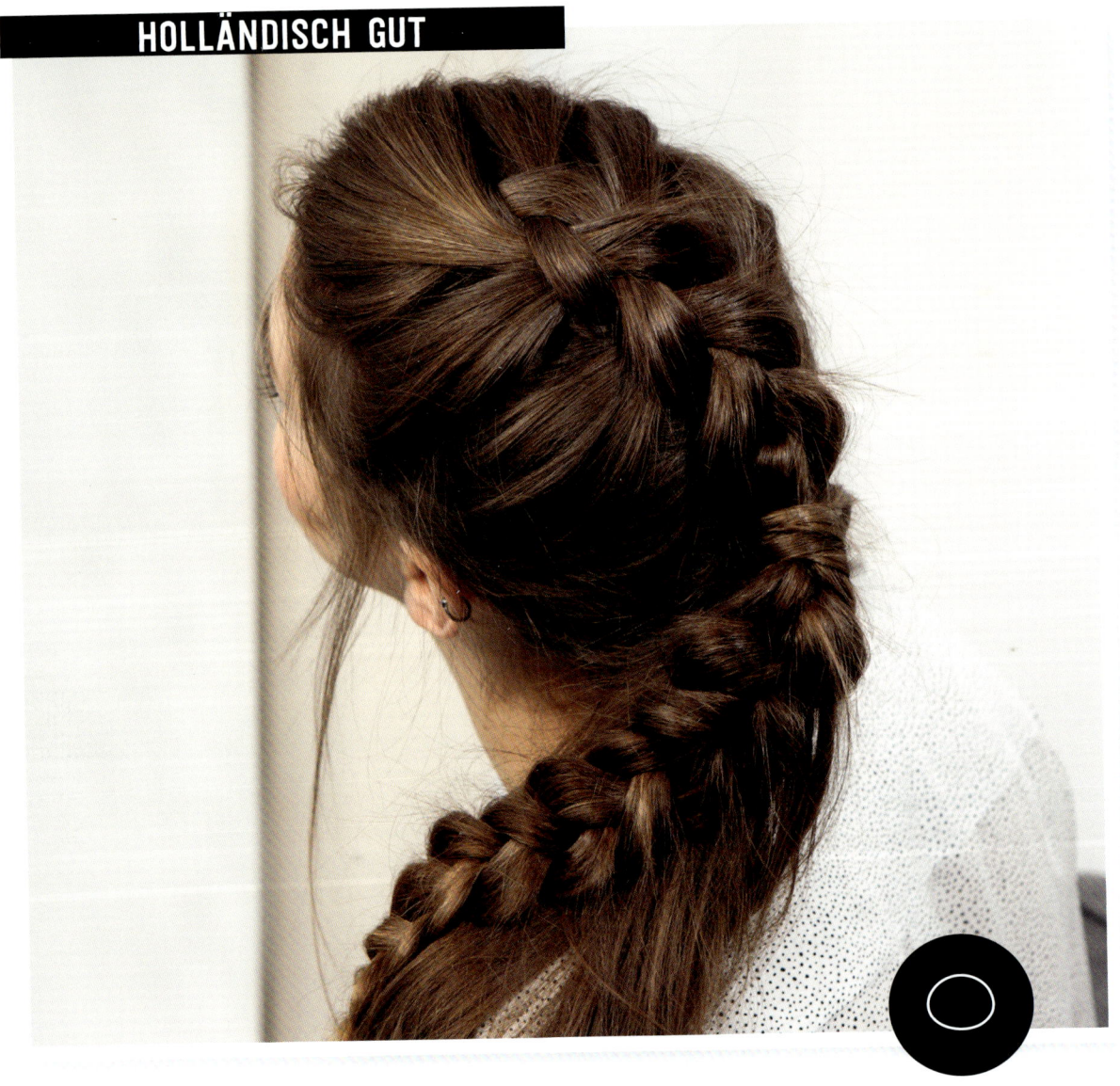

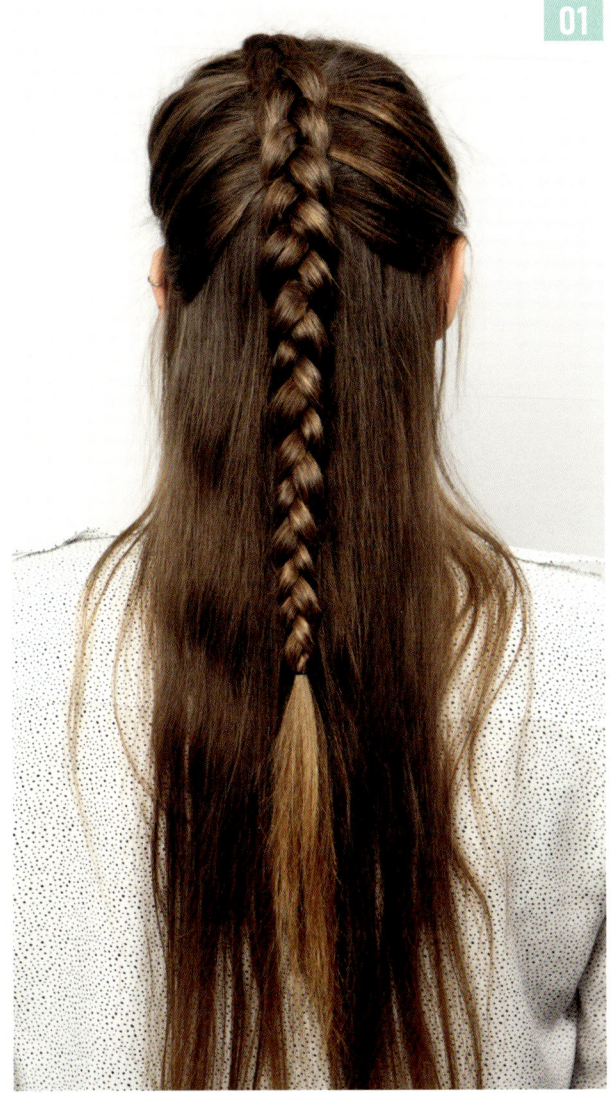

TIPP: Die genaue Anleitung dafür findest du im Basic-Teil unter Dutch-Technik (Seite 42).

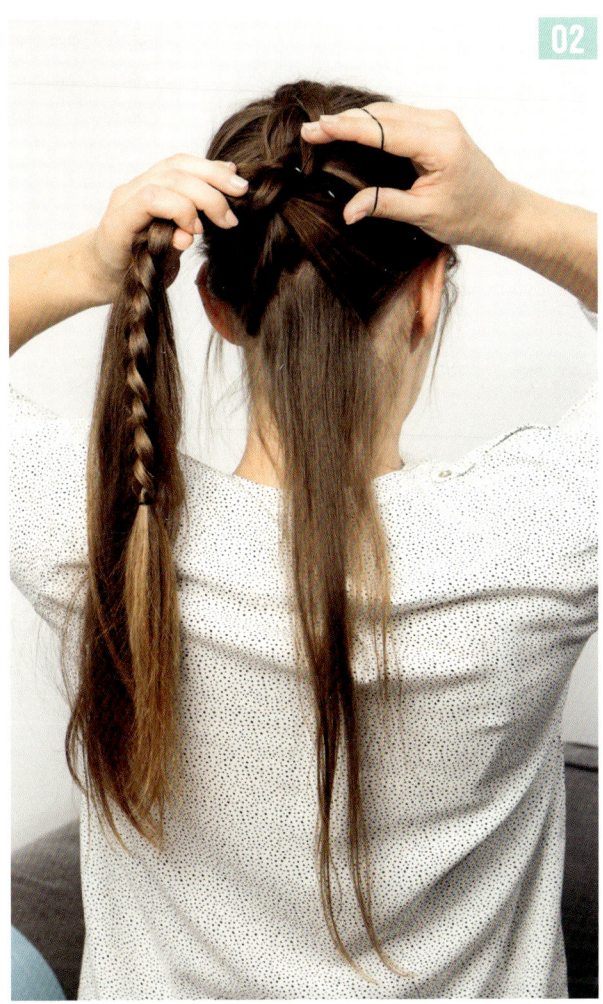

TIPP: Du kannst entweder einen normalen Zopf flechten, oder du bindest eine kleine Strähne nicht mit in den Zopf und wickelst diese Strähne um den Haargummi, damit er verdeckt ist.

1 Beginne am oberen Hinterkopf in der Dutch-Technik einen Zopf zu flechten. Höre ungefähr auf Ohrhöhe auf, neue Haare dazuzunehmen, und flechte in der 3-Strähnen-Technik weiter.

2 Fixiere diese Flechtung mit einem kleinen Haargummi und mache dir zusammen mit dem restlichen Haar einen Zopf.

SCHNELLE
KNOTENFRISUR

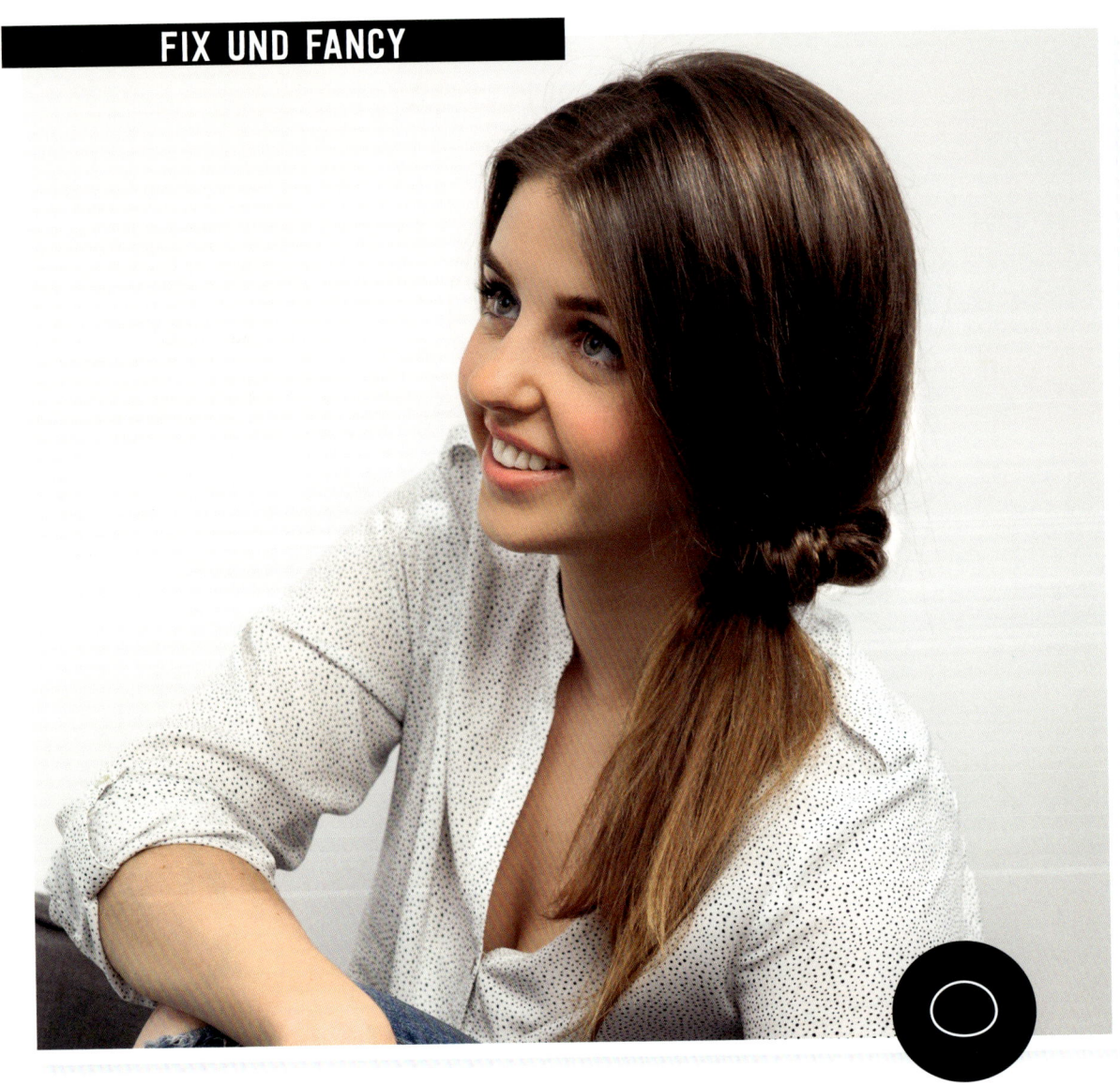

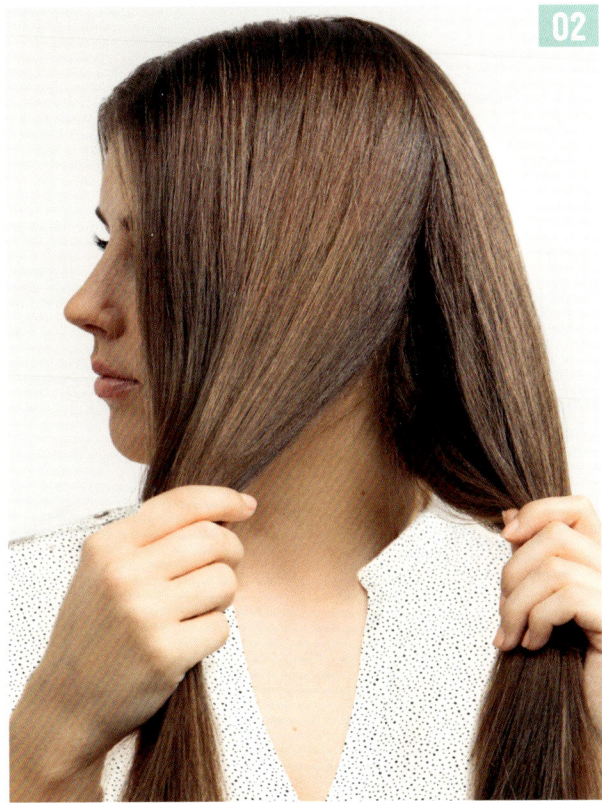

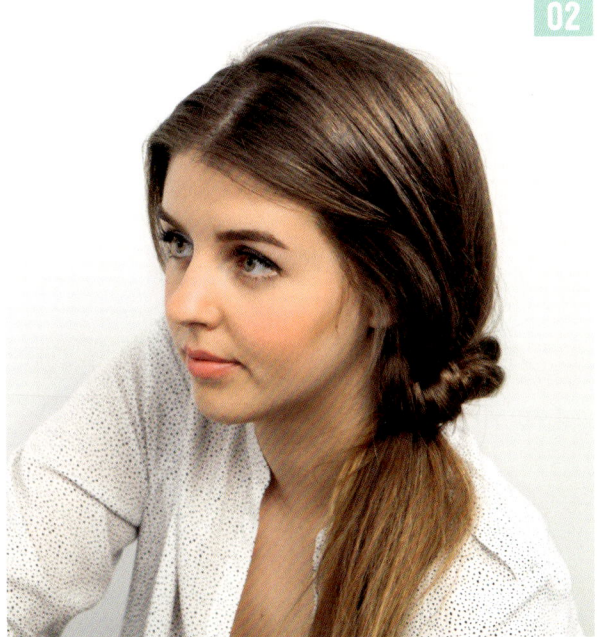

1 Unterteile dein gesamtes Haar in zwei gleich große Strähnen und lege sie seitlich zu deiner linken oder rechten Schulter.

2 Binde dir nun mit den beiden Strähnen einen Knoten. Um einen größeren Effekt zu erhalten, binde dir einen weiteren Knoten und fixiere die Strähnen mit einem Haargummi.

ACHTER-
FRISUR

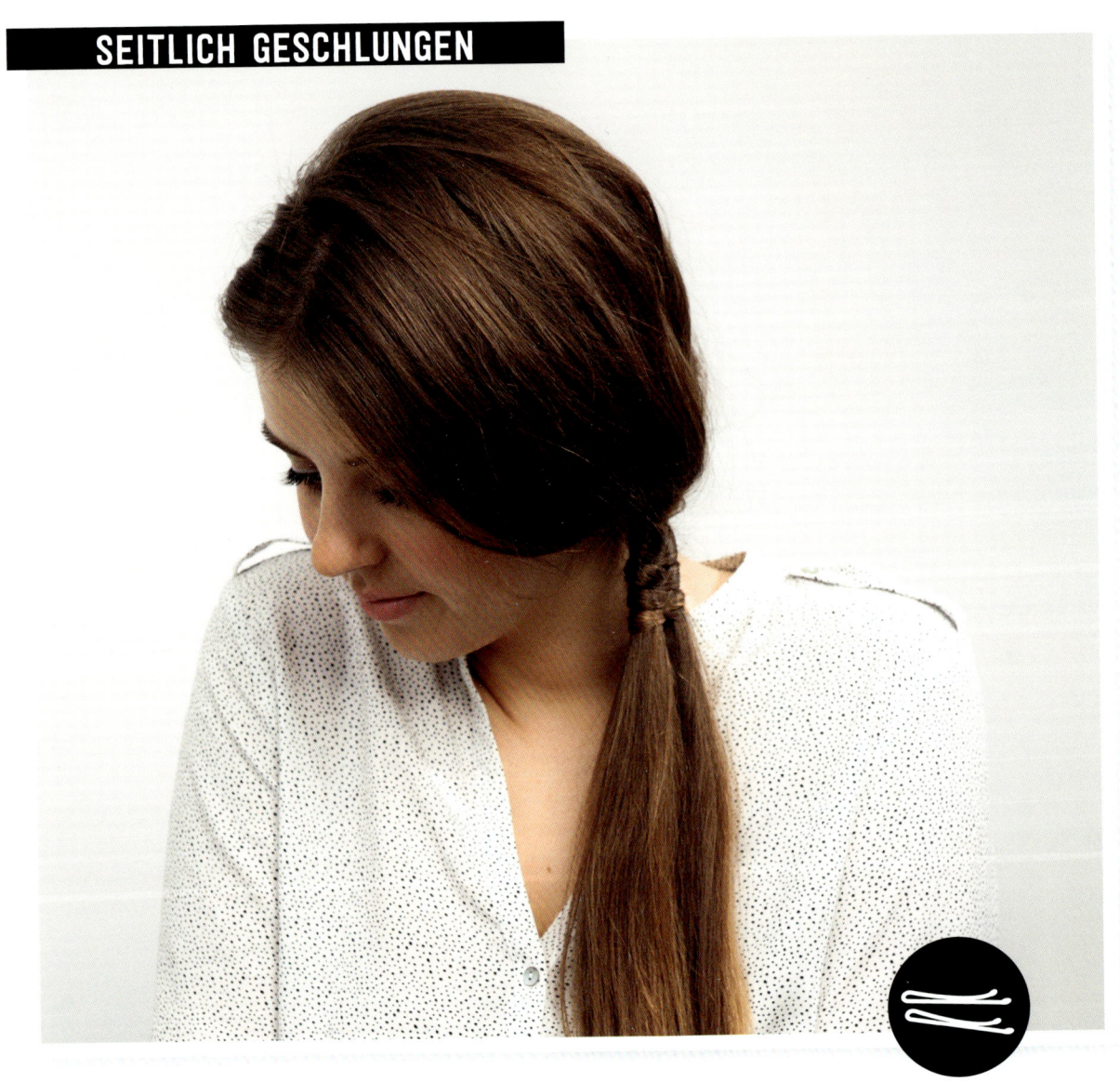

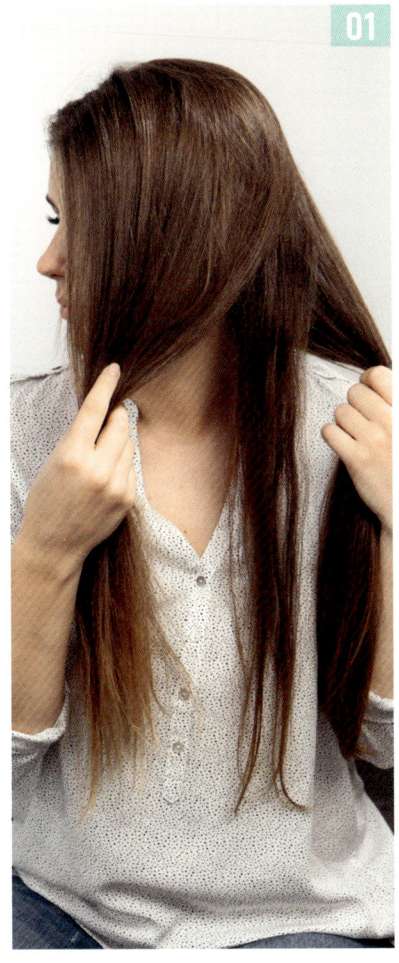
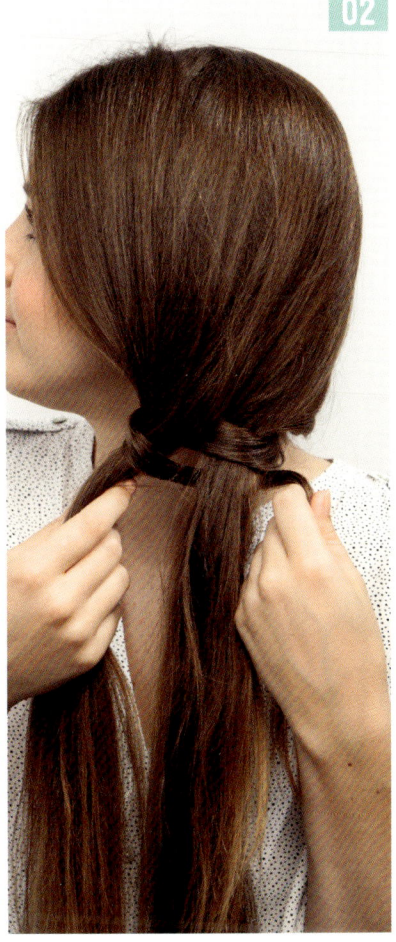
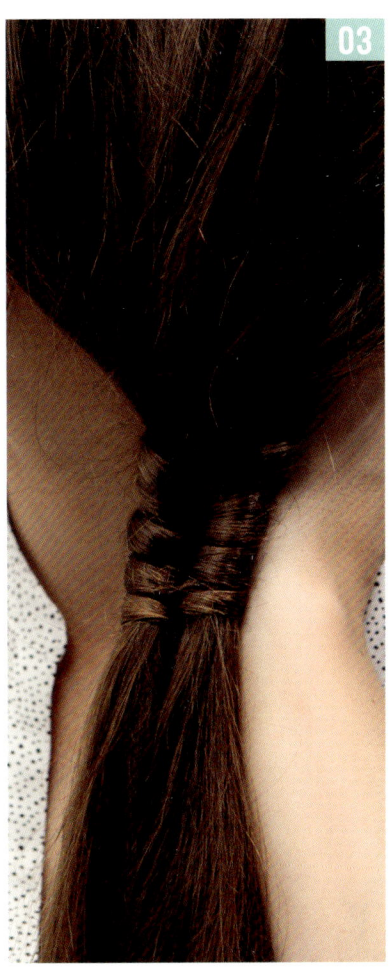

1 Unterteile dein gesamtes Haar in zwei gleich große Strähnen und lege sie seitlich zur Schulter. Teile von einer der beiden Strähnen eine kleine Strähne ab.

2 Schlinge die kleine Strähne in einer Achter-Bewegung, sooft du möchtest oder deine Strähne es hergibt, abwechselnd um die beiden großen Strähnen.

3 Schiebe nun die geschlungene kleine Strähne etwas zusammen, falls die einzelnen Schlingen zu weit auseinanderliegen und befestige sie mit einer Haarklammer hinten an deinen Hauptsträhnen.

PRAKTISCHE
SPORTFRISUR

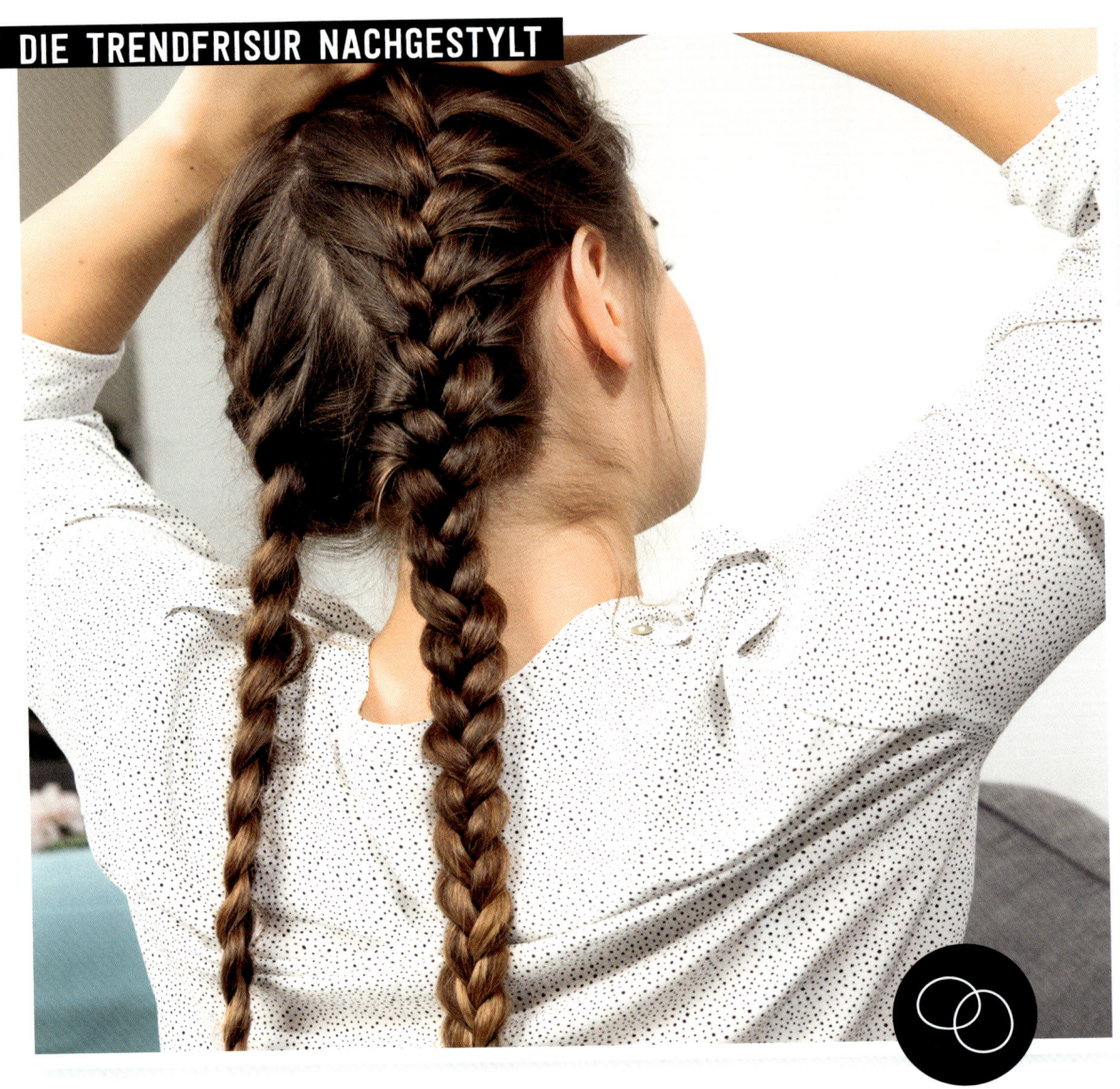

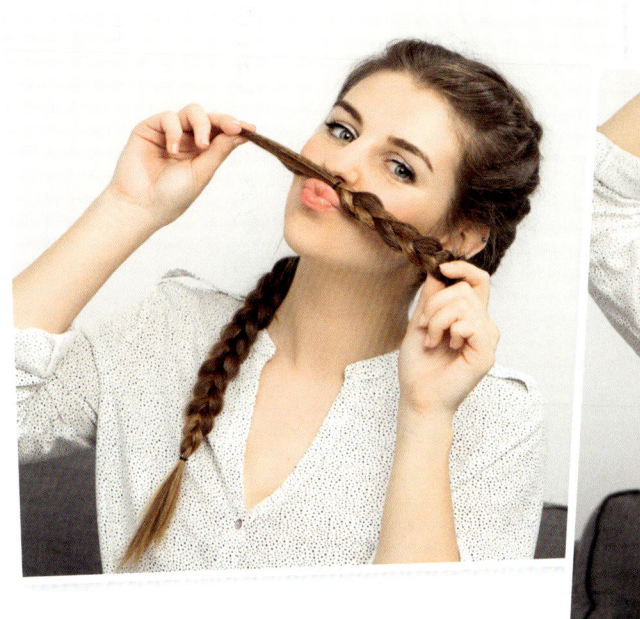

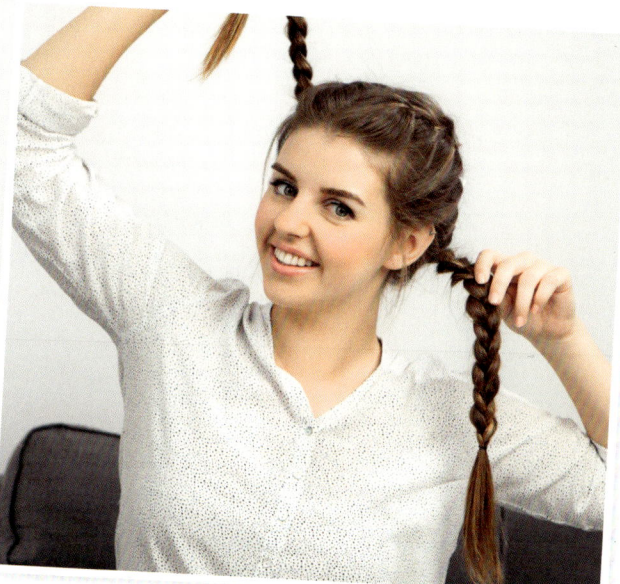

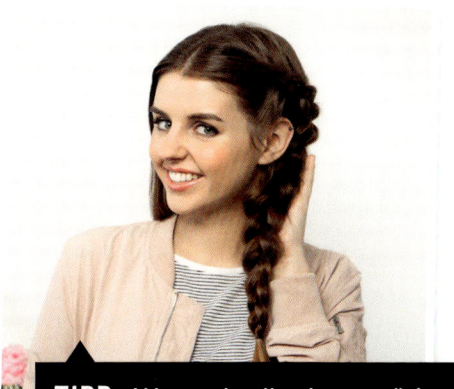

TIPP: Wenn du dir einen stärkeren Effekt wünschst, wende anstatt der französischen Technik die Dutch-Technik an.

1 Unterteile dein komplettes Haar rechts und links in zwei Strähnen.

2 Beginne nun auf einer der beiden Seiten mit der französischen Technik, führe deine Flechtung am Hinterkopf entlang und flechte den Zopf zu Ende. Schließe deinen französischen Zopf mit einem kleinen Haargummi.

3 Wiederhole Schritt 2 nun auch auf der anderen Seite. Fertig ist eine trendige Frisur, die du natürlich nicht nur zum Sport tragen kannst!

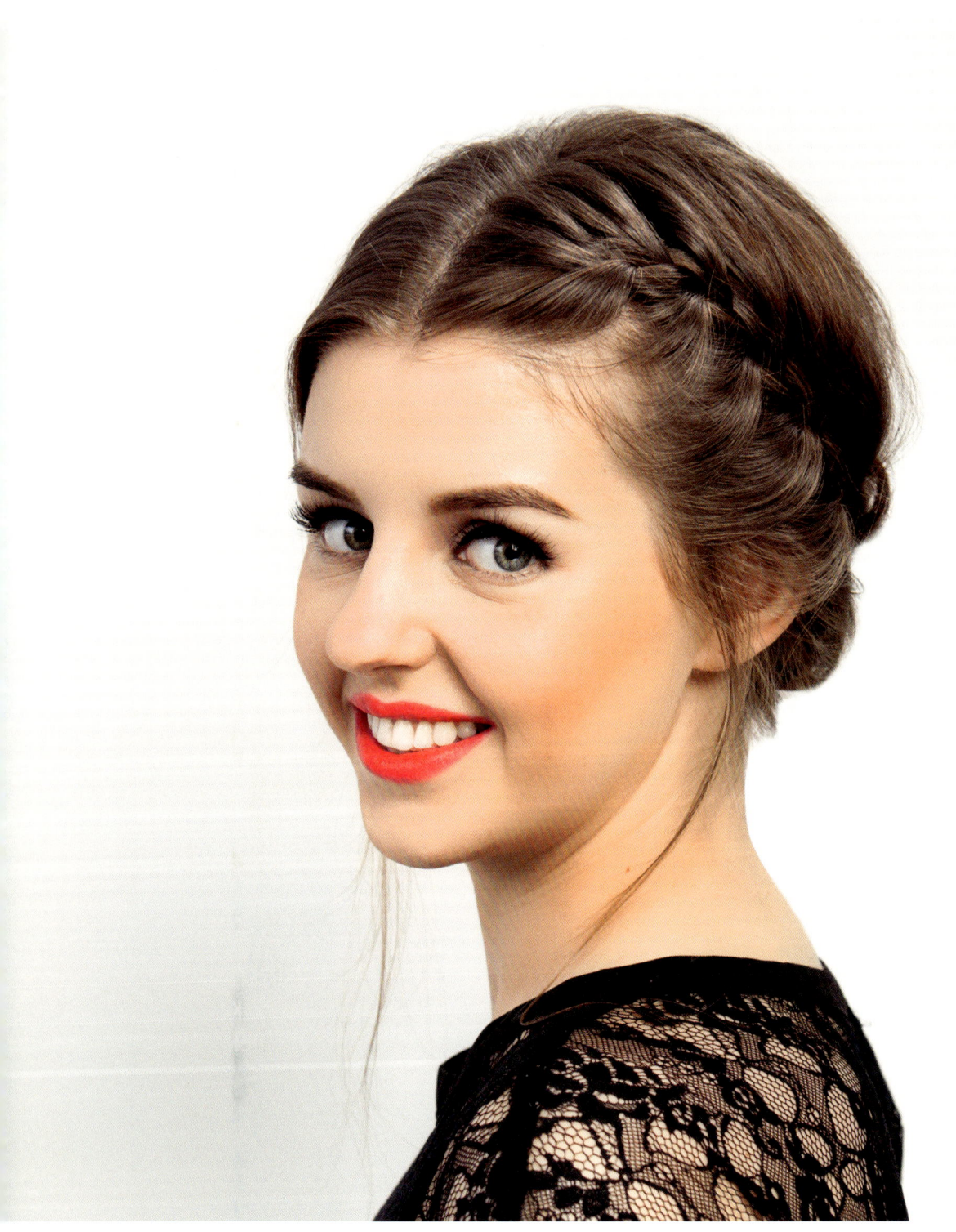

PARTYFRISUREN
GLAMOURÖS UND COOL

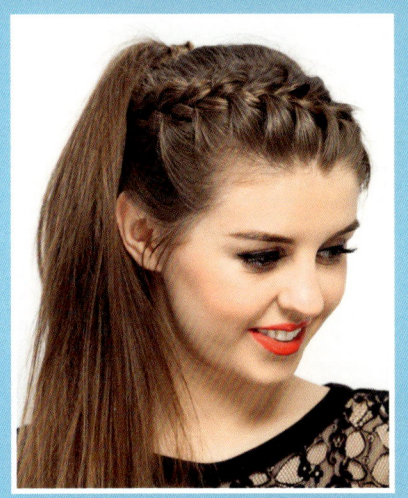

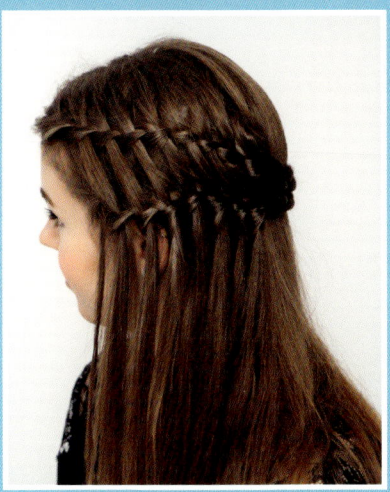

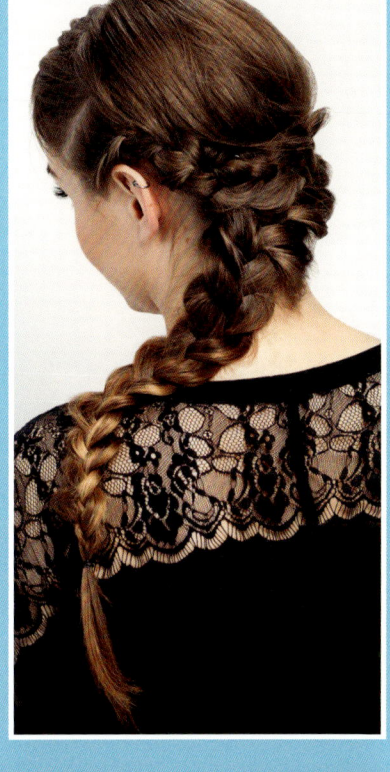

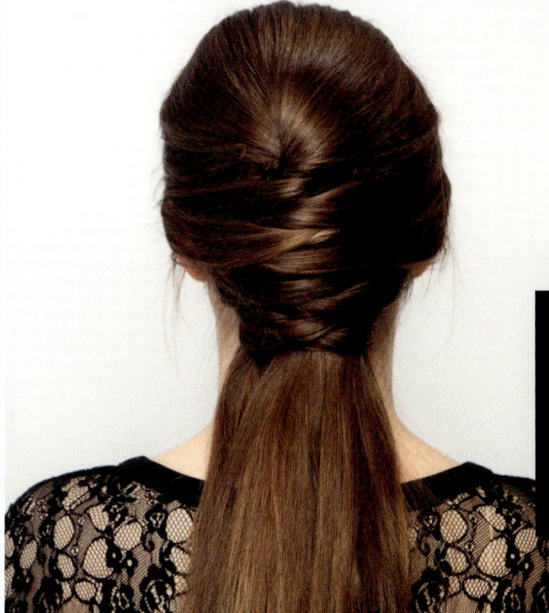

HIER ZEIGE ICH EUCH FESTLICHE FRISUREN, DIE IHR ZU BESONDEREN EVENTS WIE HOCHZEITEN, ABSCHLUSSBÄLLEN ODER PARTYS TRAGEN KÖNNT. SIE SIND ETWAS KOMPLIZIERTER, ABER DEN AUFWAND AUF JEDEN FALL WERT!

ROMANTISCHE
LOOP-FRISUR

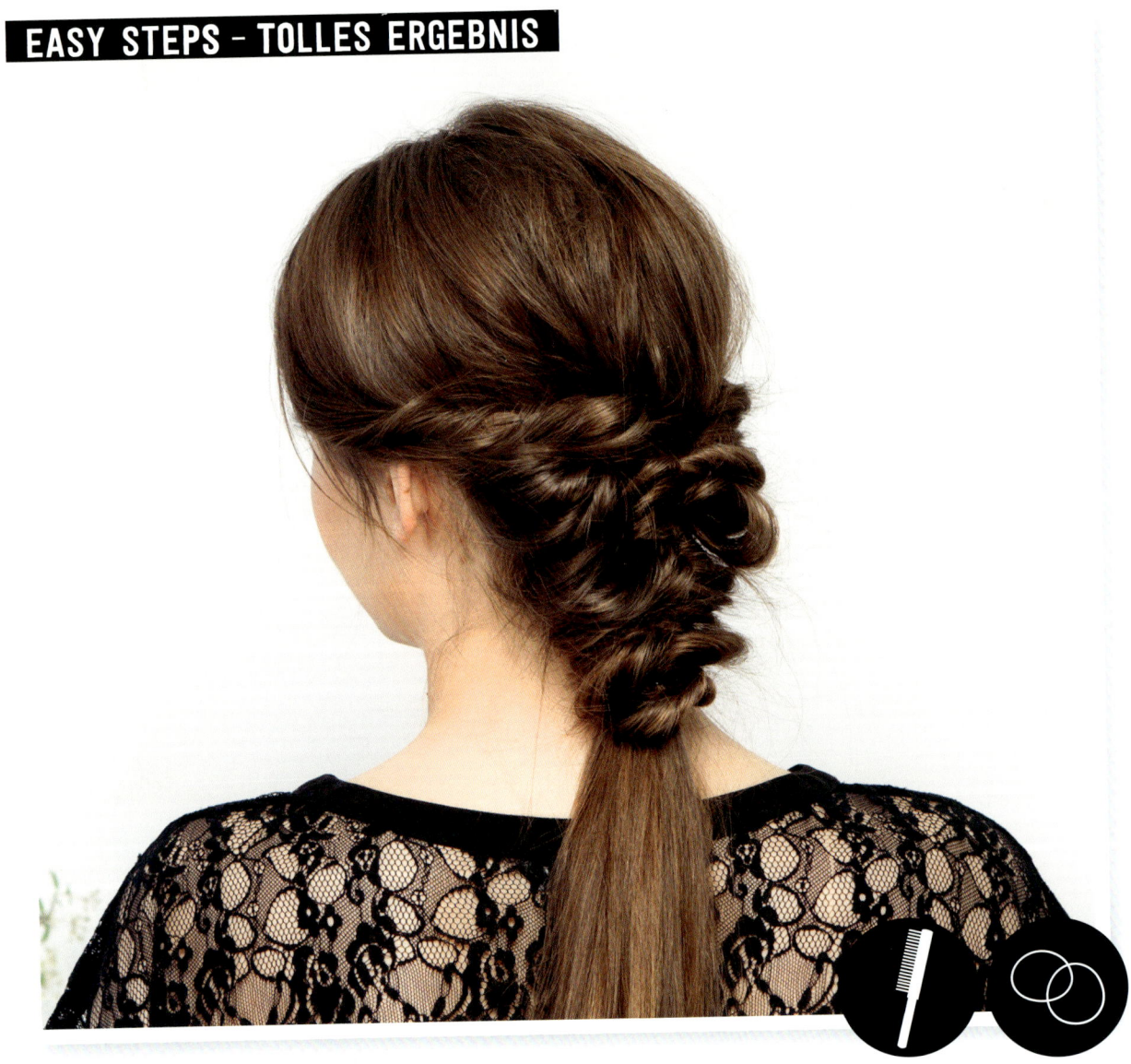

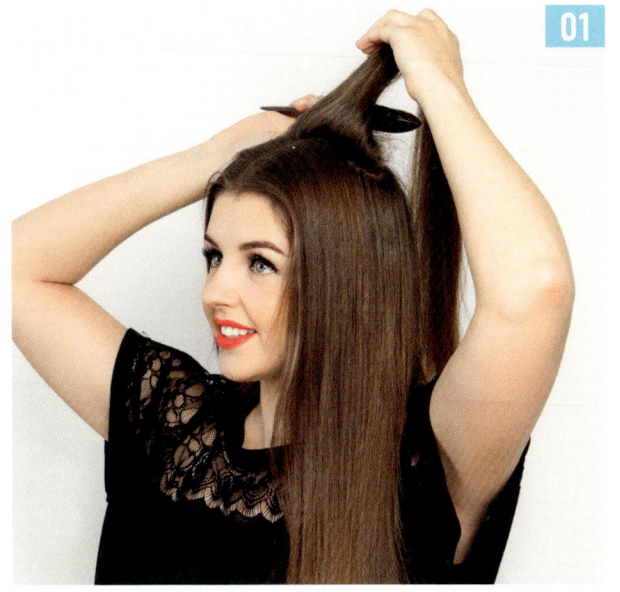

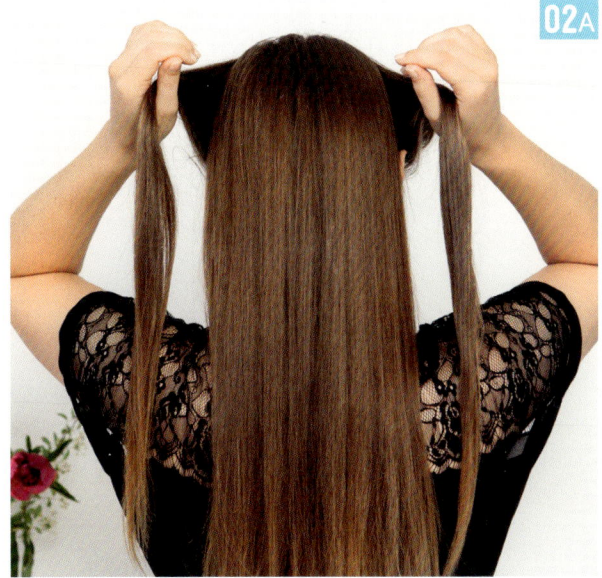

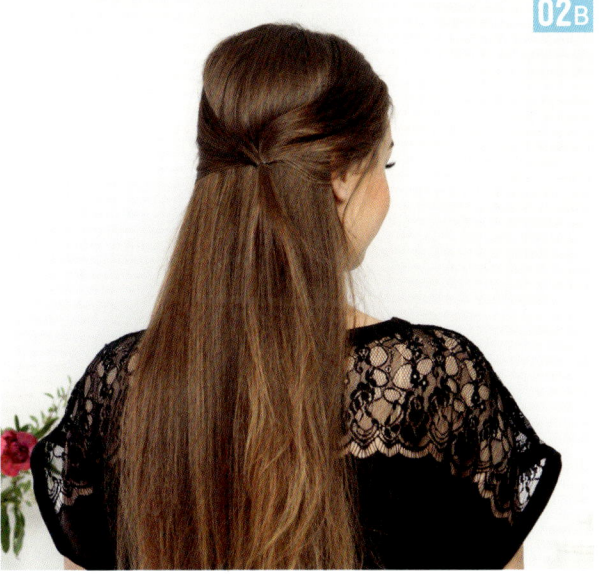

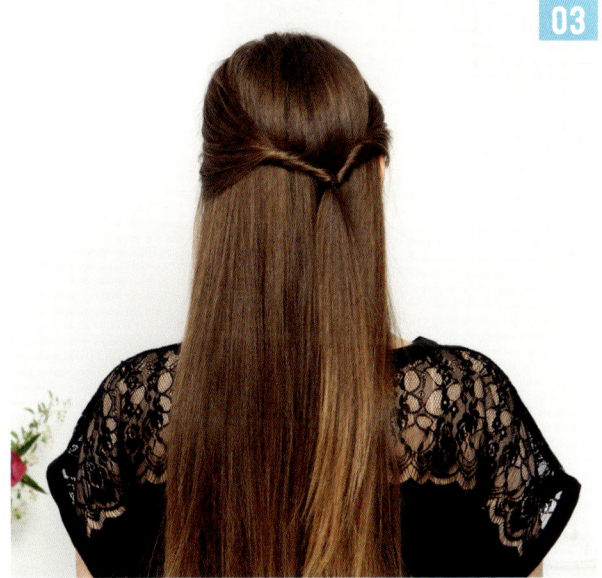

HIER GEHT ES WEITER

1 Toupiere die Haare deines Oberkopfes an. Eine kleine Anleitung, wie das genau funktioniert, findest du im Grundlagenteil.

2 Nimm dir von vorne an deiner Stirn jeweils rechts und links eine kleine Strähne und ver-

binde sie am Hinterkopf etwas nach rechts versetzt mit einem kleinen Haargummi.

3 Drehe nun das entstandene Zöpfchen um sich selber und forme sozusagen einen Loop.

ROMANTISCHE LOOP-FRISUR   **101**

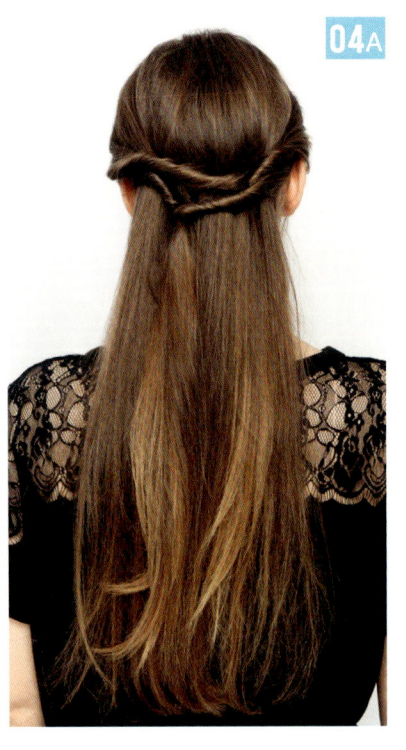 **04A**

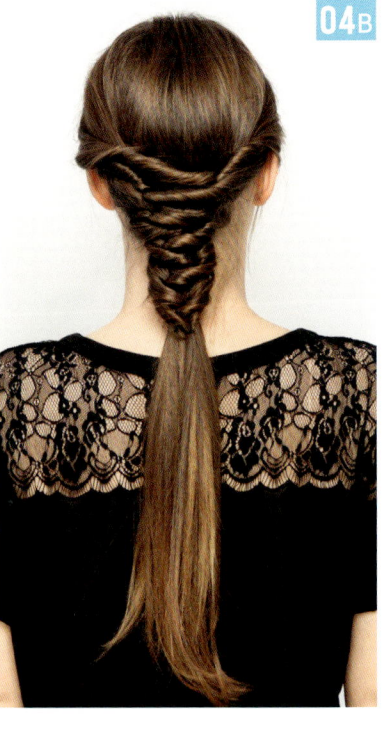 **04B**

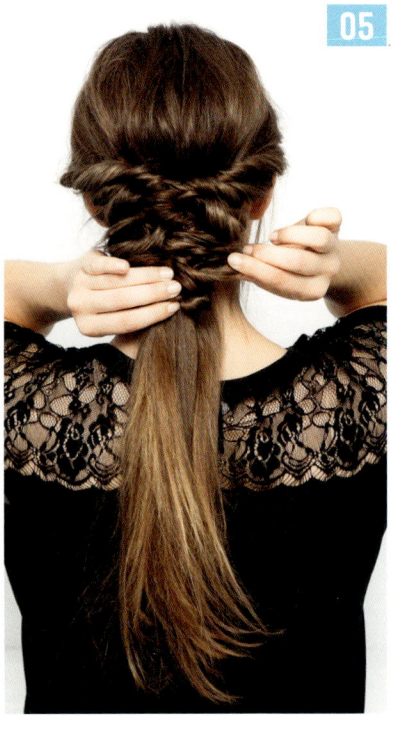 **05**

4 Wiederhole nun Schritt 2–3 sooft du möchtest, und achte darauf, dass du die Zöpfchen an deinem Hinterkopf immer versetzt voneinander befestigst.

5 Wenn alle Zöpfchen fertig verdreht sind, kannst du sie auflockern, um ein voluminöses und lässiges Ergebnis zu erhalten.

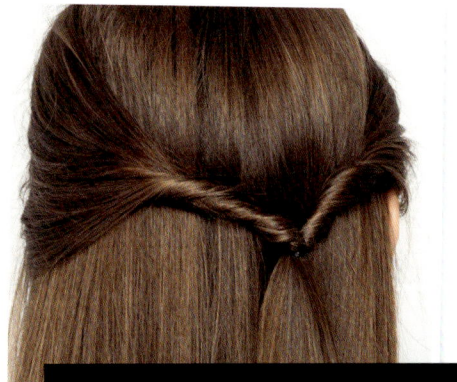

TIPP: Je öfter du die Zöpfchen eindrehst, desto schwerer wird es sein, sie aufzulockern!

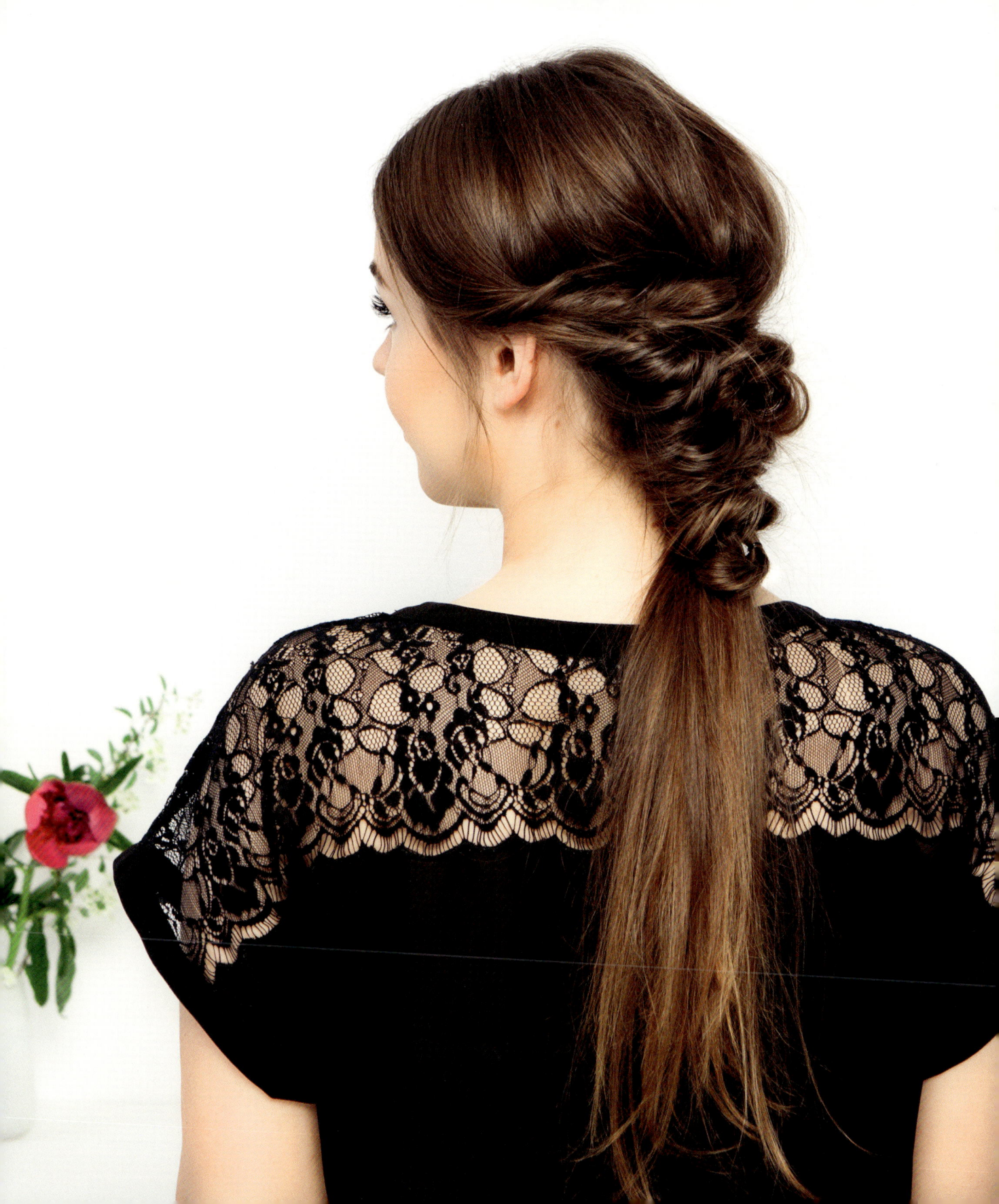

SCHLAUFEN-
ZOPF

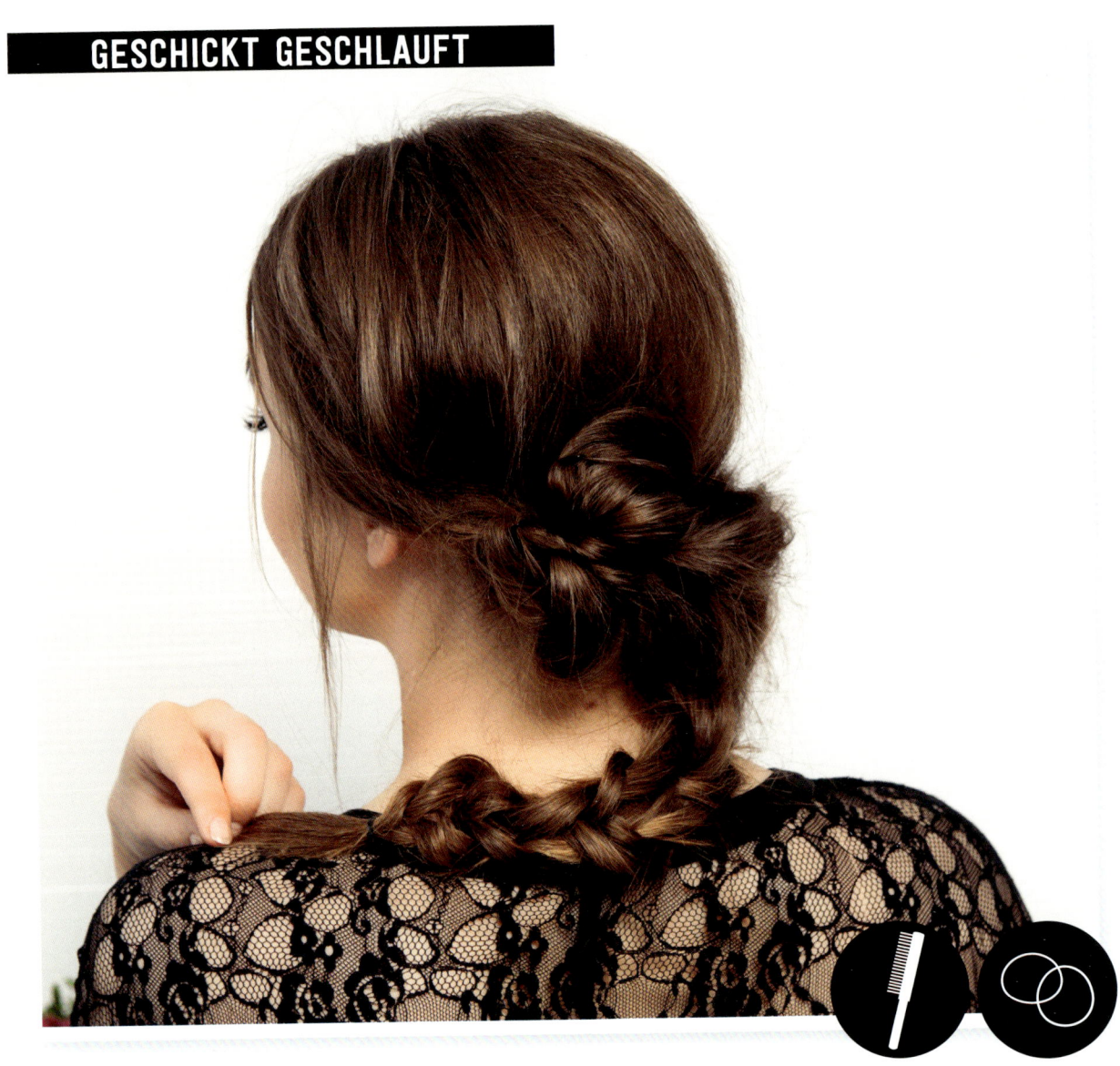

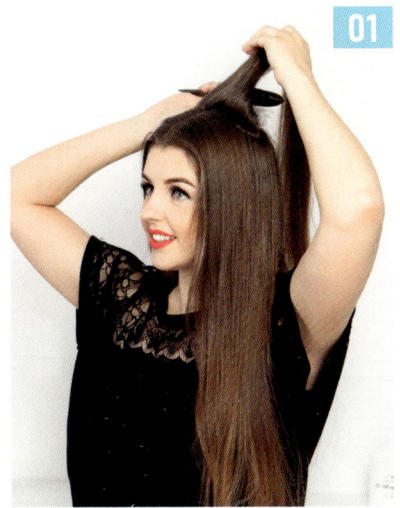

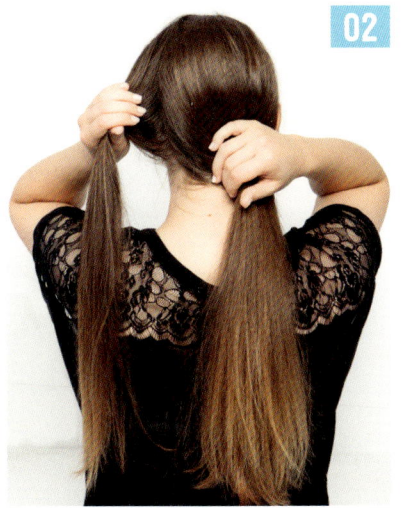

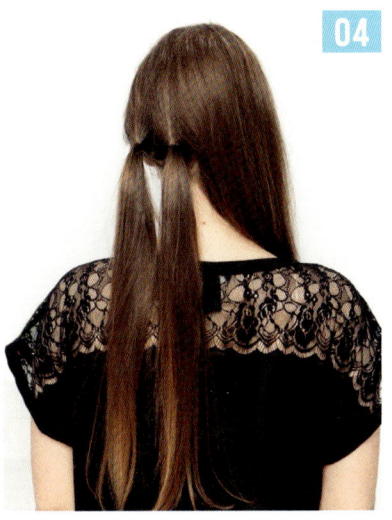

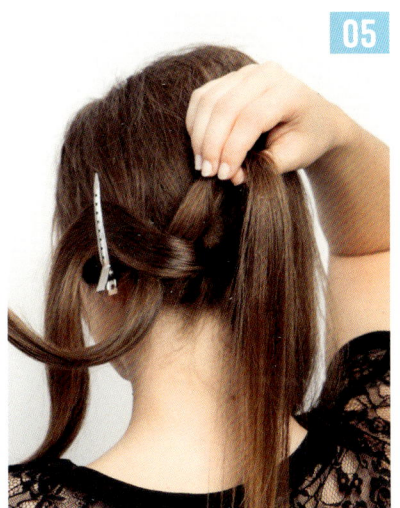

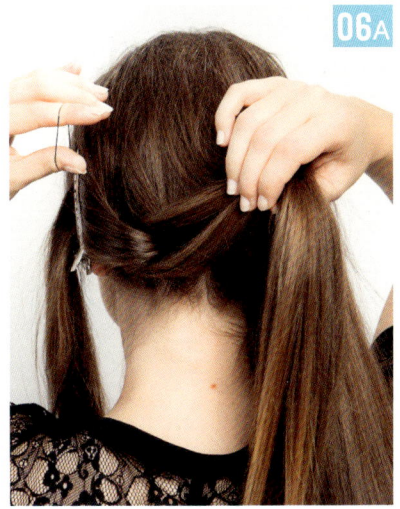

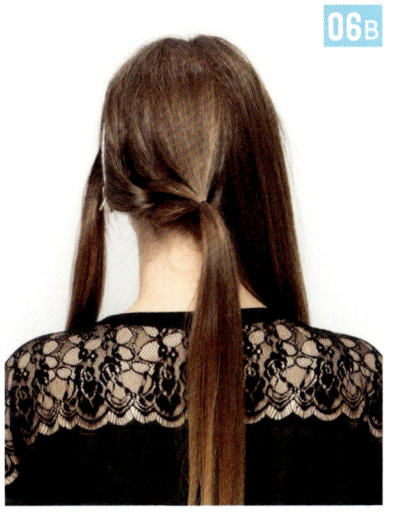

HIER GEHT ES WEITER

1 Toupiere die Haare deines Oberkopfes an. Eine kleine Anleitung, wie das genau funktioniert, findest du im Grundlagenteil.

2 Teile dir seitlich eine Strähne ab. Die Seite suchst du dir danach aus, wie du den Zopf führen willst.

3 Fixiere die Strähne mit einem kleinen Haargummi, sodass du einen Zopf erhältst.

4 Teile dir nun neben deiner ersten Strähne auf gleicher Höhe eine weitere Strähne ab und fixiere sie mit einem kleinen Haargummi.

5 Teile dein erstes Zöpfchen in der Mitte und lege das zweite Zöpfchen seitlich hindurch.

6 Jetzt nimmst du dir wieder eine Strähne von rechts und verbindest sie mit dem in Schritt 5 unterteilten Zöpfchen.

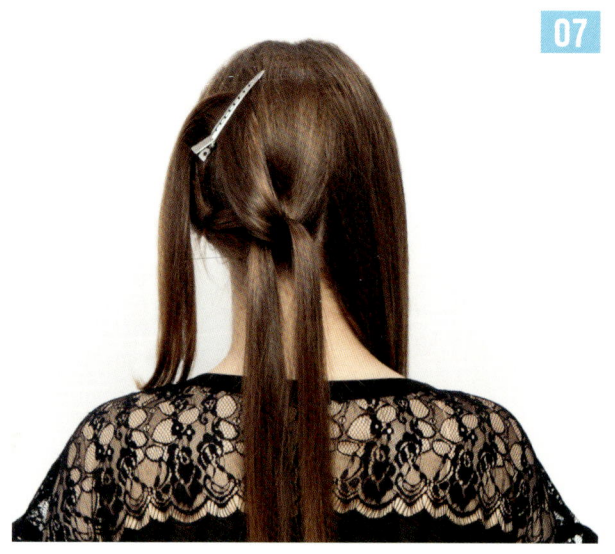

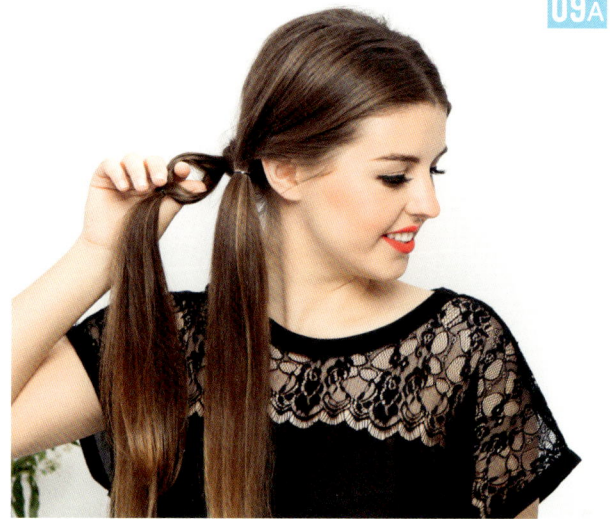

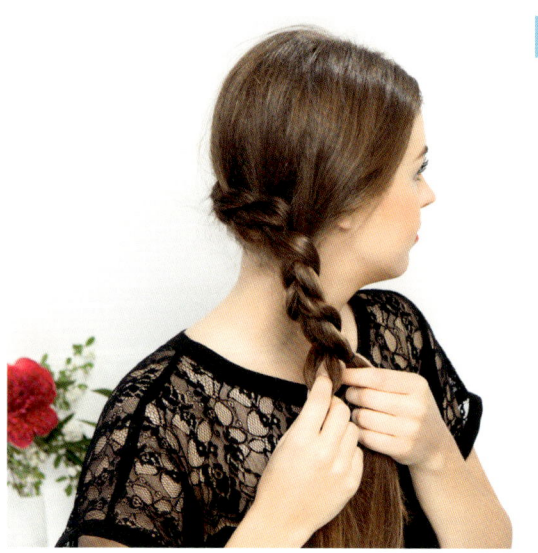

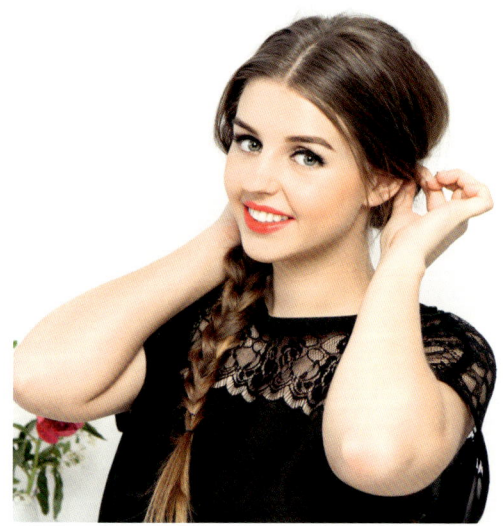

7 Wiederhole nun Schritt 5 mit dem in Schritt 6 gebildeten Zöpfchen.

8 Wenn du auf der anderen Seite angekommen bist, fixiere deine letzte Strähne ebenfalls mit einem kleinen Haargummi.

9 Am Ende hast du nur noch zwei große Strähnen, die du jeweils durcheinander ziehst, bis du am Ende deiner Haare angekommen bist. Dann schließt du deinen Zopf mit einem Haargummi.

10 Um die kleinen Haargummis zu verstecken, kannst du deine Strähnen auflockern und herausziehen. Die Frisur erhält dadurch mehr Volumen.

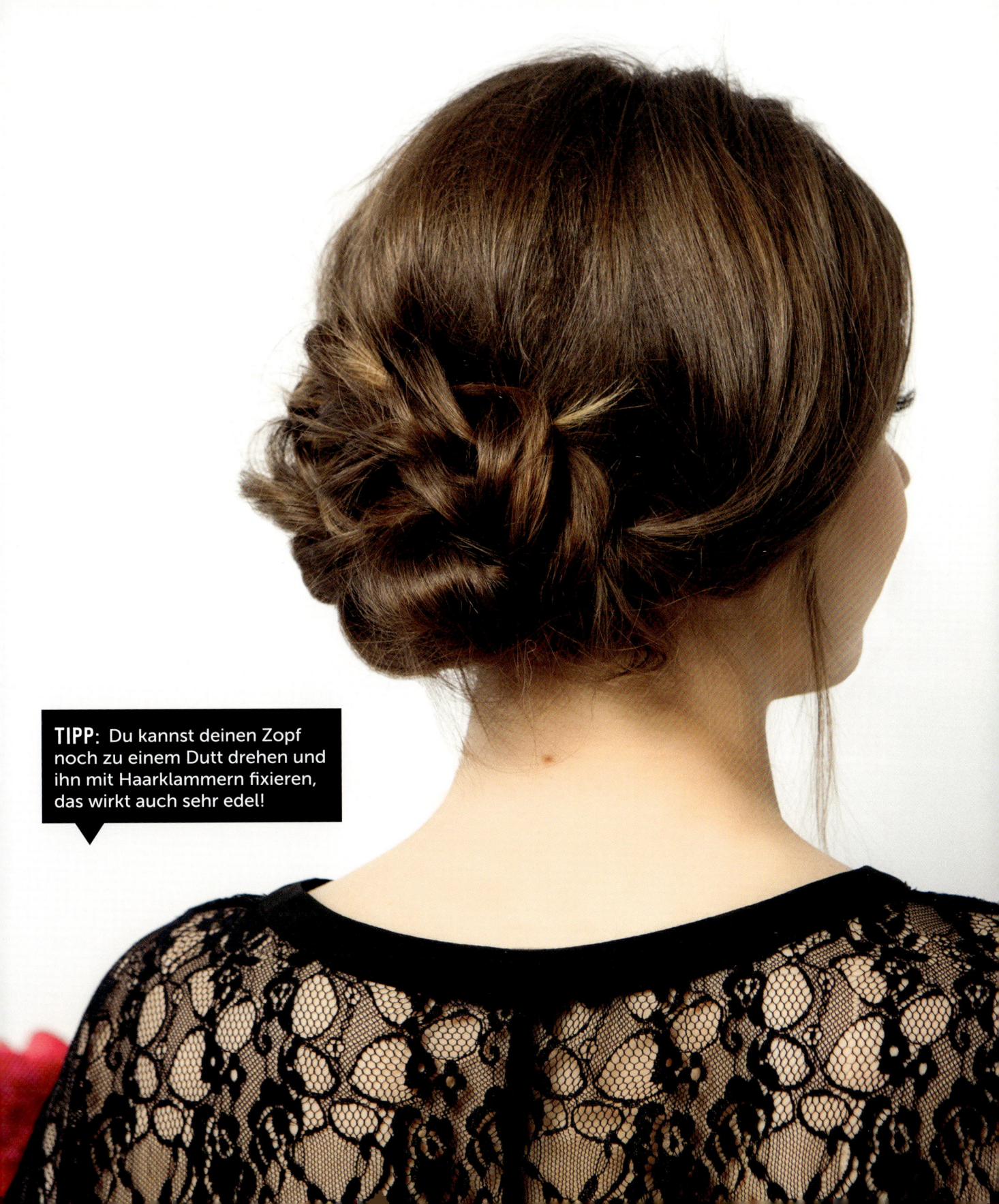

TIPP: Du kannst deinen Zopf noch zu einem Dutt drehen und ihn mit Haarklammern fixieren, das wirkt auch sehr edel!

GLAMOURÖSE
STARFRISUR

PERFEKTER DUTT MIT FLECHTUNG

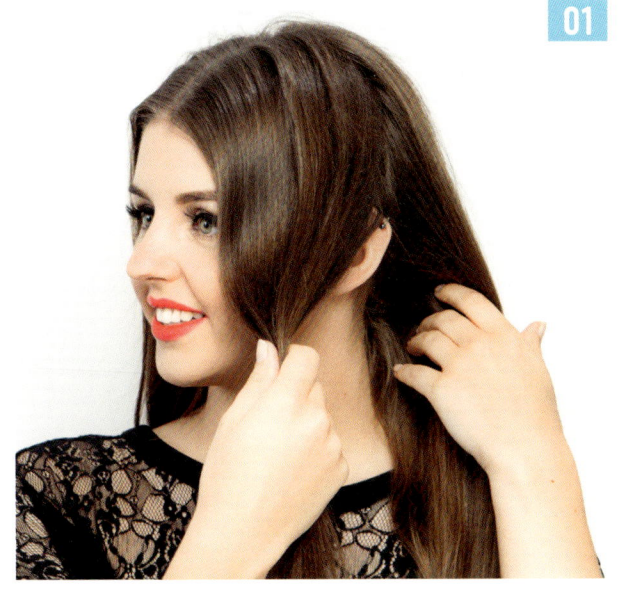

01

02

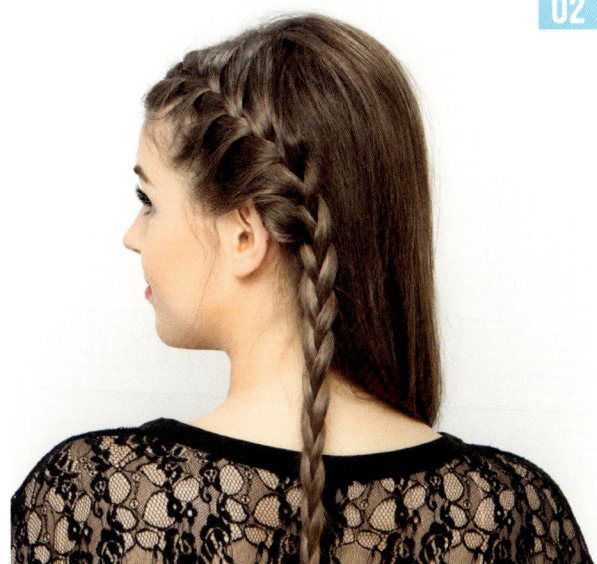

03

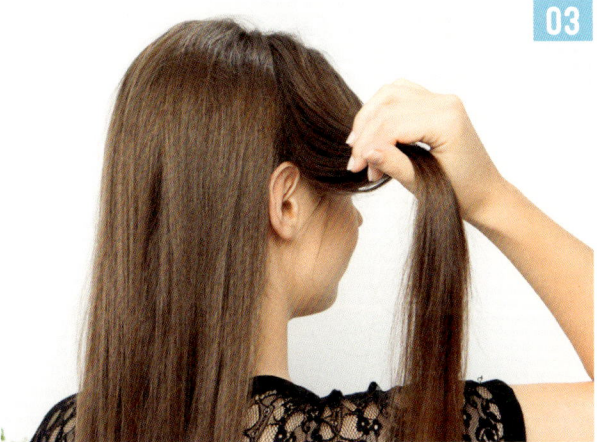

TIPP: Setze die Haarklammern am Hinterkopf über Kreuz, dann verrutschen sie nicht.

04

TIPP: Wenn du die Strähne etwas
antoupierst, hält sie besser.

HIER GEHT ES WEITER

1 Teile dir auf einer Seite eine Strähne ab, die
bis zu deinem Ohr geht.

2 Flechte diese Strähne mit der französischen
Technik zu Ende und fixiere sie mit einem
kleinen Haargummi.

3 Auf der anderen Seite teilst du dir ebenfalls
eine Strähne ab.

4 Fixiere diese Haarsträhne nun mit Haarklammern an deinem Hinterkopf.

GLAMOURÖSE STARFRISUR **109**

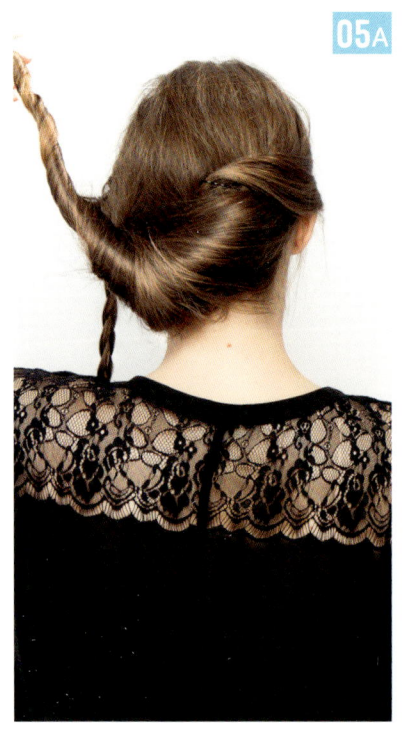 **05A**

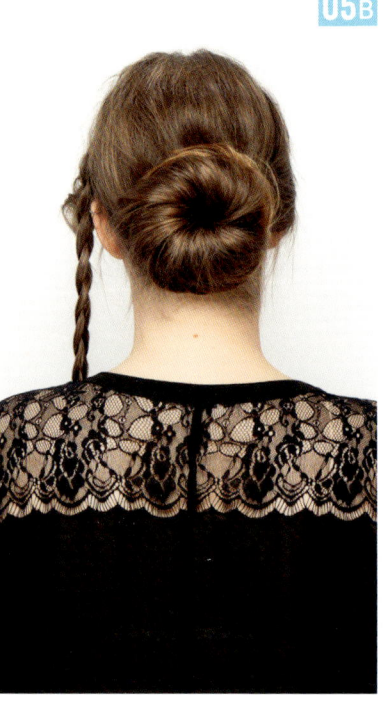 **05B**

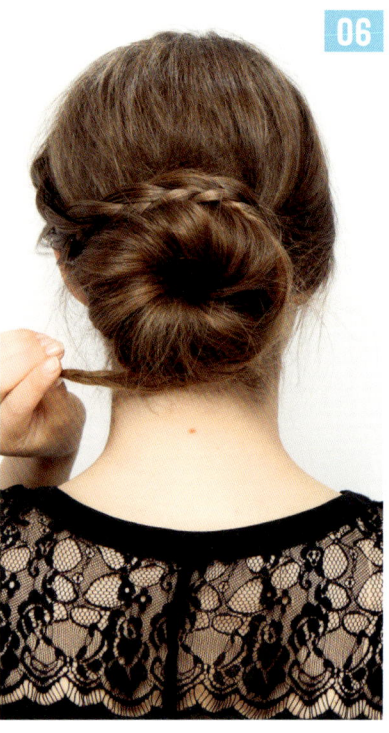 **06**

5 Drehe deine restlichen Haare nun zu einem Dutt ein und positioniere diesen Dutt über die in Schritt 4 gesetzten Haarklammern.

6 Lege deine geflochtene Strähne aus Schritt 2 oberhalb des Dutts entlang und schlinge sie um den Dutt. Befestige sie mit Haarklammern unsichtbar an deinem Dutt.

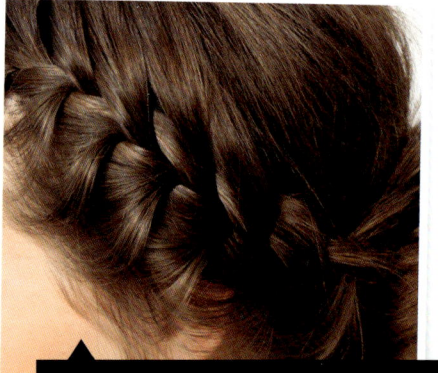

TIPP: Wenn du die geflochtene Strähne etwas auflockerst, wirkt sie viel größer und voluminöser.

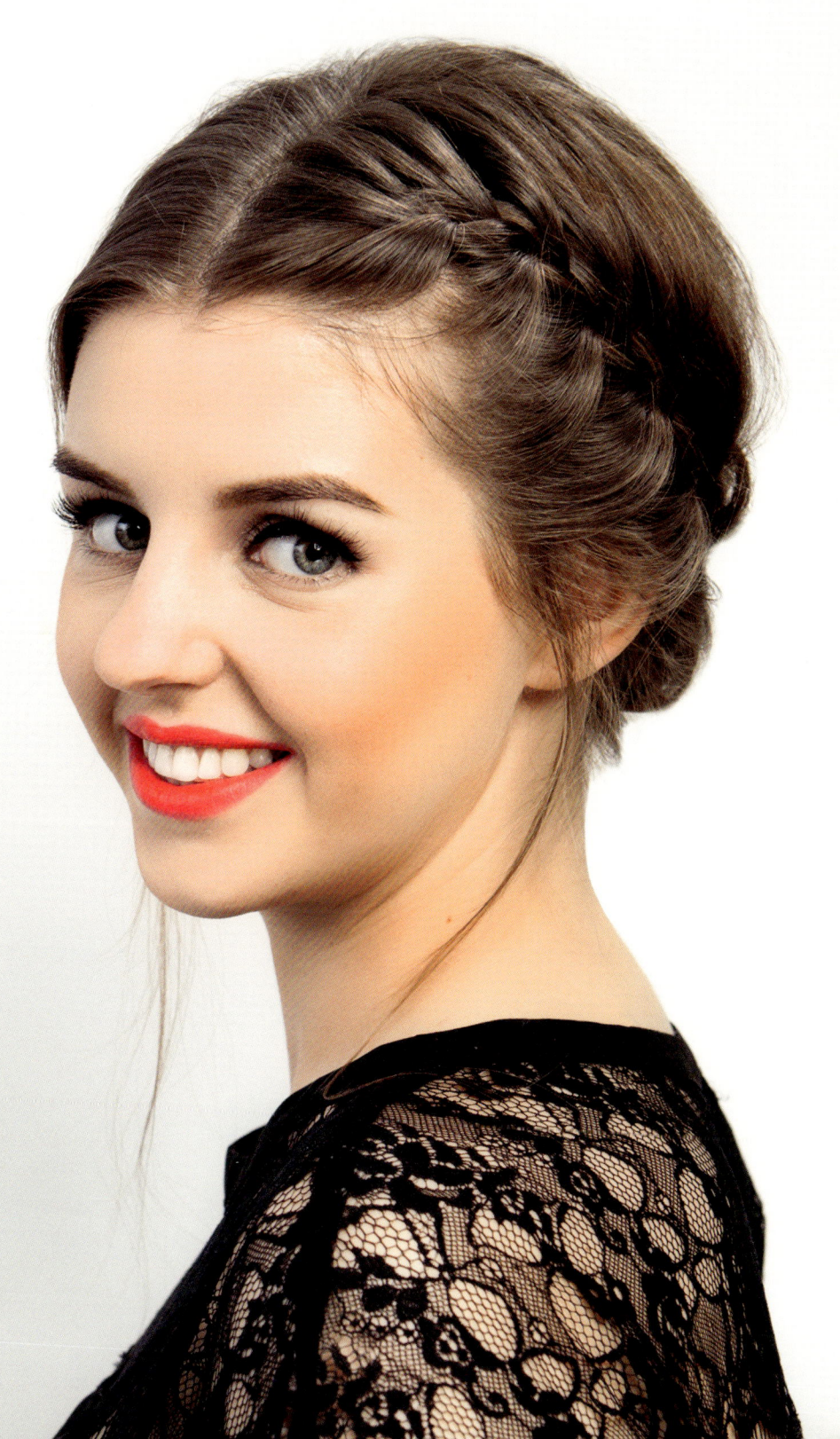

FRANZÖSISCHE
DUTTFRISUR

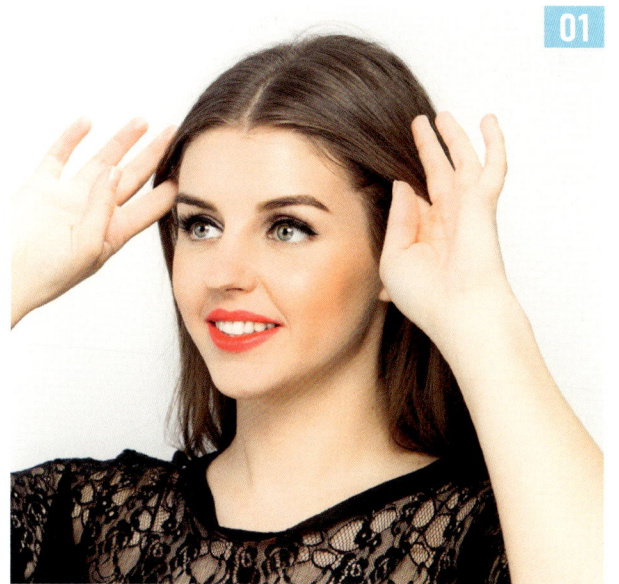

01

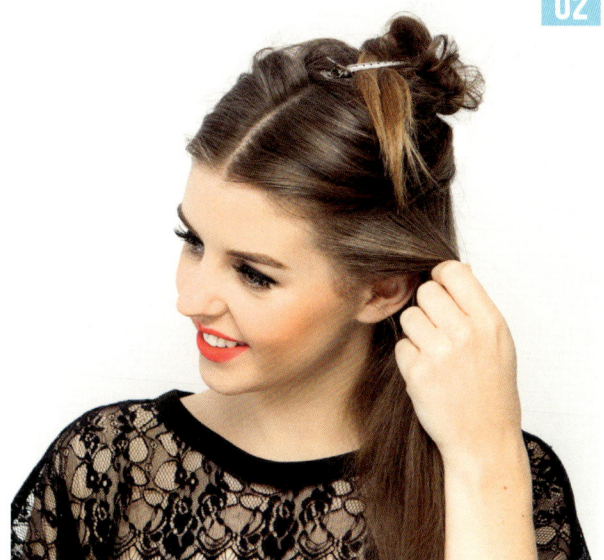

02

TIPP: Das Flechten am Hinterkopf fällt vielen Leuten schwer, übe das Umgreifen deiner Strähnen, wenn du von vorn nach hinten oder andersherum flechtest.

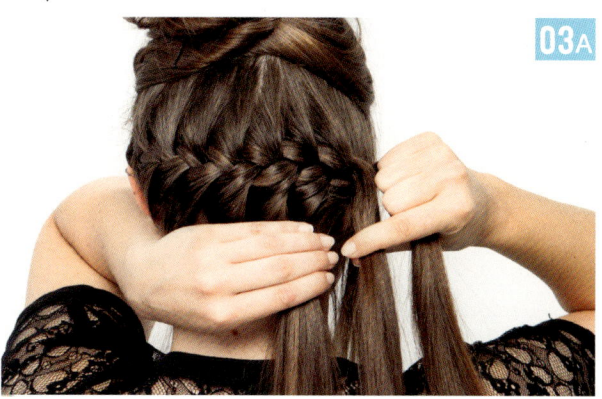

03A

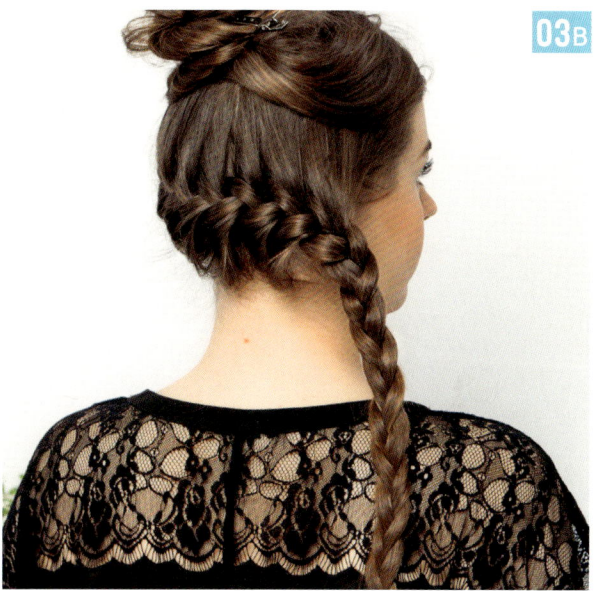

03B

HIER GEHT ES WEITER

1 Unterteile dein komplettes Deckhaar etwa auf Höhe deiner Schläfen und stecke diese Partie weg, damit sie dich nicht stört.

2 Verflechte das restliche Haar in der französischen Flechttechnik.

3 Flechte deinen Zopf von der linken bis zur rechten Seite, also von einem Ohr zum anderen. Fixiere deinen französischen Zopf nun mit einem kleinen Haargummi.

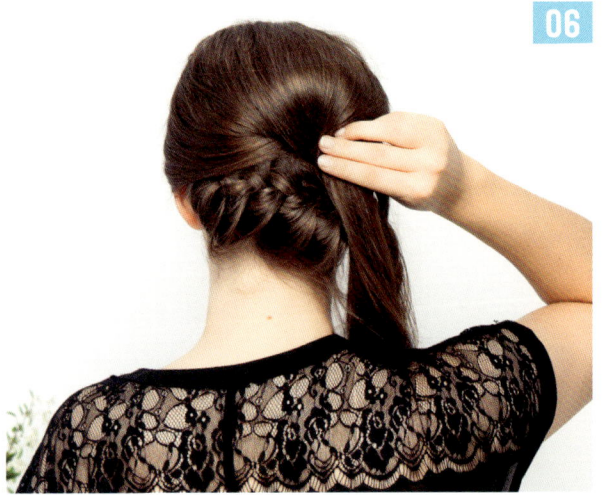

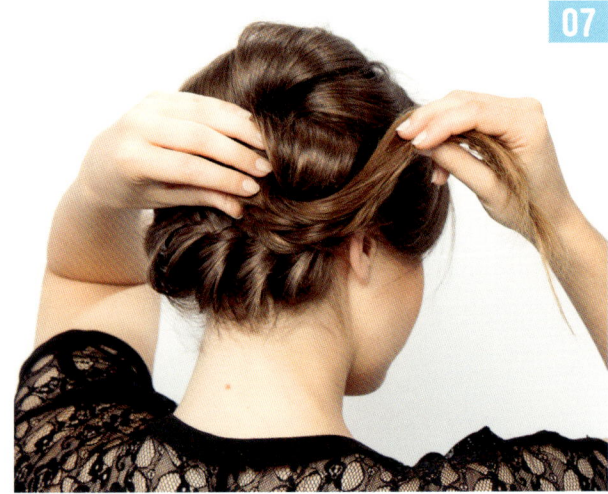

4 Um die Frisur interessanter zu machen, kannst du deine fertige französische Flechtung ein wenig auflockern.

5 Öffne nun dein in Schritt 1 unterteiltes Deckhaar und toupiere es etwas an.

6 Nimm das Haar an der Stelle zusammen, an der du den Dutt platzieren möchtest und befestige es mit Haarklammern.

7 Wenn das Haar erst einmal befestigt ist, kannst du ganz einfach einen Dutt rollen, ohne dass deine Haare verrutschen. Dann steckst du den Dutt mit Haarklammern fest.

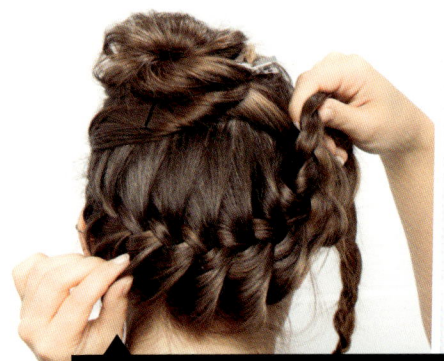

TIPP: Um ein intensiveres Ergebnis zu erhalten, ziehe die Strähnen nur auf der unteren Seite heraus. Somit erhältst du einen hängenden Effekt.

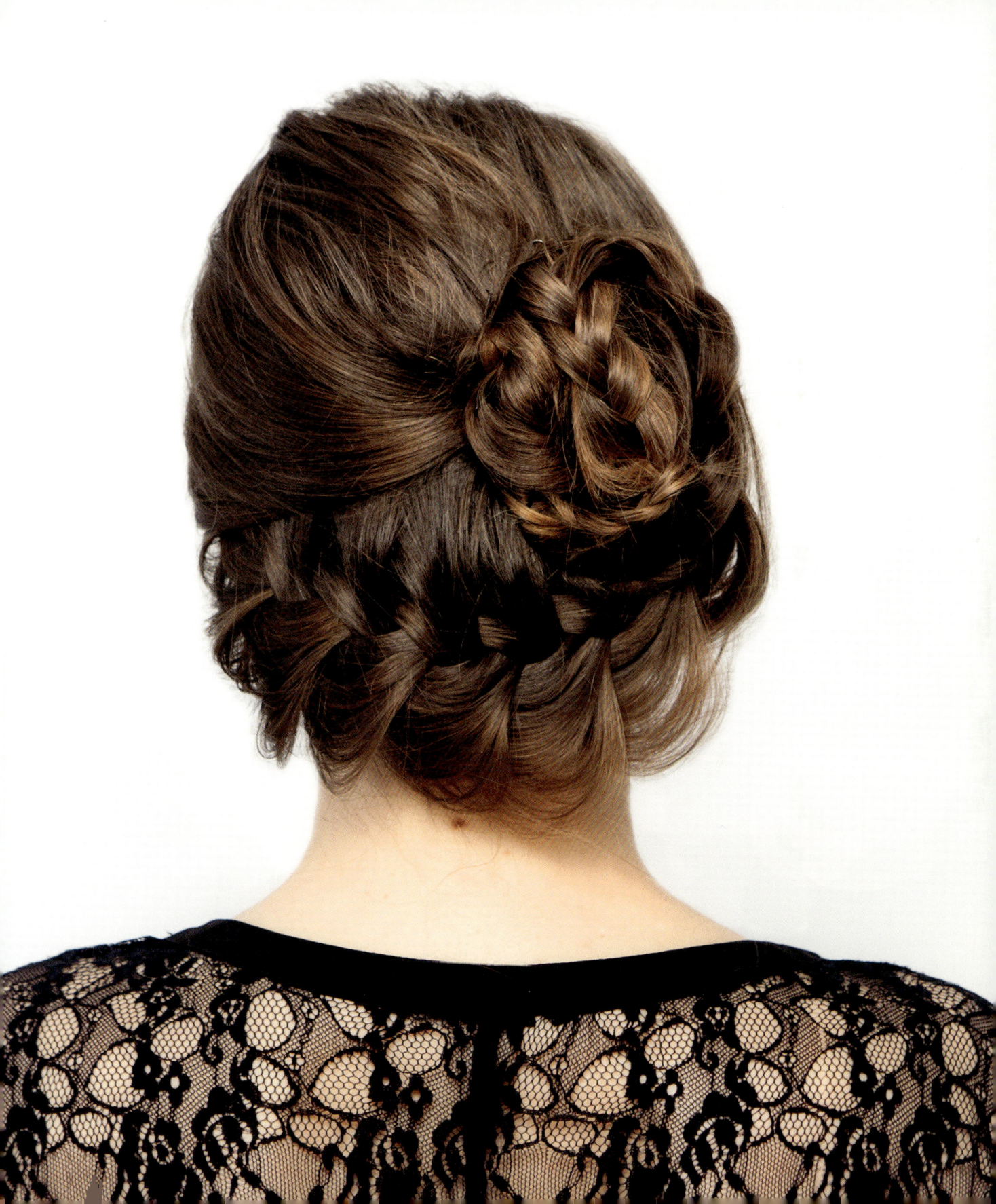

ELEGANTE
CHIGNONFRISUR

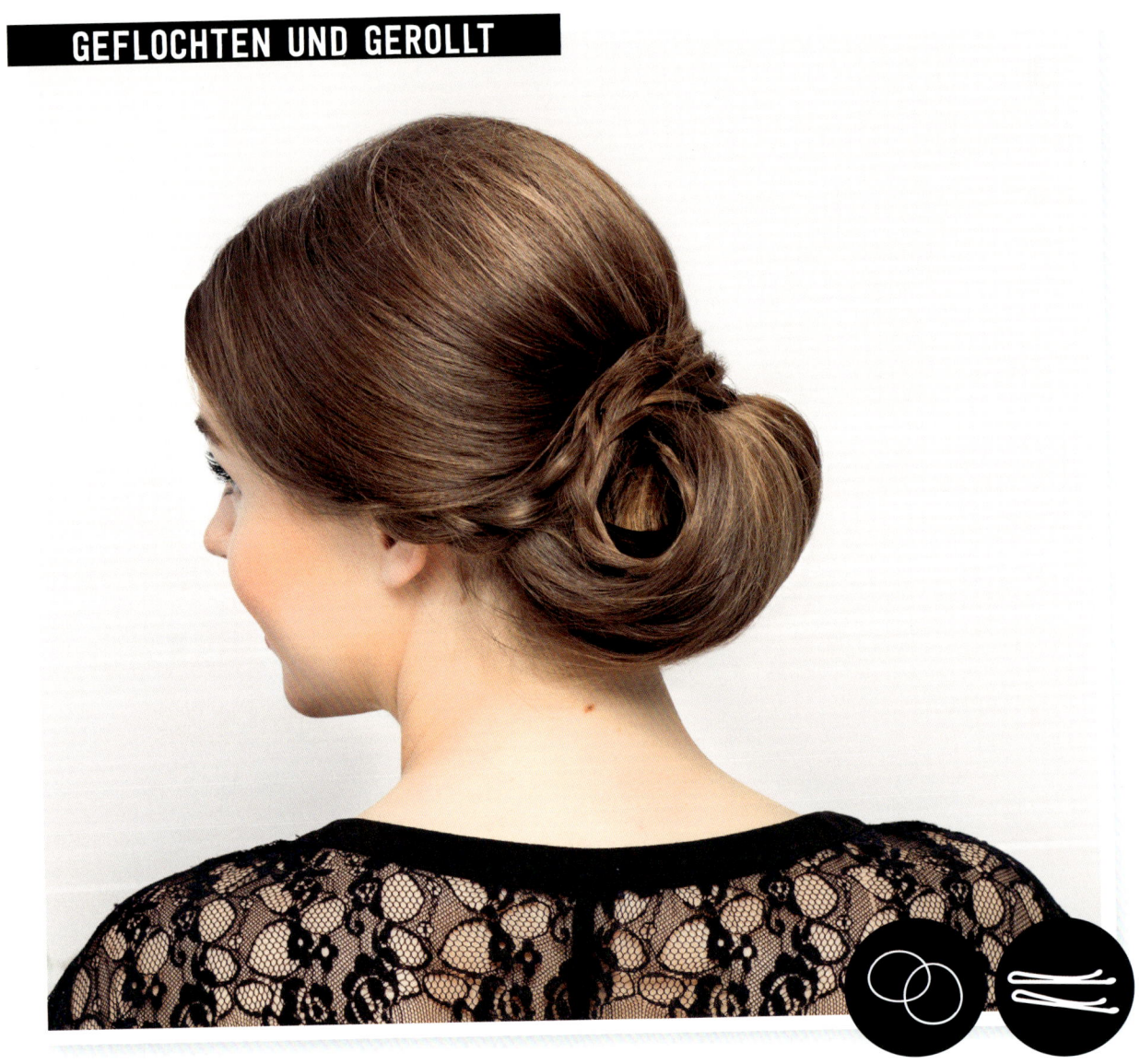

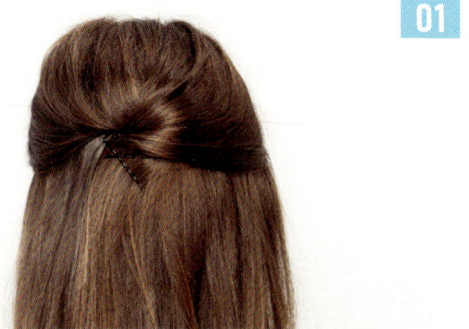

01

TIPP: Wenn du das Haar in der Mitte platziert hast, drücke es etwas hoch, bevor du es mit Haarklammern fixierst. Dadurch holst du das maximale Volumen raus!

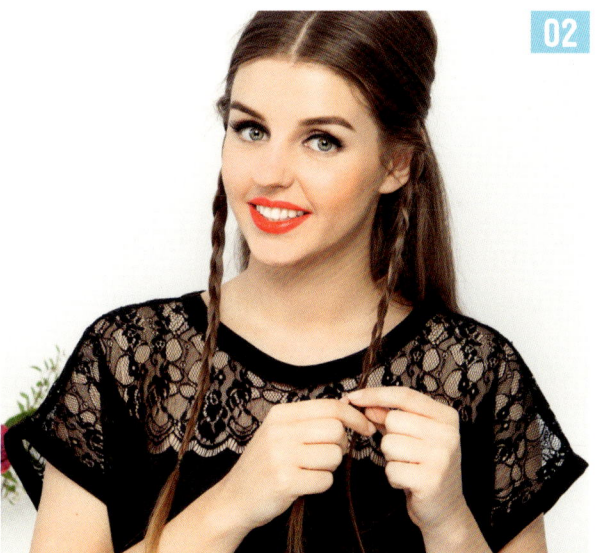

02

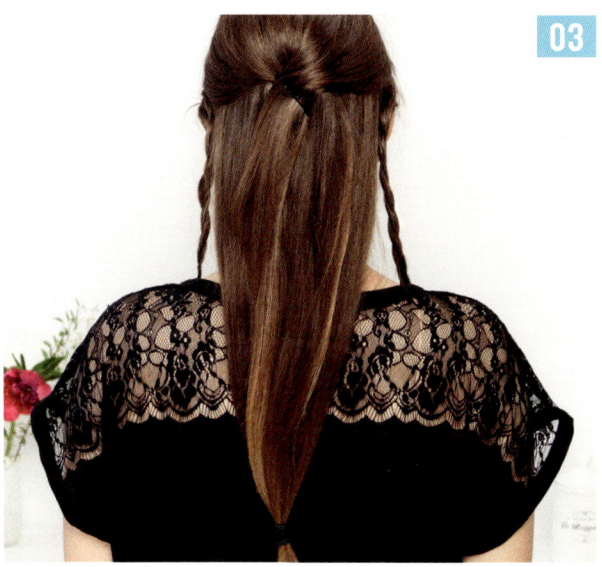

03

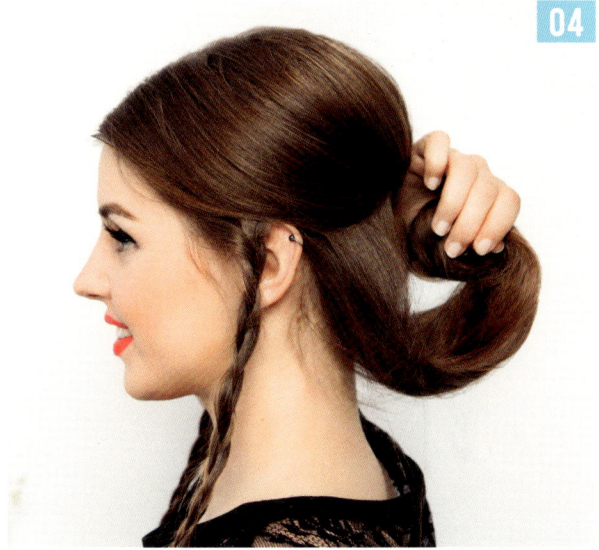

04

HIER GEHT ES WEITER

1 Teile dein komplettes Deckhaar etwa auf Höhe deiner Schläfen ab und pinne es mit Haarklammern in der Mitte deines Hinterkopfs zusammen.

2 Teile dir jeweils rechts und links knapp hinter dem Ohr eine Strähne ab. Diese flechtest du dann in der 3-Strähnen-Technik und fixierst sie mit einem kleinen Haargummi.

3 Binde das restliche Haar in einen Zopf zusammen und schiebe den Haargummi komplett bis zu den Spitzen herunter.

4 Rolle deinen Zopf, beginnend mit dem Zopfgummi, Richtung Haaransatz hoch.

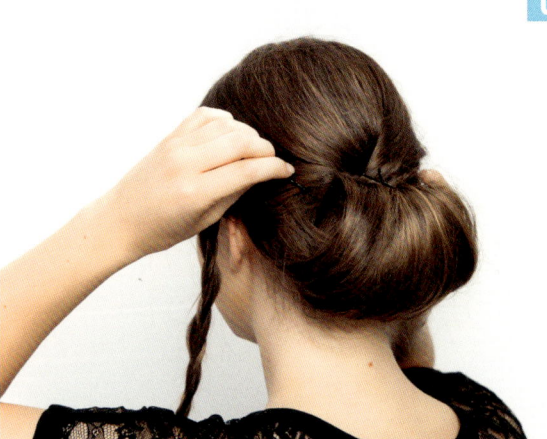 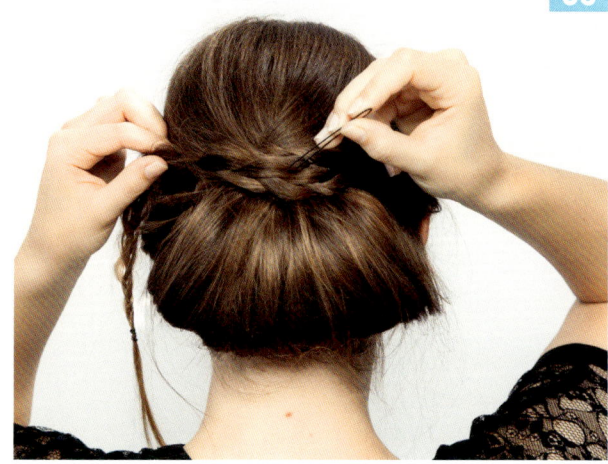

5 Es entsteht eine gleichmäßige Rolle, die du mit Haarklammern an deinem Kopf fixierst.

6 Lege nun deine in Schritt 3 geflochtenen Strähnen um die entstandene Rolle. Fixiere die Enden der Strähnen mit Haarklammern, am besten in der Rolle, damit man sie nicht sehen kann.

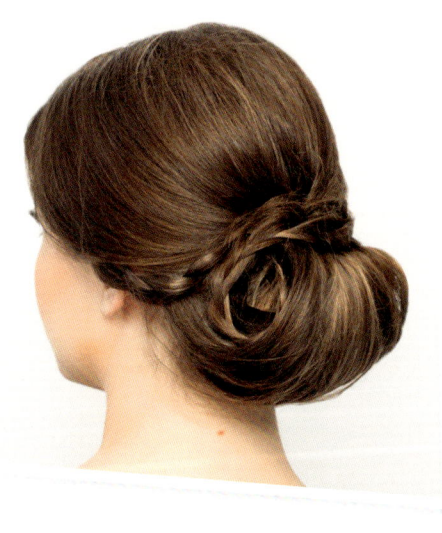 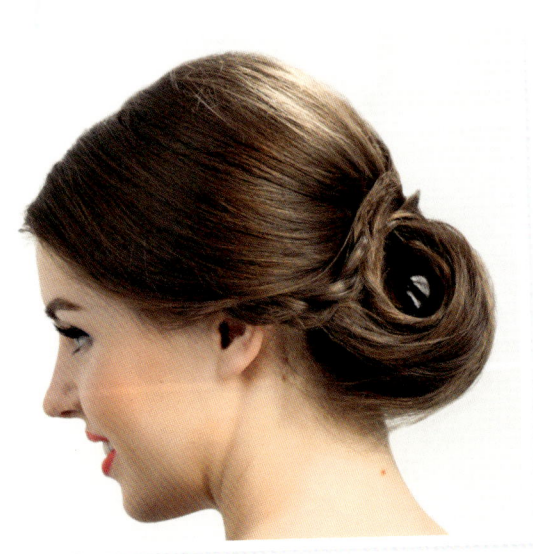

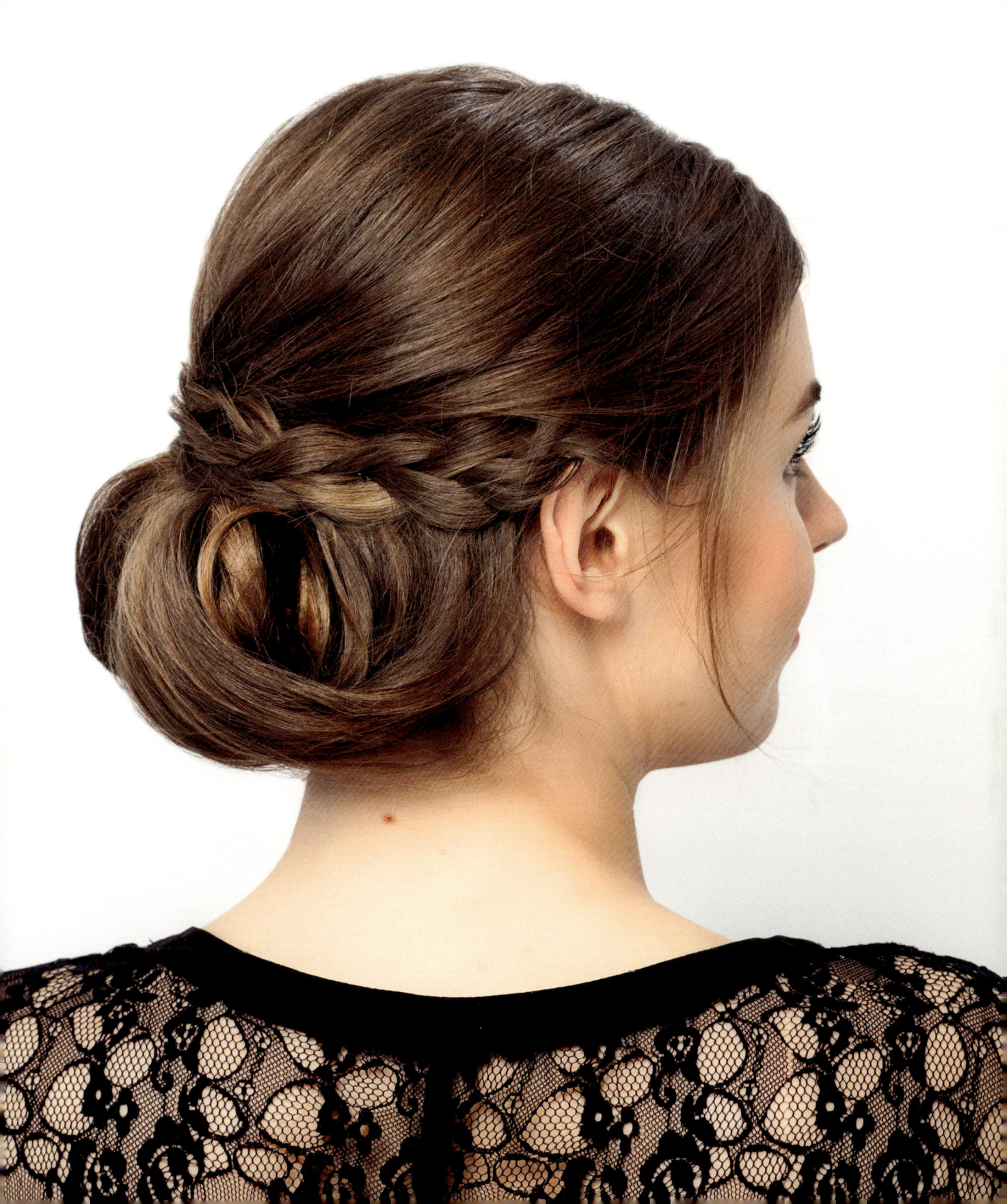

HOCHZEITS-
KLASSIKER

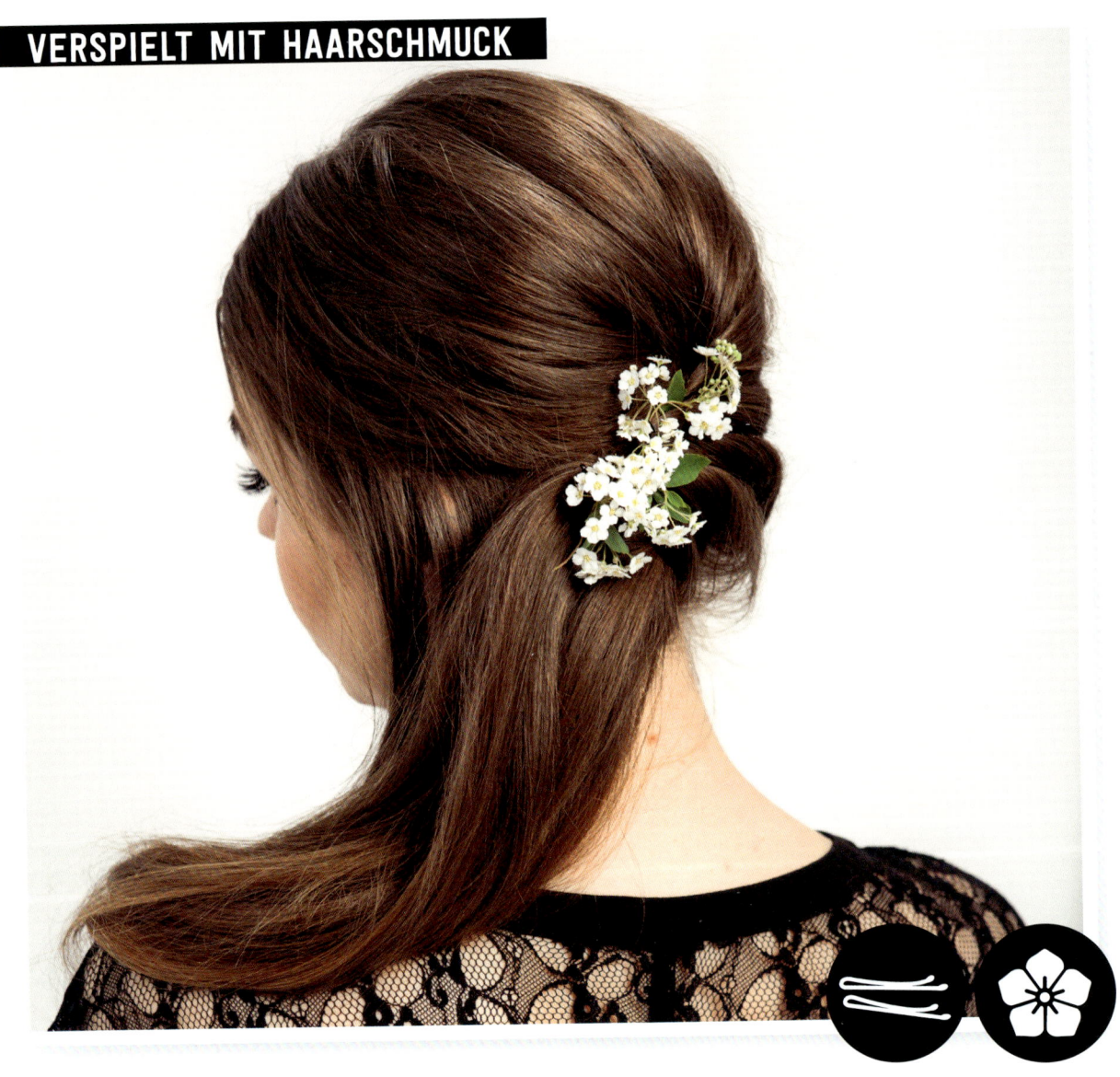

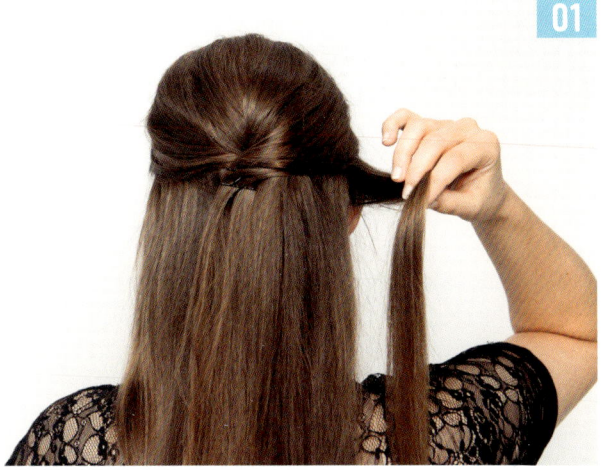

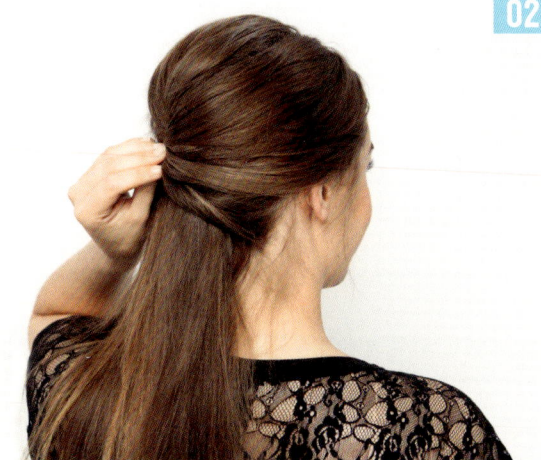

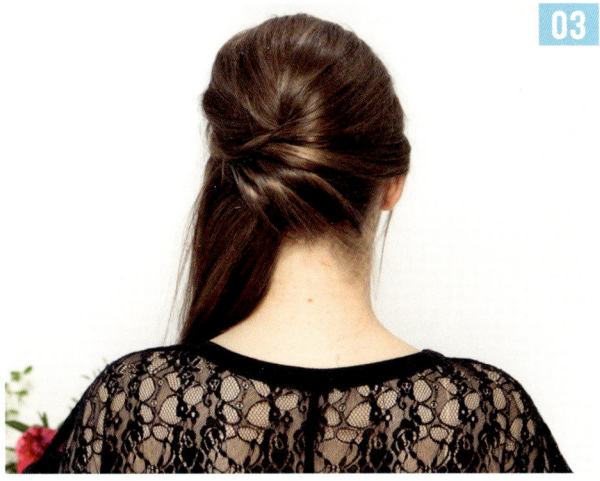

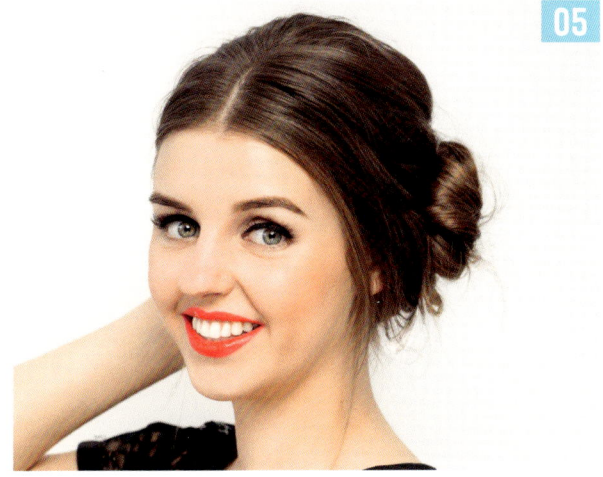

VARIANTE 1

1 Teile dein komplettes Deckhaar etwa auf Höhe deiner Schläfen ab und pinne es in der Mitte deines Hinterkopfs zusammen.

2 Nun teilst du kleine Strähnen von einer Seite ab, führst sie über die Haarklammern auf die andere Seite und steckst sie fest.

3 Stecke so viele Strähnen von einer Seite auf die andere, bis du die Haare über die Schulter legen kannst, ohne dass sie zurückfallen.

4 Um die Haarklammern zu verdecken, eignen sich Haarschmuck oder eine Blüte sehr gut. Im Sommer sind frische Blumen im Haar ein besonderer Hingucker!

VARIANTE 2

5 Wenn dich das Haar auf der Schulter stört, drehe das komplette Haar in einen seitlichen Dutt und stecke ihn fest. Entweder du platzierst den Dutt auf den Haarklammern oder wählst auch hier die Variante mit dem Haarschmuck bzw. Blumen im Haar.

WANDELBARE
FLECHTUNG

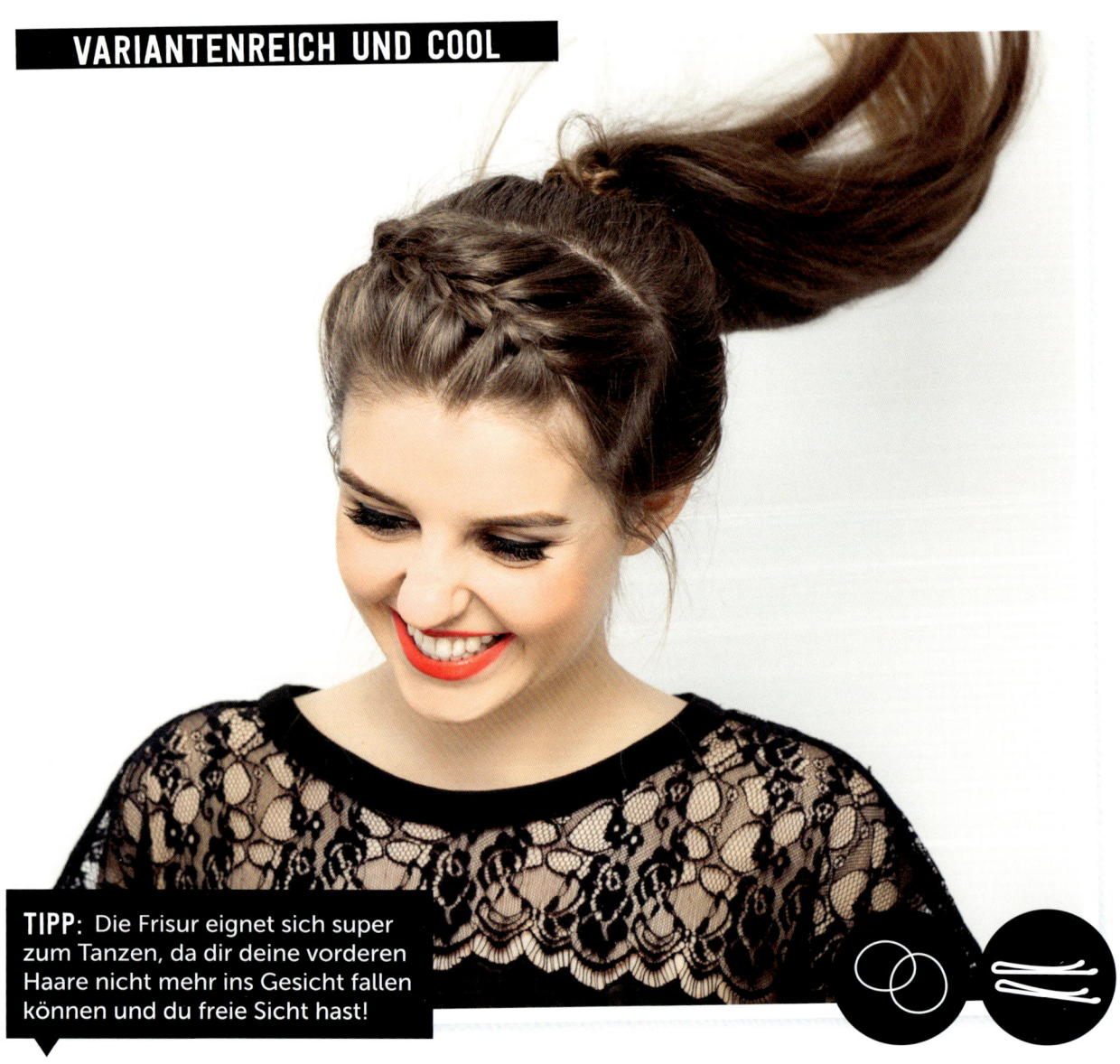

TIPP: Die Frisur eignet sich super zum Tanzen, da dir deine vorderen Haare nicht mehr ins Gesicht fallen können und du freie Sicht hast!

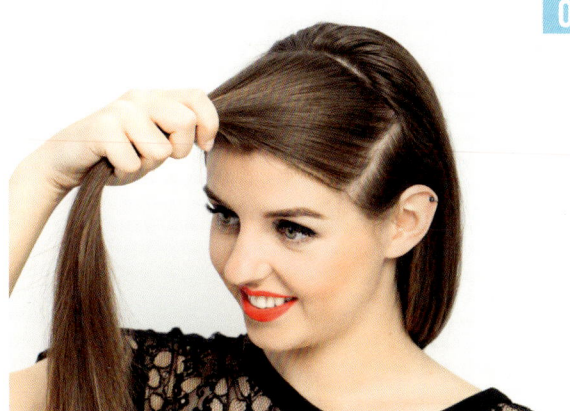

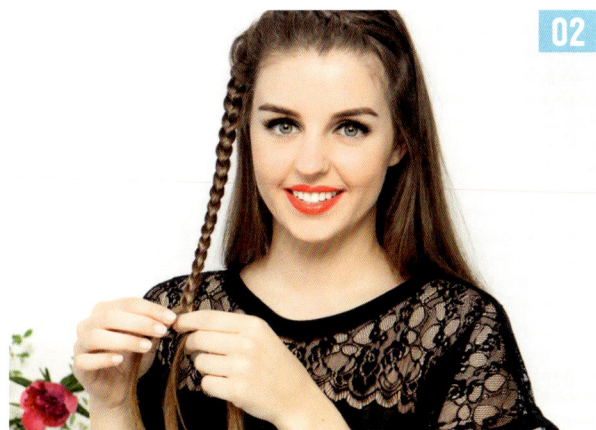

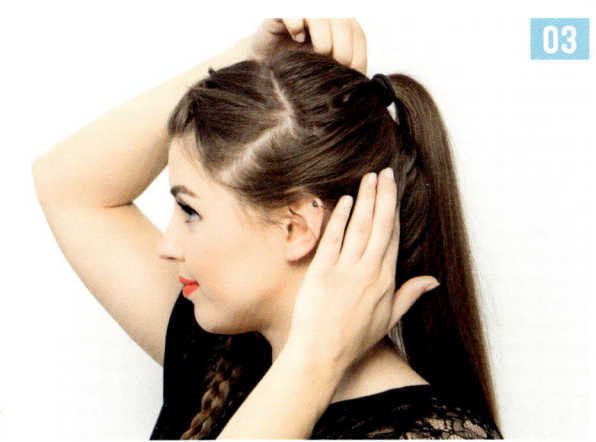

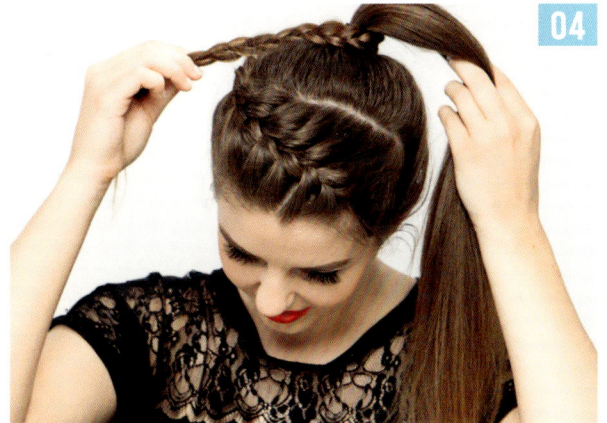

VARIANTE 1

1 Teile dir eine Strähne deiner Haare in einer Art Viereck entlang deiner Stirn ab.

2 Fixiere dein restliches Haar mit einem Haargummi, damit es dich nicht stört. Beginne die Strähne mit der französischen Flechttechnik von einem Ohr zum anderen am Kopf entlang zu flechten. Wenn du am Ende angekommen bist, fixiere den geflochtenen Zopf mit einem kleinen Haargummi.

3 Lockere den Zopf nun auf und fixiere dein restliches Haar, welches du beiseite gelegt hast, in einem hoch sitzenden Pferdeschwanz.

4 Wickele den geflochtenen Zopf aus Schritt 2 nun um den Haargummi deines Pferdeschwanzes und fixiere ihn mit Haarklammern.

VARIANTE 2

Wickele dir aus dem Pferdeschwanz einen Dutt. So sieht die Frisur festlicher aus!

VARIANTE 3

Mache eine halboffene Frisur daraus, indem du die geflochtene Strähne einfach seitlich herunterhängen lässt oder sie am Hinterkopf mit einer Haarklammer befestigst.

PRINZESSINNEN-
FLECHTZOPF

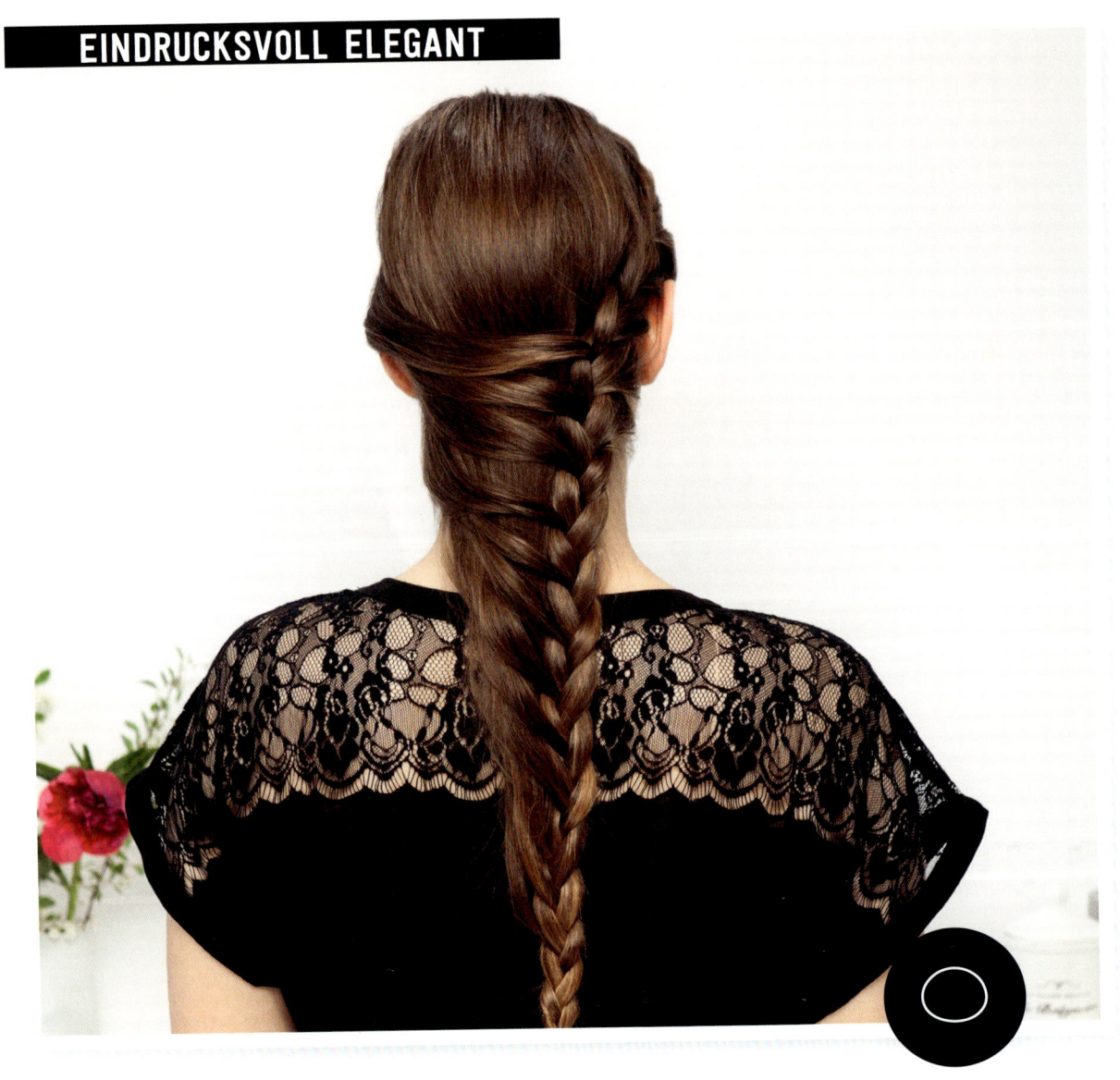

03A

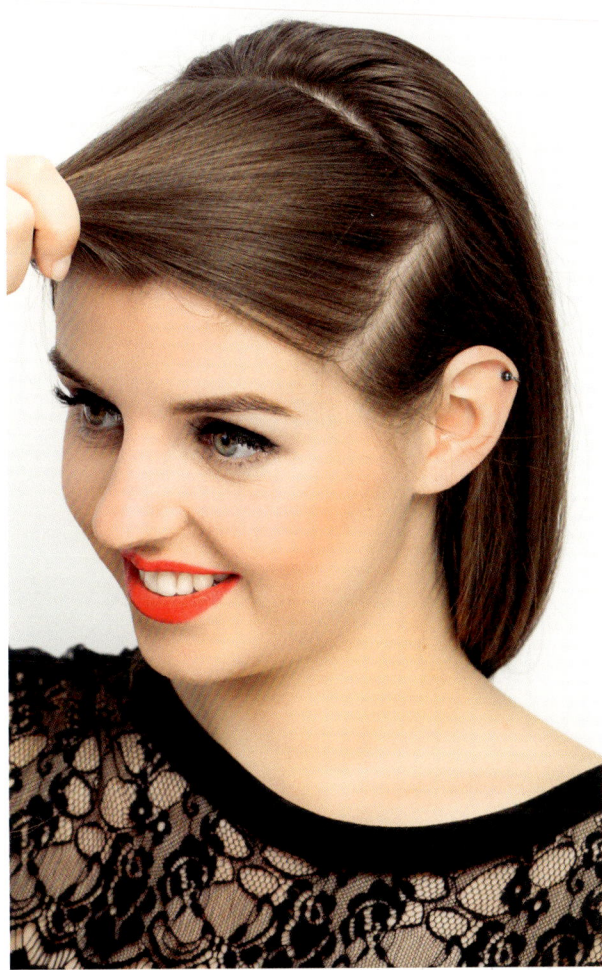

TIPP: Das Abteilen der Haare, vor allem hier im Viereck, klappt besonders gut mit der Spitze eines Stielkamms!

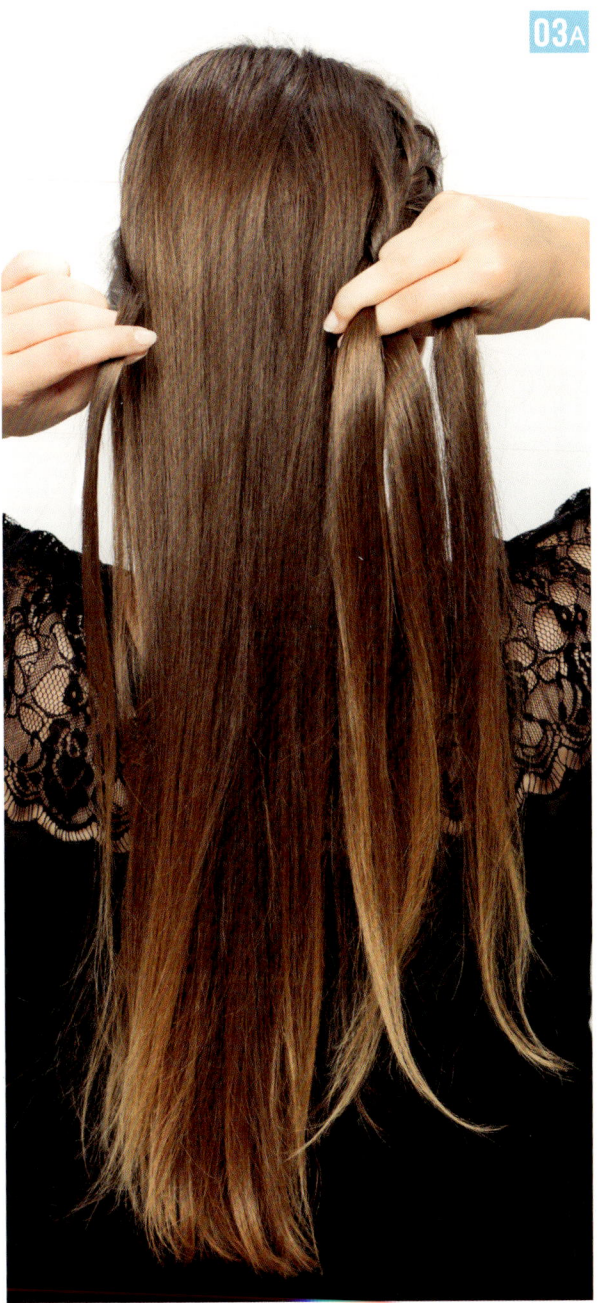

HIER GEHT ES WEITER

1 Teile dir eine Strähne deiner Haare in einer Art Viereck entlang deiner Stirn ab.

2 Beginne nun mit der französischen Flechttechnik von einem Ohr zum anderen am Kopf entlang.

PRINZESSINNEN- FLECHTZOPF **125**

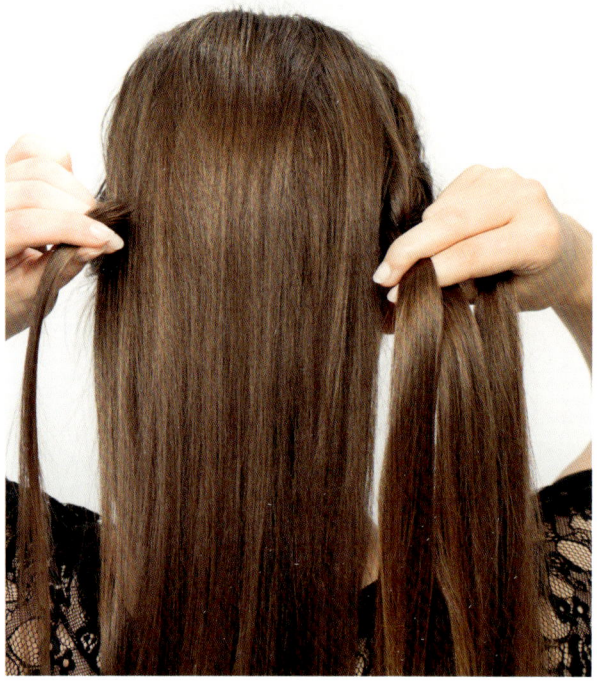

03B

TIPP: Lockere die dazugenommenen Strähnen etwas auf, damit sie einen hängenden Effekt haben.

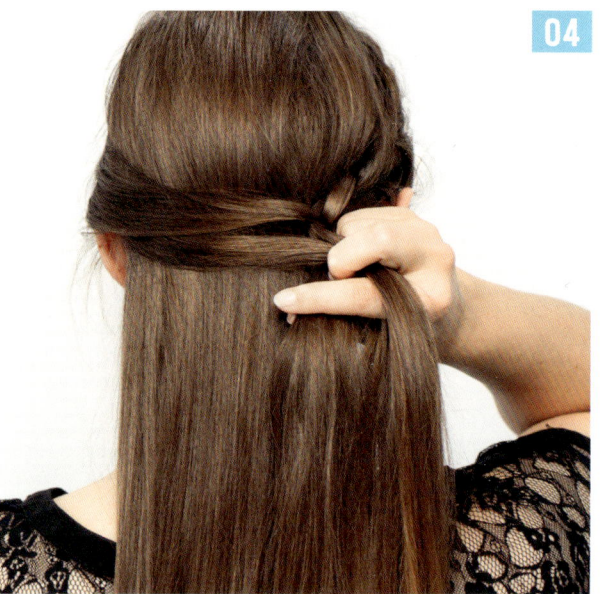

04

3 Wenn du am Ohr angekommen bist, nimmst du kleine Strähnen von der gegenüberliegenden Seite in deine geflochtene Strähne.

4 Nimm so viele kleine Strähnen zu deiner geflochtenen Strähne hinzu, bis du am Ende deiner Haare angekommen bist. Dann schließt du deinen Zopf mit einem Gummi.

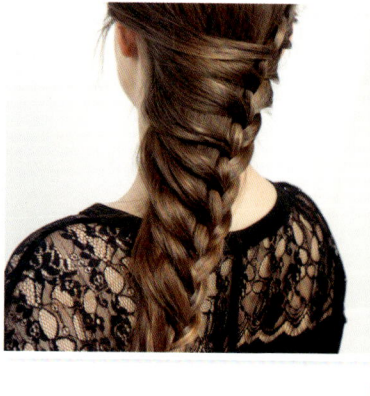

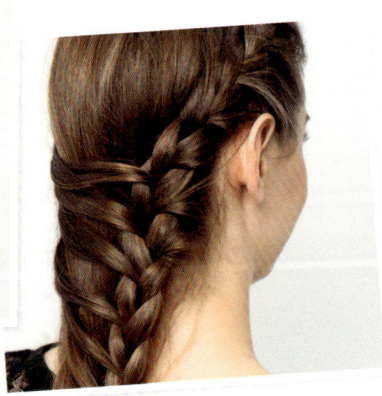

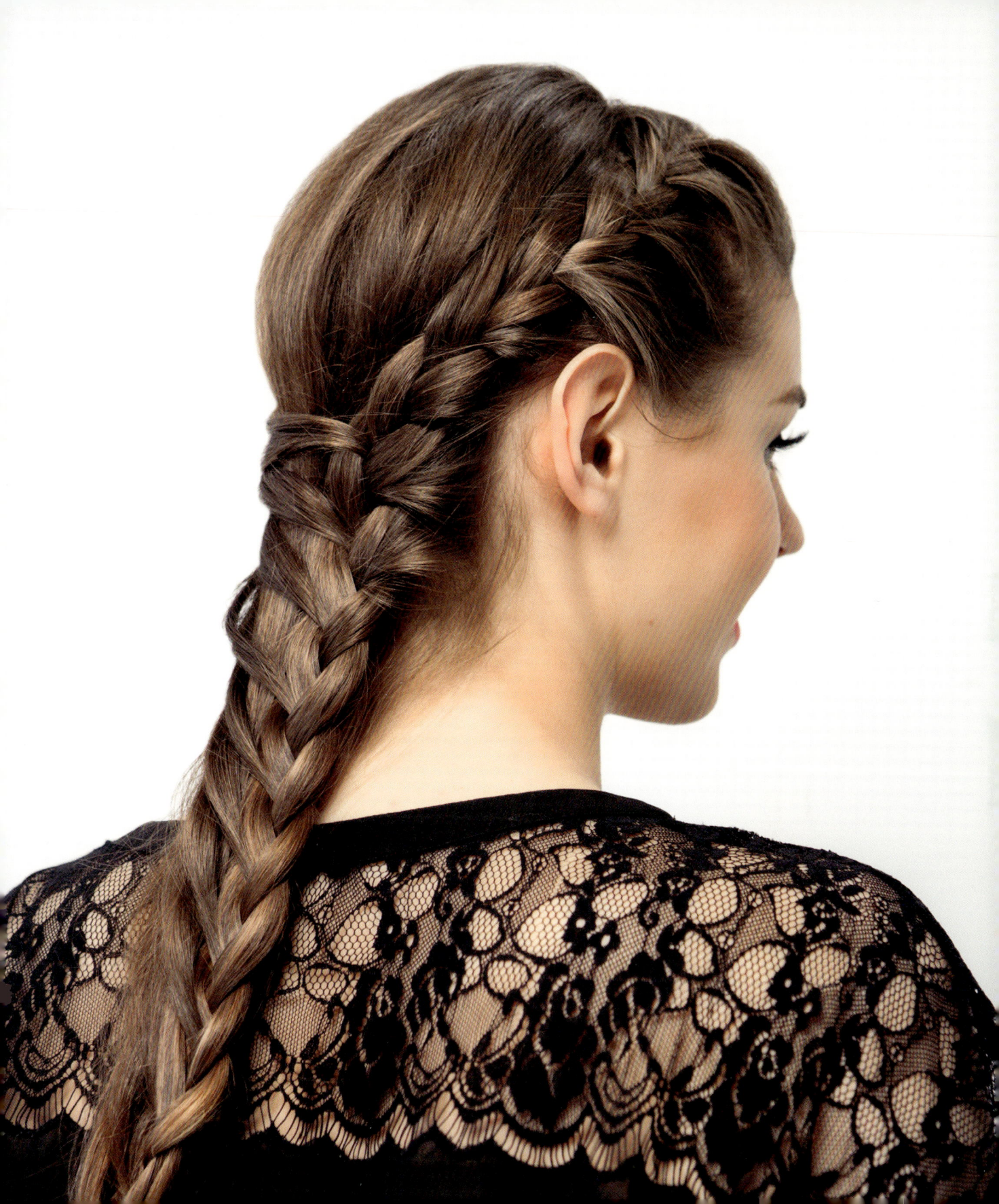

DOPPELTER
FLECHTZOPF

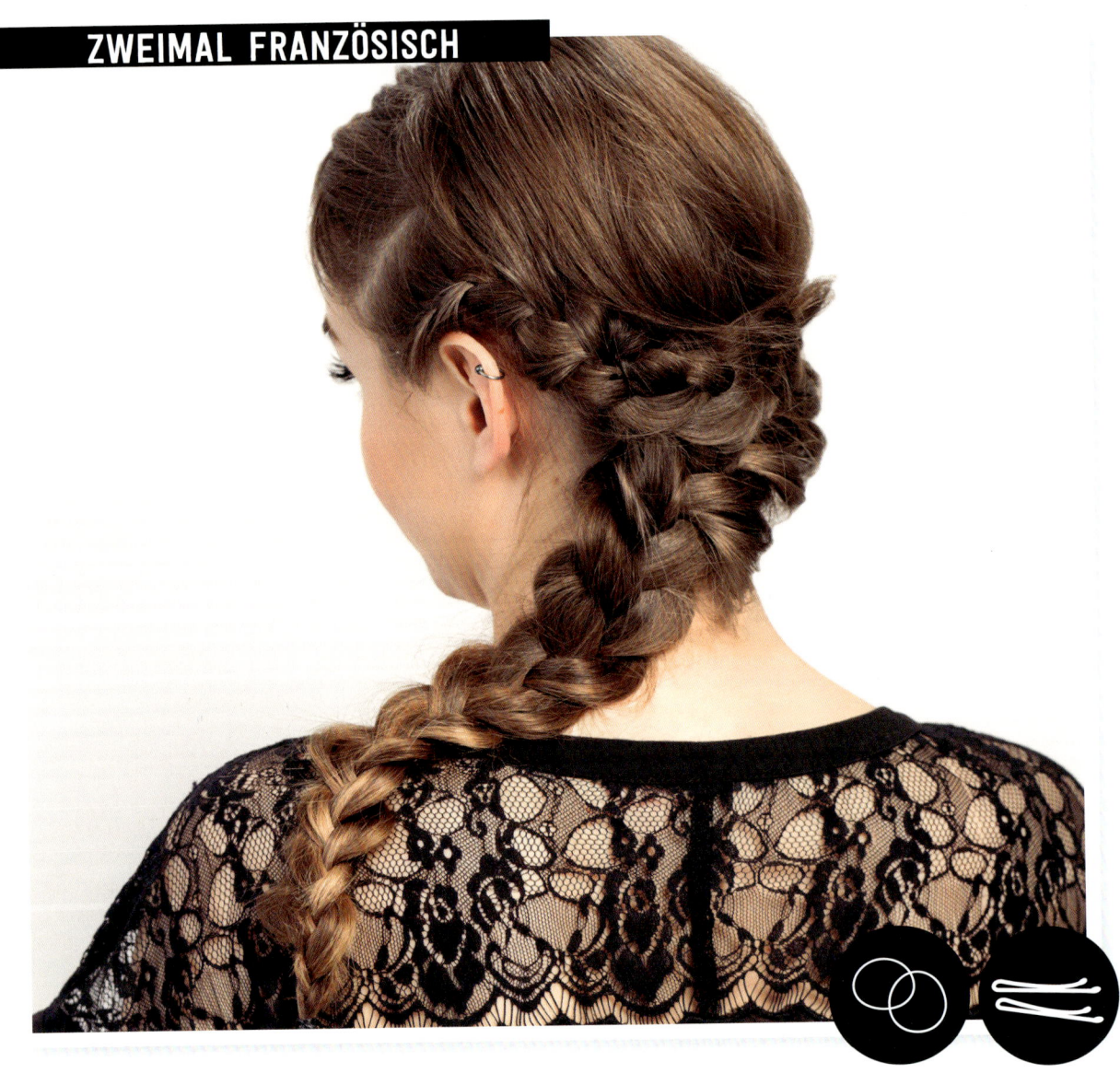

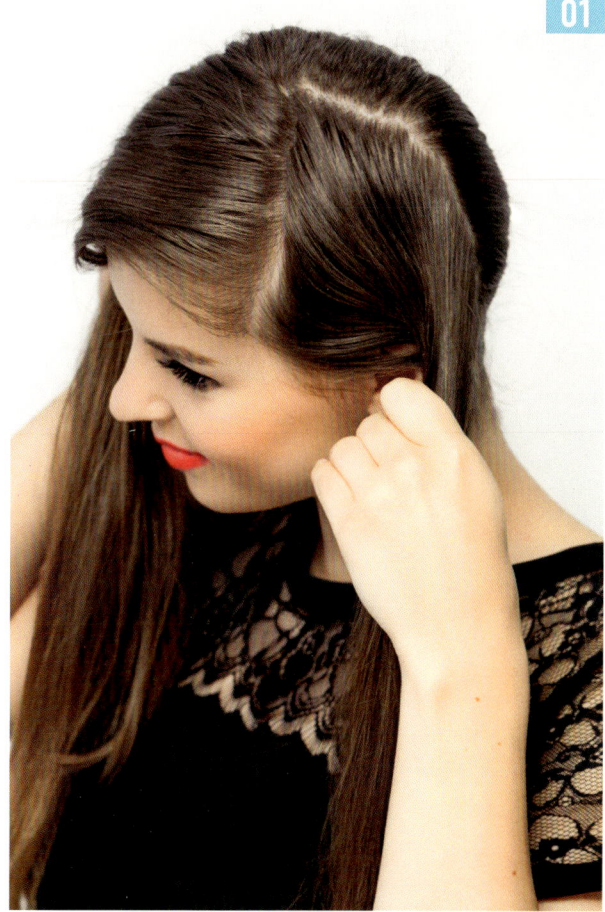

01

TIPP: Um den Look noch interessanter zu machen, kannst du zwischen den Flechttechniken variieren. Verwende einfach für eine Seite die französische Technik und für die andere Seite die Dutch-Technik!

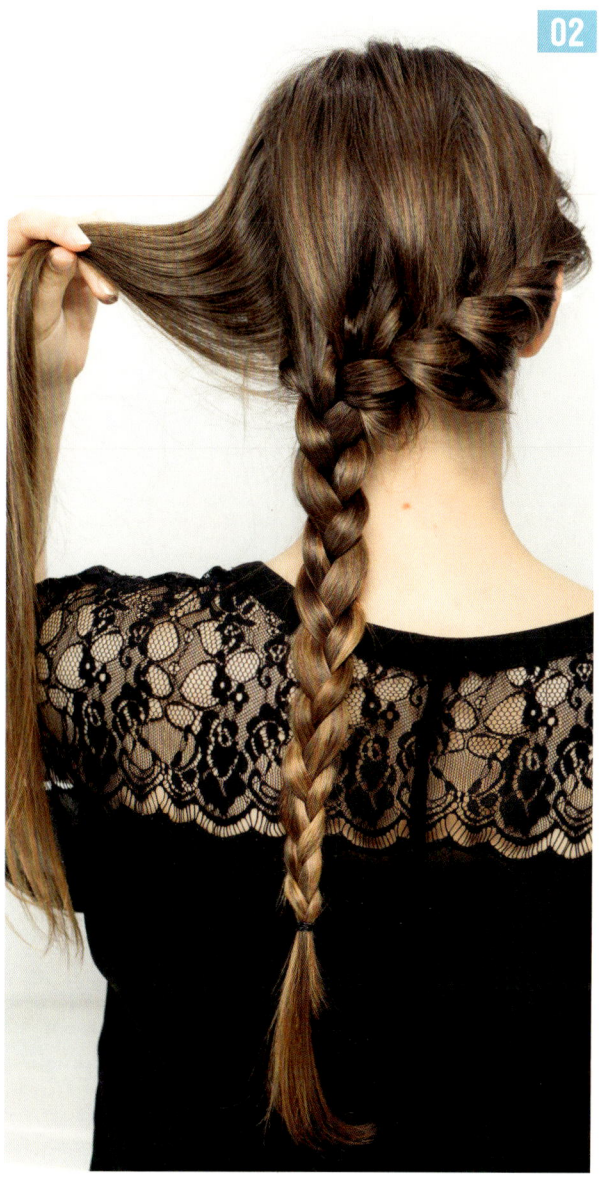

02

HIER GEHT ES WEITER

1 Teile dir auf der linken und auf der rechten Seite deines Kopfs jeweils eine Strähne ab. Achte darauf, dass eine Strähne größer ist als die andere.

2 Flechte nun die größere Strähne mit der französischen Flechttechnik. Wenn du seitlich am Hinterkopf angekommen bist, versuche deinen französischen Zopf am Nacken entlang zu lenken, damit du den Zopf locker über die andere Schulter legen kannst. Fixiere ihn mit einem kleinen Haargummi.

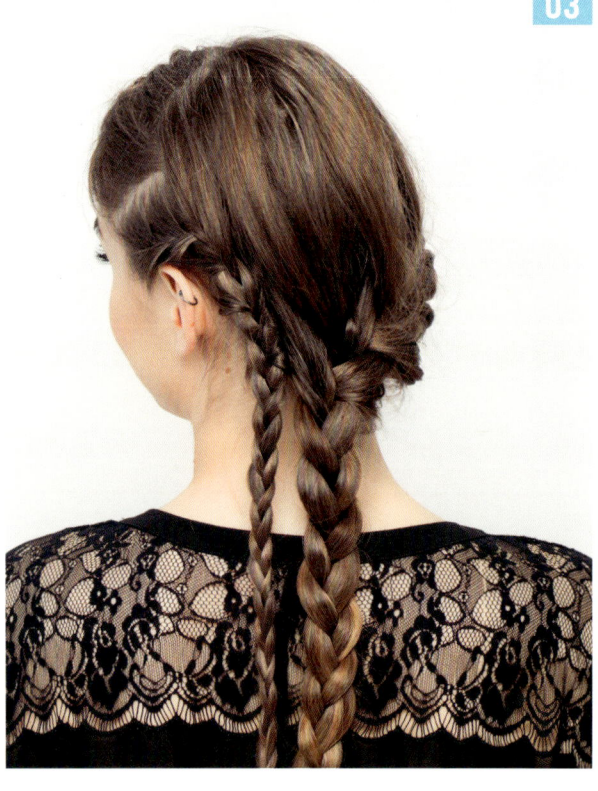

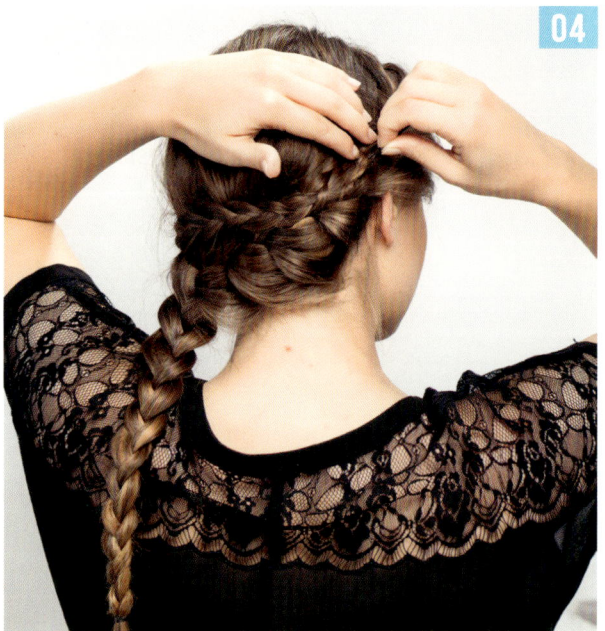

03

TIPP: Verstecke das Ende des kleinen Zopfs unter dem großen Zopf, damit man den Haargummi nicht sieht.

04

3 Flechte jetzt die kleinere Strähne mit der französischen Flechttechnik an deinem Ohr entlang, fixiere ihn mit einem kleinen Haargummi und lockere beide Zöpfe etwas auf.

4 Lege nun den kleineren französischen Zopf an der oberen Seite des größeren Zopfs an deinem Kopf entlang und stecke ihn mit Haarklammern fest.

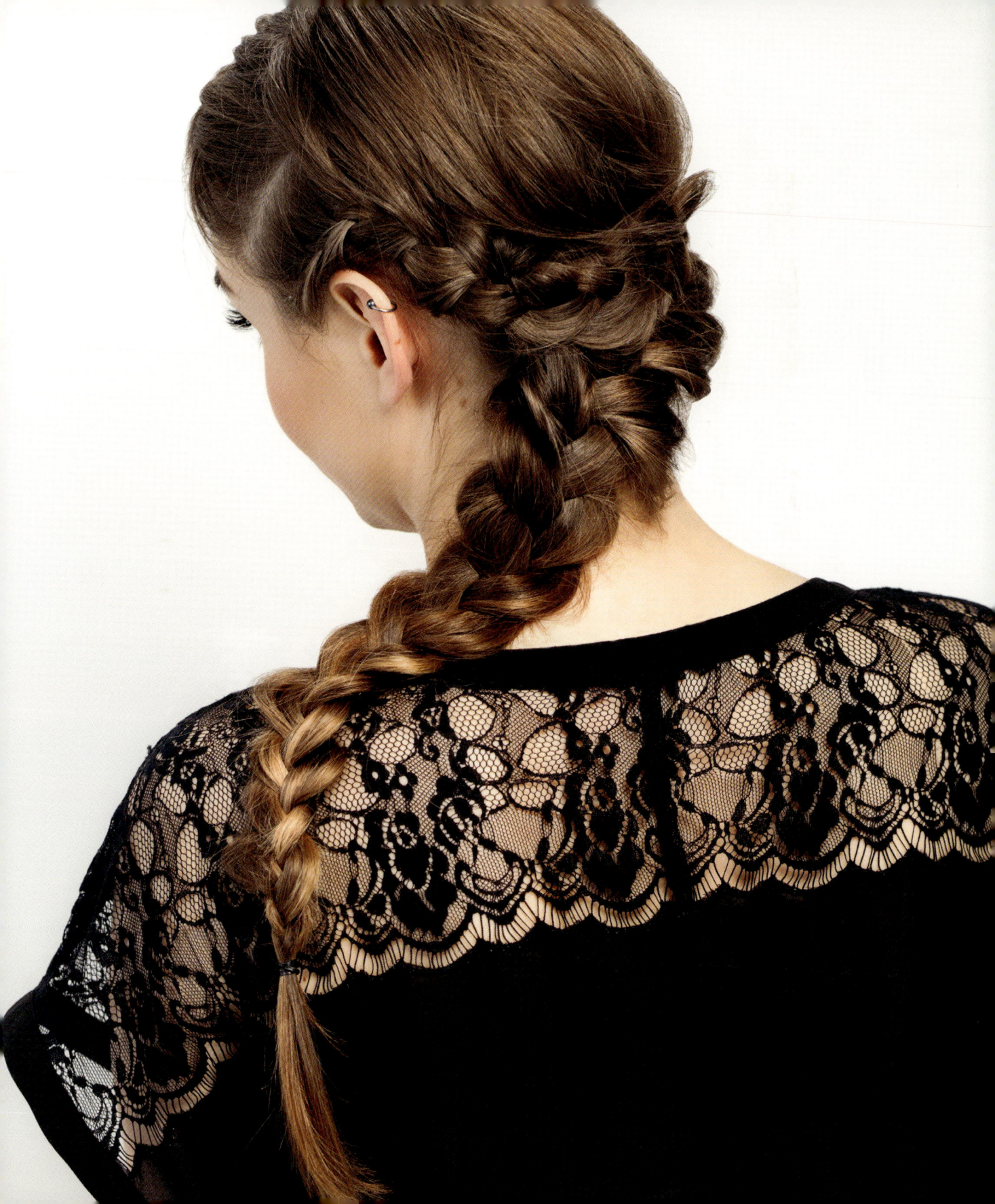

SEITLICHER
DUTT

KLASSISCH UND ROMANTISCH

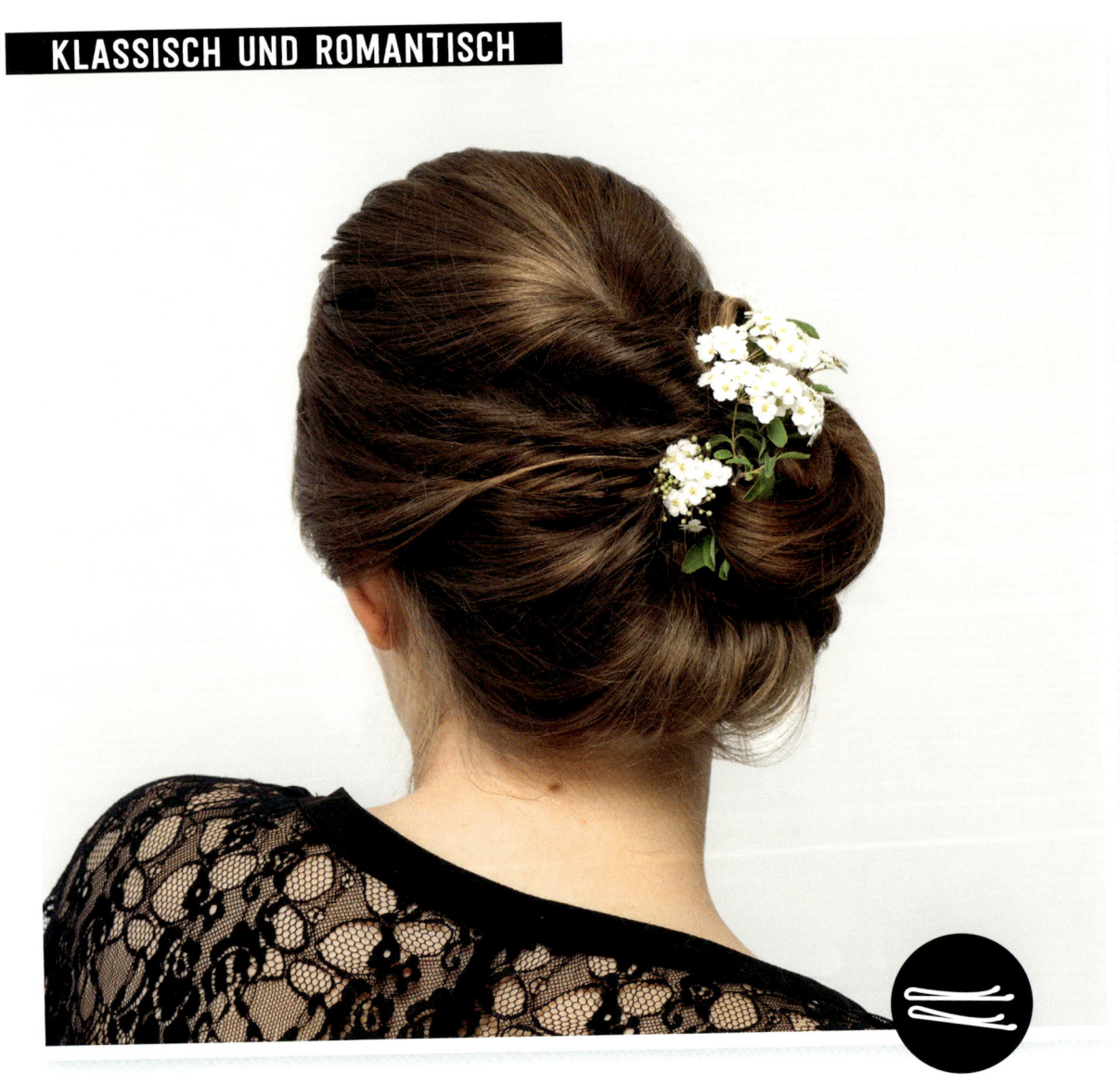

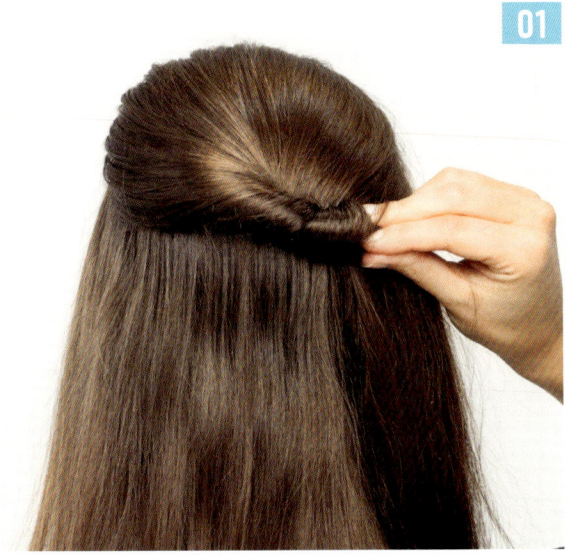

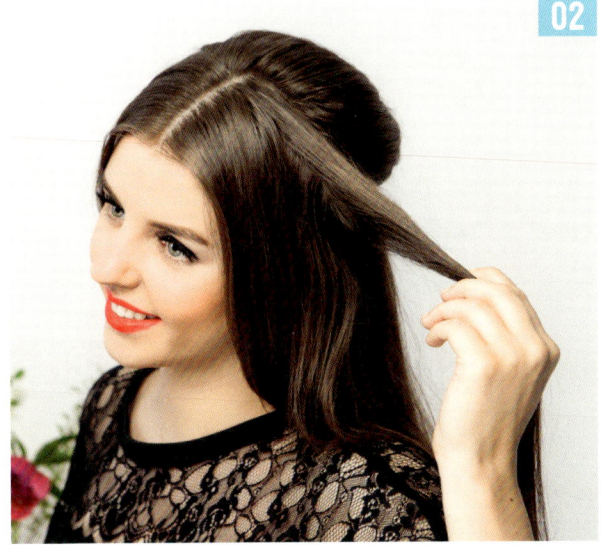

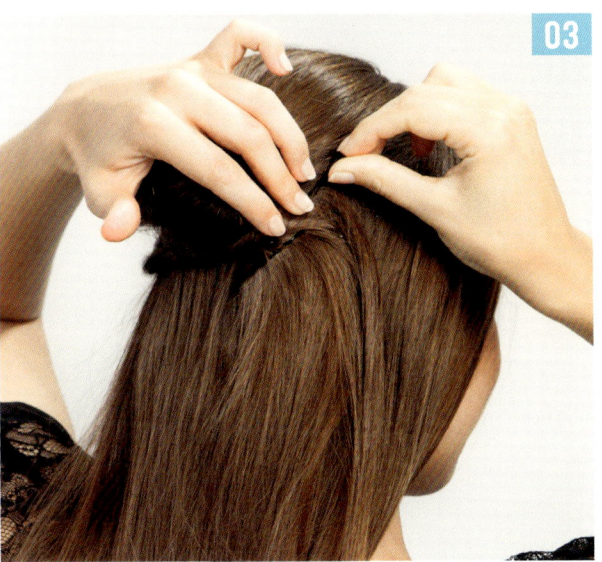

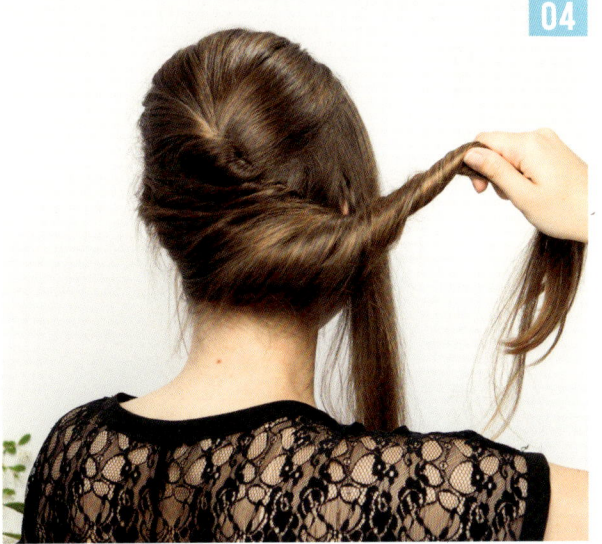

HIER GEHT ES WEITER

1 Nimm dir vom oberen Hinterkopf eine Partie Haare ab und drehe sie ein. Fixiere sie dann am Hinterkopf mit zwei Haarklammern, die du über Kreuz setzt.

2 Teile dir nun links eine weitere Strähne ab und drehe sie ebenfalls ein. Fixiere diese dann unter der Rolle aus Schritt 1.

3 Wiederhole Schritt 2 so lang, bis die komplette linke Seite mit kleinen Strähnen eingerollt und festgepinnt ist.

4 Nimm die Haare, die in der Mitte herunterhängen, und lasse dabei die rechte Seite aus. Drehe sie in einen Dutt und platziere diesen auf die Haarklammern aus Schritt 3.

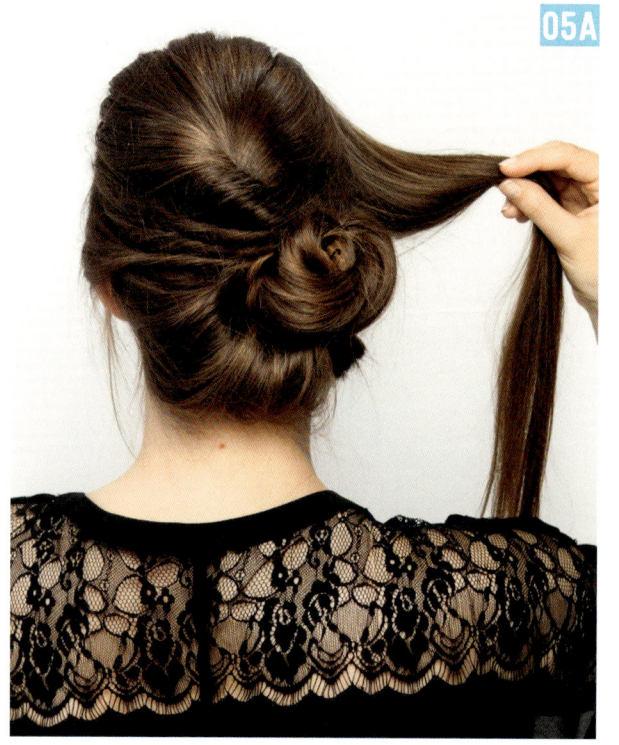

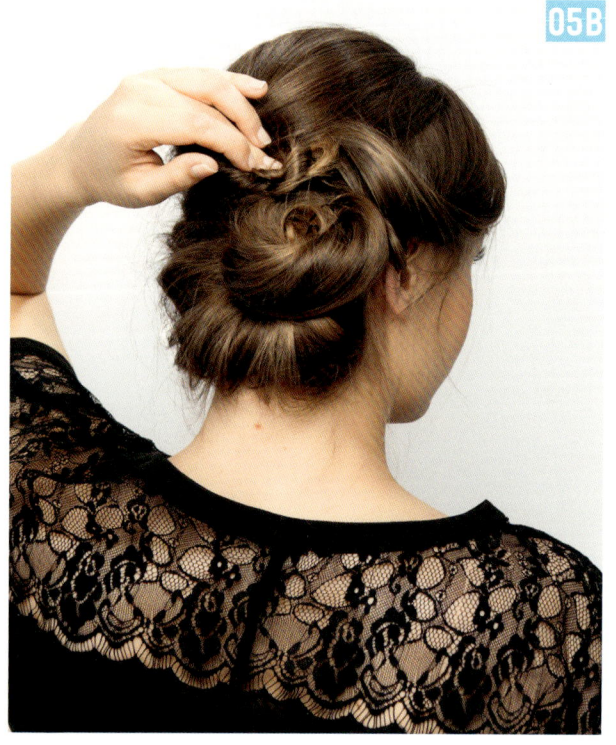

5 Die in Schritt 4 herausgelassene vordere Strähne rollst du nun ebenfalls in einem Bogen ein
und befestigst sie oberhalb des Dutts aus
Schritt 4 mit Haarklammern.

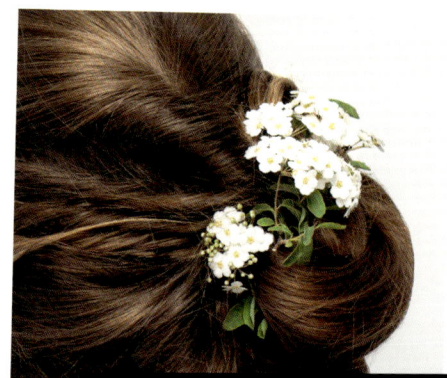

TIPP: Wenn du Blumen oder
Haarschmuck zwischen die beiden
Dutts platzierst, sieht die Frisur
sehr glamourös aus und eignet
sich wunderbar für Hochzeiten.

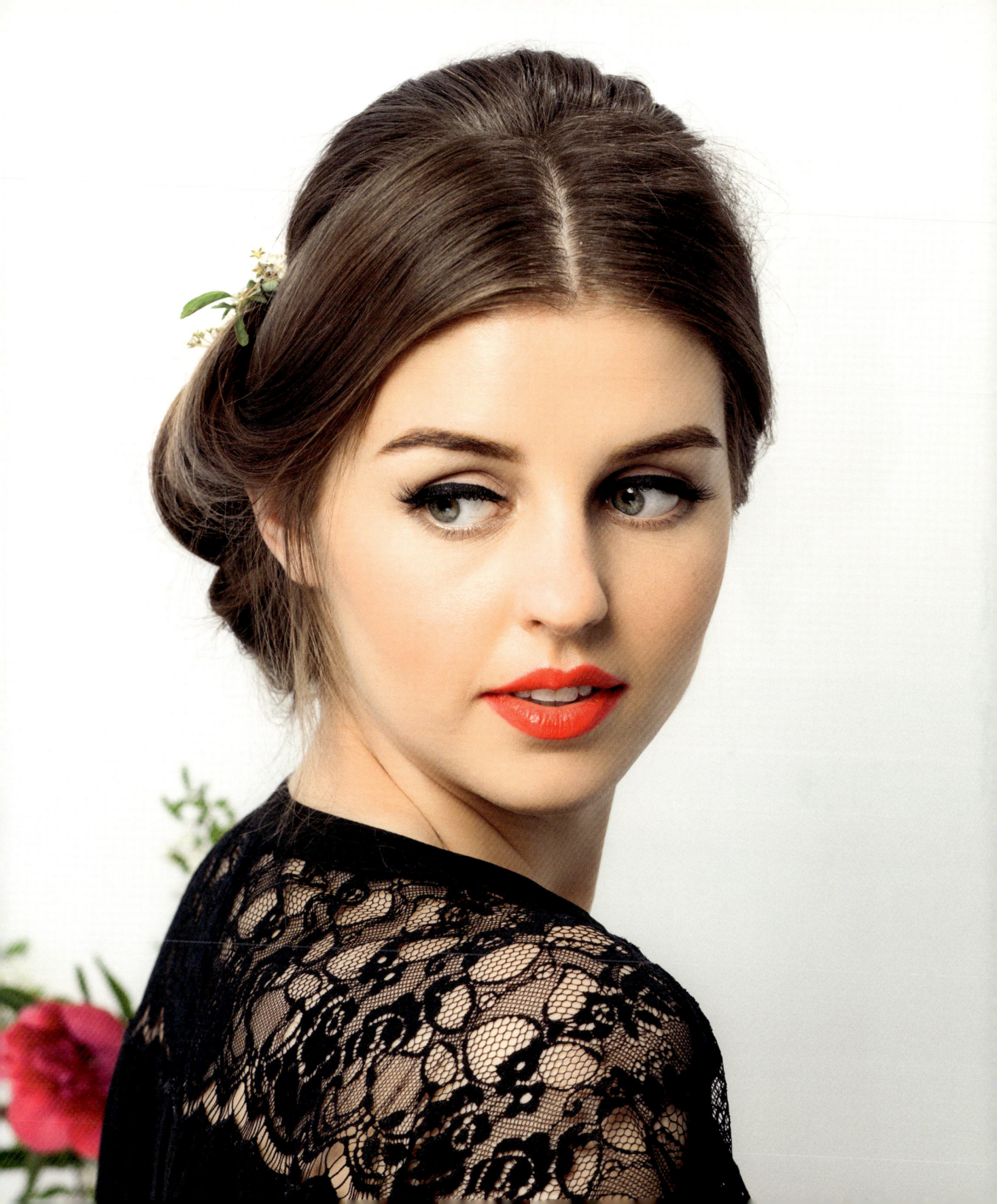

HALBOFFENER
WICKELZOPF

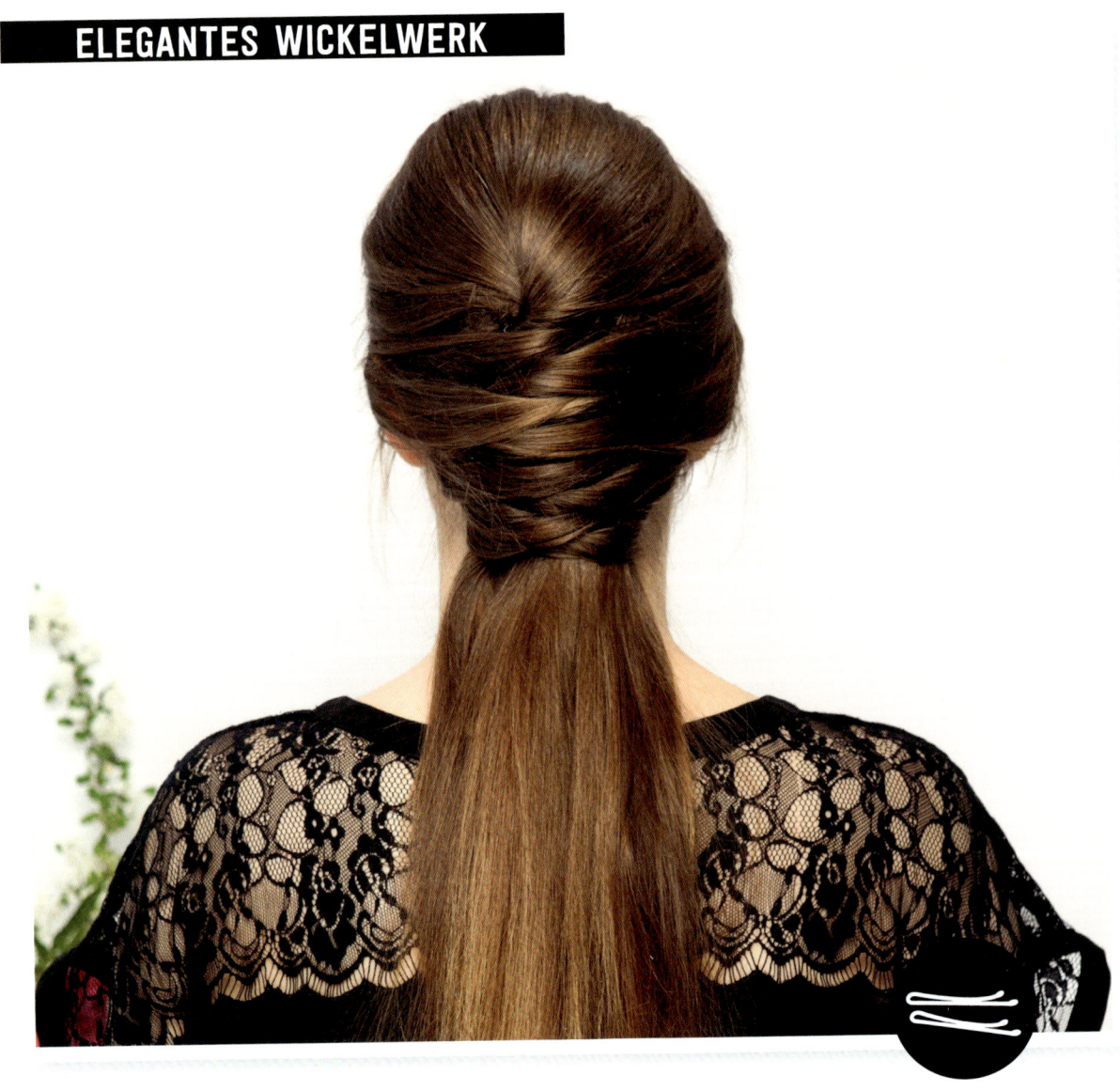

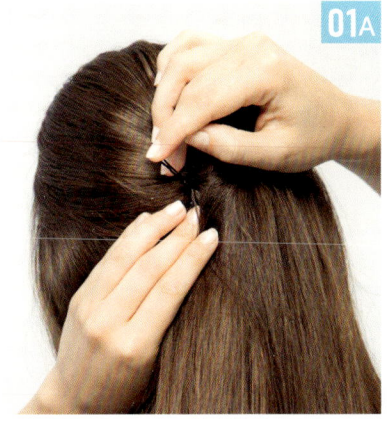

01A

TIPP: Toupieren schadet nie!

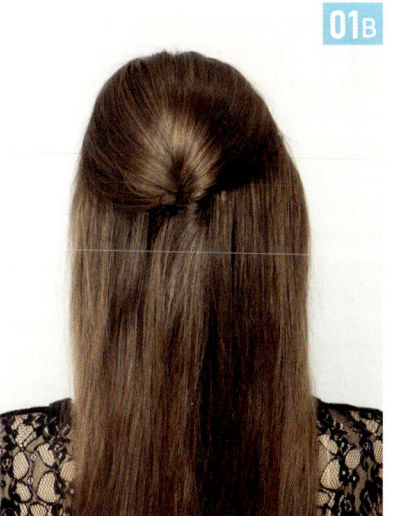

01B

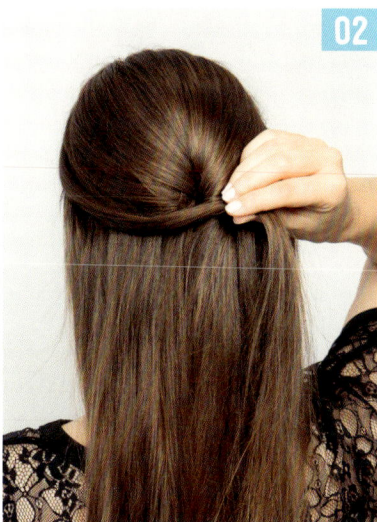

02

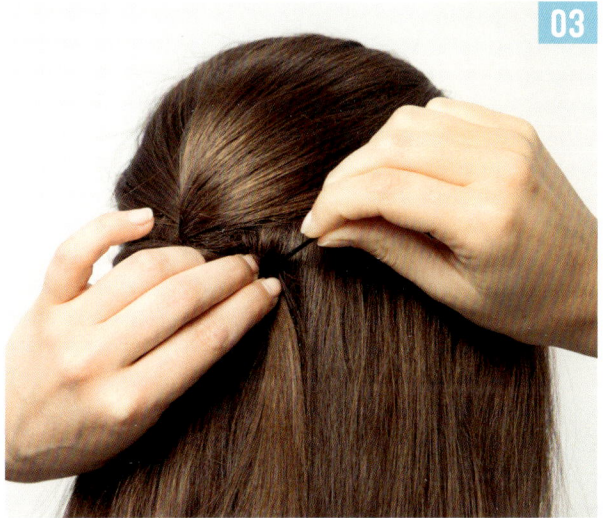

03

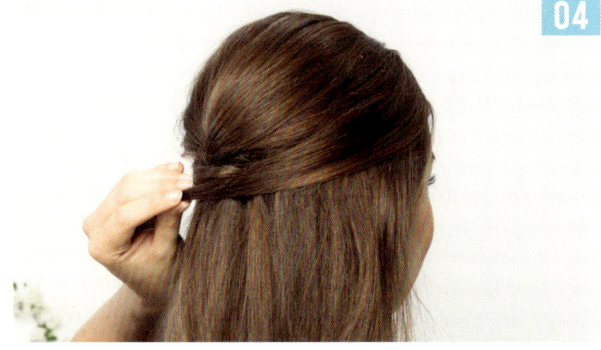

04

TIPP: Um die Frisur noch interessanter zu machen, kannst du deine offenen Haare mit dem Lockenstab locken.

1 Trenne dir dein Deckhaar entlang der Schläfen ab und fixiere es am Hinterkopf mit Haarklammern.

2 Nimm dir von vorn eine kleine Strähne und lege sie auf die gegenüberliegende Seite über die Haarklammern aus Schritt 1.

3 Pinne die Strähne am Hinterkopf fest. Lege deine Haarklammer hierbei horizontal, damit du sie mit der nächsten Strähne gut verdecken kannst.

4 Wiederhole Schritt 2 nun mit der anderen Seite, sodass sich auf dem Hinterkopf ein X bildet, und pinne auch diese Strähne fest.

5 Je nachdem wie viele Haare du wegstecken möchtest, wiederholst du Schritt 2–4 immer im Wechsel.

DOPPELTER
WASSERFALL

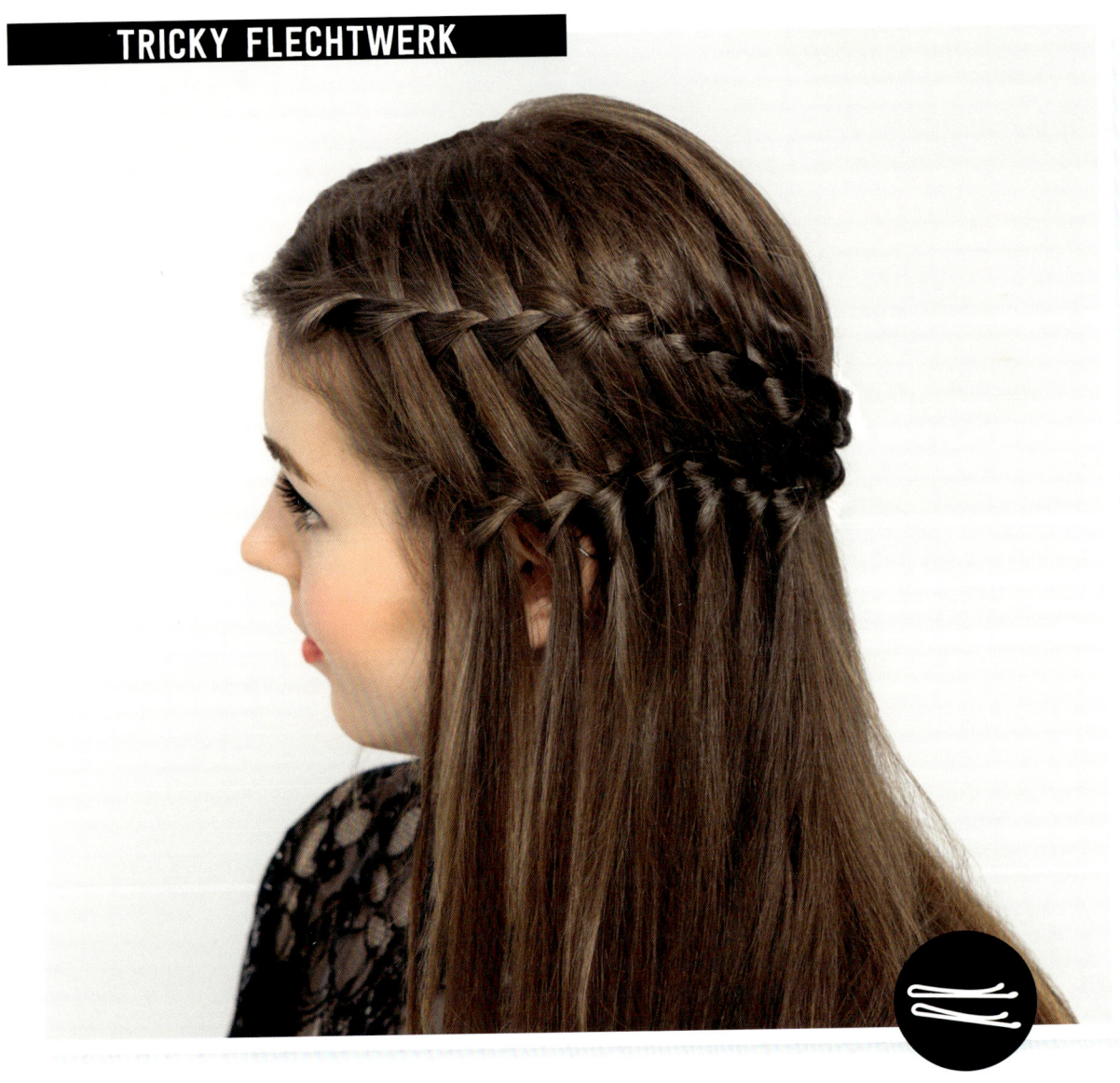

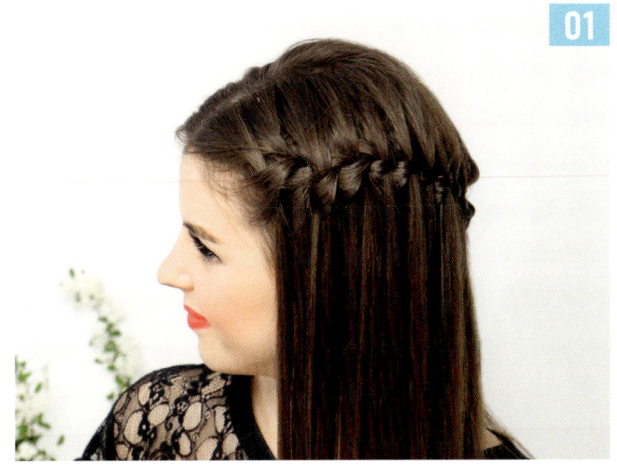

TIPP: Die genaue Anleitung dafür findest du im Basic-Teil unter Wasserfall-Technik (Seite 56).

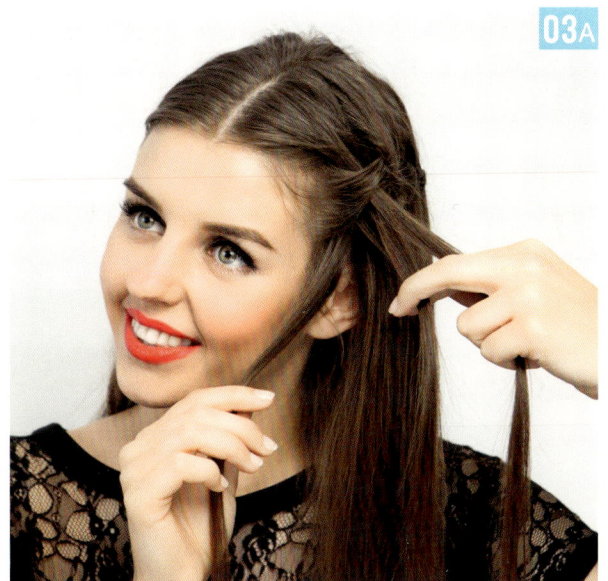

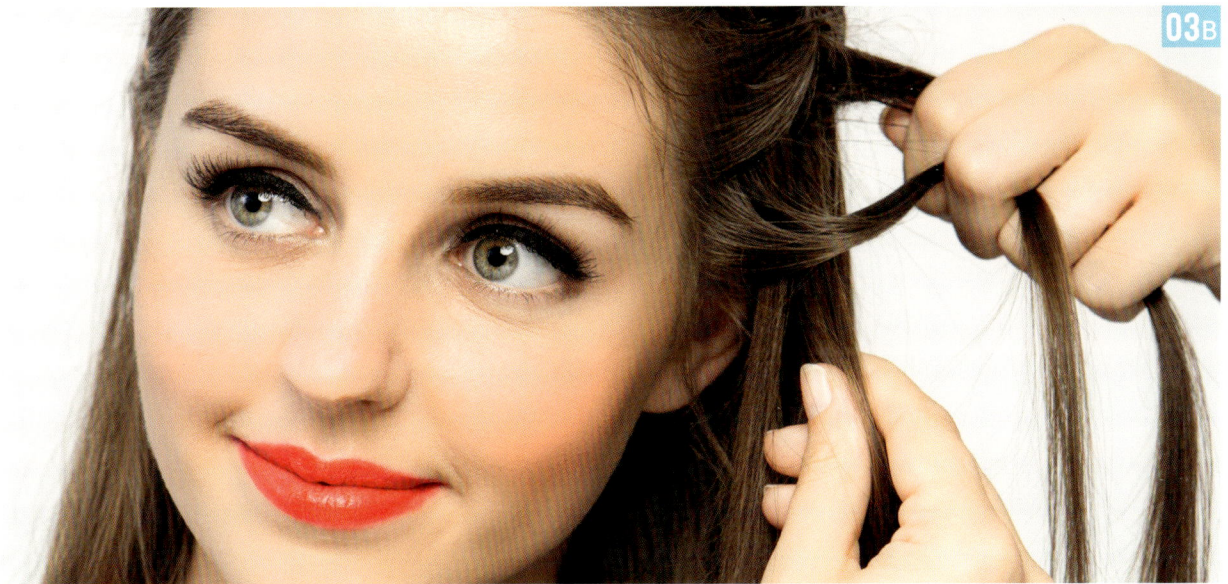

1 Flechte dein Deckhaar in der Wasserfall-Technik von der einen zur anderen Seite und fixiere den Zopf mit einer Haarklammer.

2 Wende nun die gleiche Technik direkt unter der ersten Wasserfall-Reihe an.

3 Das Wichtige ist, dass die in Schritt 1 herausgelassene Strähne auch in Schritt 2 herausgelassen wird. Das schaffst du, indem du die herausgelassene Strähne aus Schritt 1 als oben aufgenommene Strähne in Schritt 2 verwendest.

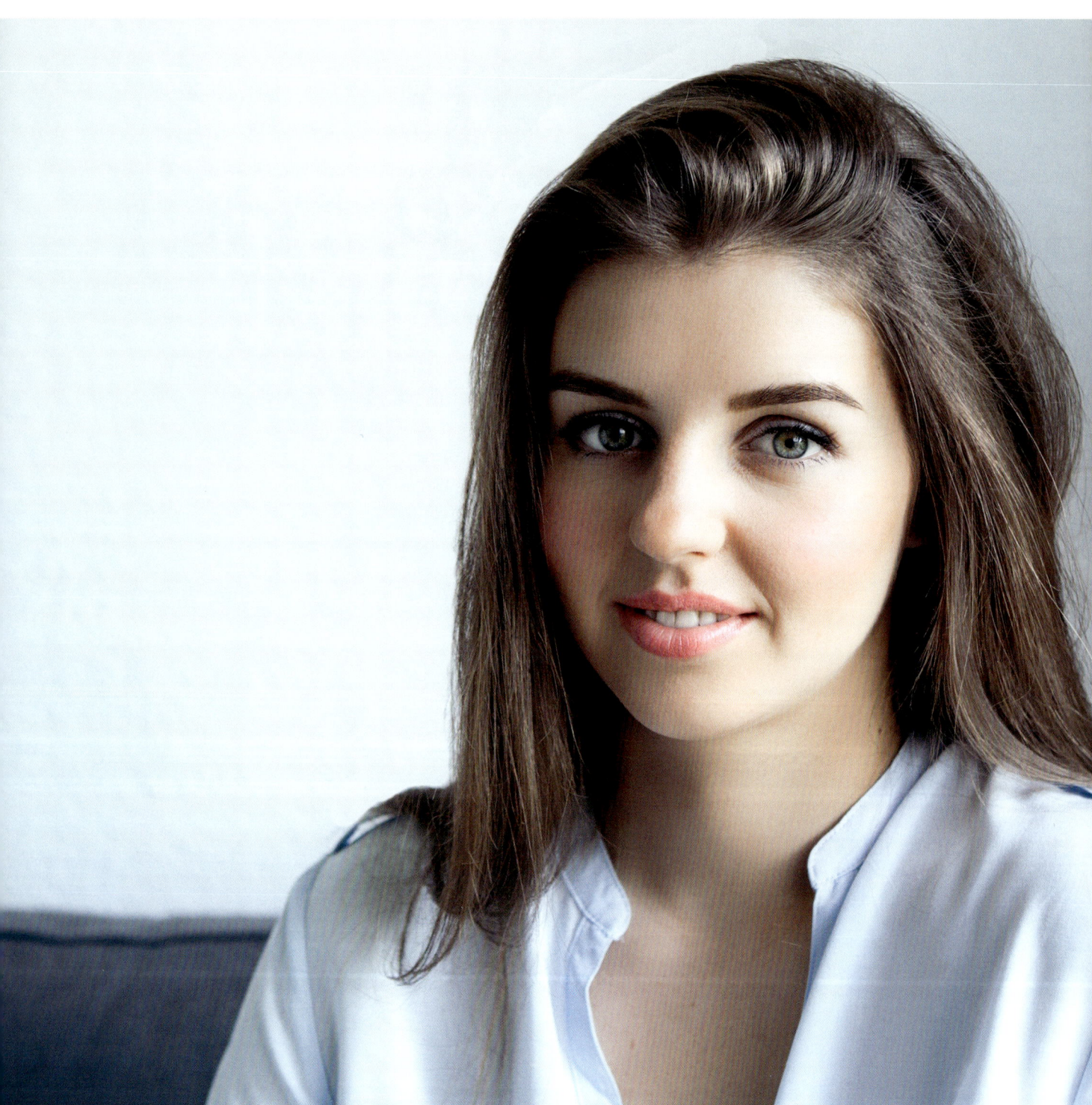

VIELEN DANK!

Ich möchte mich bei all meinen Zuschauern bedanken, die mir viele Jahre lang Inspirationen geschickt haben, sich meinen Frisuren-Freitag wöchentlich ansehen und mich so unterstützen. Ein ganz großes Dankeschön geht natürlich an die Leute, die an dem Buch beteiligt waren und mir geholfen haben, ein schönes und leidenschaftliches Projekt in die Tat umzusetzen.

Ich hätte nie gedacht, dass etwas, was anfänglich nur ein Hobby war, zu einem festen und geliebten Bestandteil in meinem Leben werden würde und ich nun die Möglichkeit habe, es mit so vielen Menschen zu teilen.

Mein größter Dank geht aber an meine Familie, meinen Partner und meine Freunde. Dafür, dass sie mich immer bei allem unterstützen und mir die Kraft geben, neue Dinge auszuprobieren.

Ohne euch wäre dieses Buch nicht entstanden!

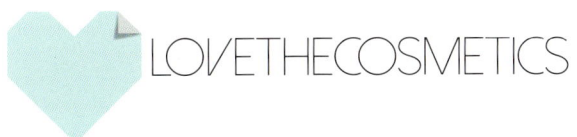

MAKING OF
SHOOTING IN HAMBURG

Im Mai hatten wir das Shooting für das Buch in einer schönen Altbauwohnung in Hamburg. Drei Tage voller Spaß, Action und mit vielen, vielen Frisuren!

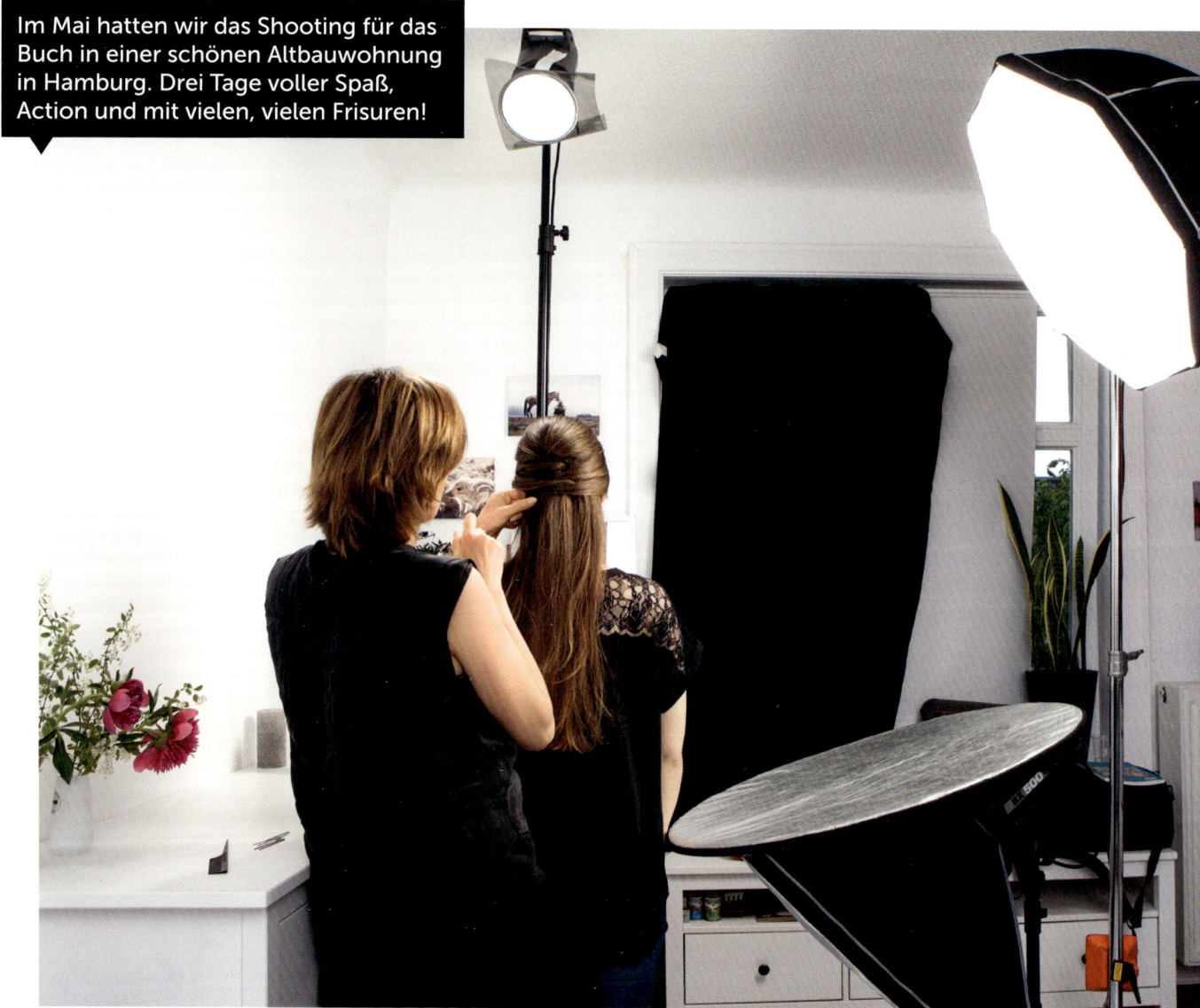

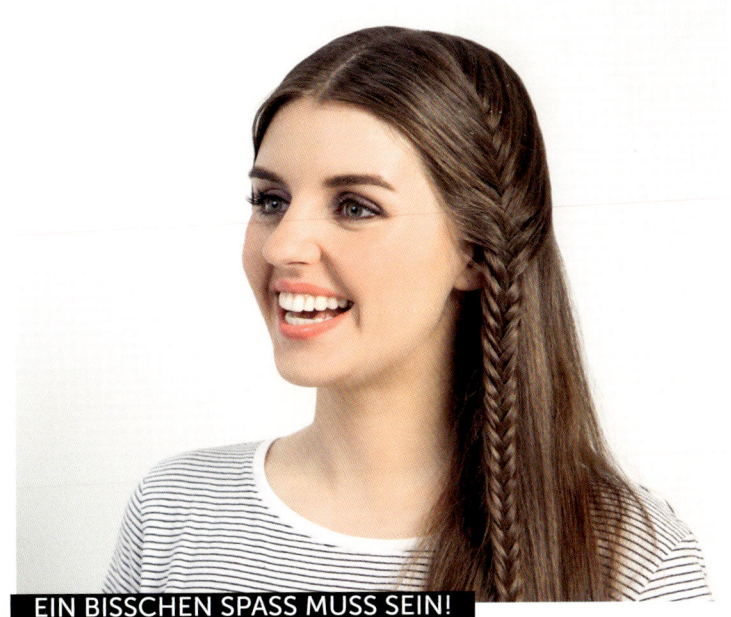

EIN BISSCHEN SPASS MUSS SEIN!

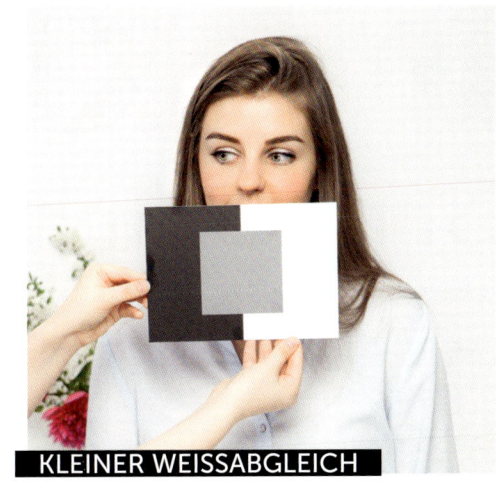

KLEINER WEISSABGLEICH

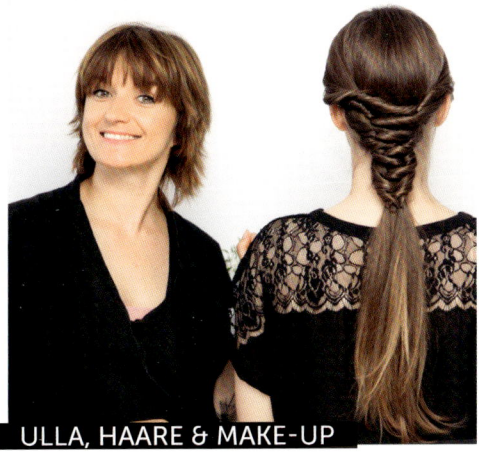

ULLA, HAARE & MAKE-UP

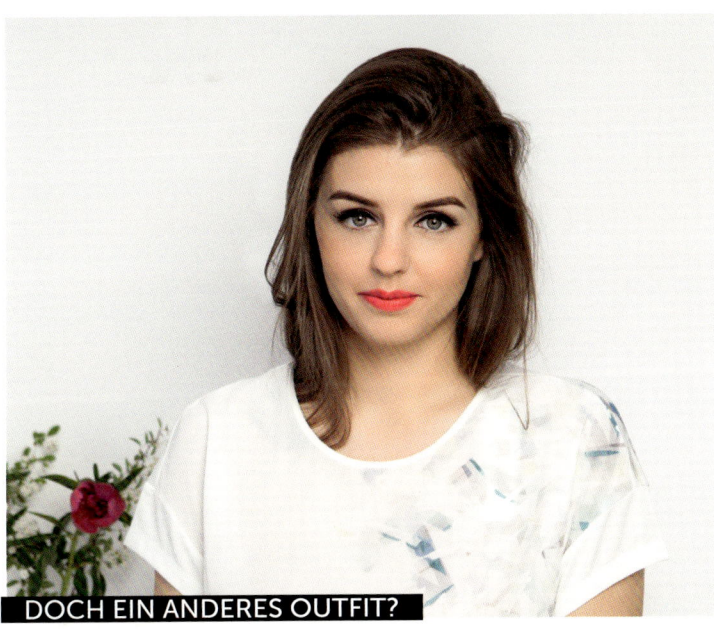

DOCH EIN ANDERES OUTFIT?

Wir haben für euch auch noch ein tolles Making-of-Video gedreht, das findet ihr auf dem YouTube-Kanal des Verlags: www.youtube.com/user/emfable

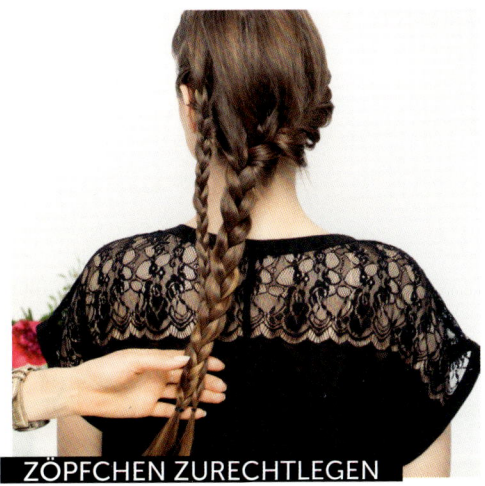

ZÖPFCHEN ZURECHTLEGEN

IMPRESSUM

Bibliografische Information der Deutschen Bibliothek.

Die Deutsche Bibliothek verzeichnet diese Publikation in der deutschen Nationalbibliografie.

Detaillierte bibliografische Daten sind im Internet über http://www.d-nb.de/ abrufbar.

EIN BUCH DER EDITION MICHAEL FISCHER

1. Auflage 2016
© 2016 Edition Michael Fischer GmbH, Igling
Covergestaltung: Verena Raith
Redaktion und Lektorat: Juliane Rottach
Layout und Satz: Silvia Keller
Fotografie: Tobias Unger, Hamburg, http://tobiasunger.com
Haare/Make-up: Ulla Kornelius, Hamburg, http://kornelius.info
Dekoration: BUTLERS GmbH & Co. KG, https://www.butlers.com

Bildnachweis Seite 21 © Africa Studio/Shutterstock
Icons made by Freepik from www.flaticon.com

ISBN 978-3-86355-596-2

Printed in Slovakia

www.emf-verlag.de